統合失調症
治療ガイドライン 第2版

監修
精神医学講座担当者会議

編集
佐藤光源 東北大学名誉教授／東北福祉大学大学院教授・精神医学
丹羽真一 福島県立医科大学教授・神経精神医学
井上新平 高知大学医学部教授・神経精神科学

医学書院

統合失調症治療ガイドライン

発　行	2004年 1 月 1 日　第 1 版第 1 刷
	2006年 8 月 1 日　第 1 版第 5 刷
	2008年 9 月 1 日　第 2 版第 1 刷Ⓒ
	2021年10月15日　第 2 版第 8 刷

監　修　精神医学講座担当者会議
編　者　佐藤光源・丹羽真一・井上新平
発行者　株式会社　医学書院
　　　　代表取締役　金原　俊
　　　　〒113-8719　東京都文京区本郷 1-28-23
　　　　電話 03-3817-5600（社内案内）

組　版　ウルス
印刷・製本　三美印刷

本書の複製権・翻訳権・上映権・譲渡権・貸与権・公衆送信権（送信可能化権を含む）は株式会社医学書院が保有します．

ISBN978-4-260-00646-0

本書を無断で複製する行為（複写，スキャン，デジタルデータ化など）は，「私的使用のための複製」など著作権法上の限られた例外を除き禁じられています．大学，病院，診療所，企業などにおいて，業務上使用する目的（診療，研究活動を含む）で上記の行為を行うことは，その使用範囲が内部的であっても，私的使用には該当せず，違法です．また私的使用に該当する場合であっても，代行業者等の第三者に依頼して上記の行為を行うことは違法となります．

JCOPY 〈出版者著作権管理機構　委託出版物〉
本書の無断複製は著作権法上での例外を除き禁じられています．複製される場合は，そのつど事前に，出版者著作権管理機構（電話 03-5244-5088，FAX 03-5244-5089，info@jcopy.or.jp）の許諾を得てください．

執筆者（五十音順）

池淵恵美	帝京大学医学部教授・精神科学
伊藤順一郎	国立精神・神経センター精神保健研究所・社会復帰相談部部長
井上新平	高知大学医学部教授・神経精神科学
岩田和彦	大阪府立精神医療センター・外来診療科副部長
岡崎祐士	東京都立松沢病院・院長
川上憲人	東京大学大学院医学系研究科教授・精神保健学
木村美枝子	東京大学大学院医学系研究科非常勤講師・精神看護学
倉知正佳	富山大学大学院医学薬学研究部（医学）特任教授・精神科早期治療開発講座
越野好文	金沢大学名誉教授/粟津神経サナトリウム顧問
小山　司	北海道大学大学院医学研究科教授・精神医学
佐藤光源	東北大学名誉教授/東北福祉大学大学院教授・精神医学
日域広昭	広島大学大学院医歯薬学総合研究科・精神神経医科学
下寺信次	高知大学医学部准教授・神経精神科学
白石弘巳	東洋大学ライフデザイン学部教授・生活支援学科
高橋義人	市立札幌病院静療院・医長
高橋祥友	筑波大学医学医療系教授・災害精神支援学
中根允文	長崎大学名誉教授/出島診療所・所長
中村　純	産業医科大学医学部教授・精神医学
丹羽真一	福島県立医科大学教授・神経精神医学
野中　猛	日本福祉大学社会福祉学部教授・保健福祉学科
松為信雄	神奈川県立保健福祉大学保健福祉学部教授・社会福祉学科
松岡洋夫	東北大学大学院医学系研究科教授・精神神経学
村崎光邦	北里大学名誉教授/CNS薬理研究所・所長
本橋伸高	山梨大学大学院医学工学総合研究部教授・精神神経医学
山脇成人	広島大学大学院医歯薬学総合研究科教授・精神神経医科学

第2版の序

"精神分裂病こそ，人格の核心を侵す眞の精神病である"〔『精神医学の基本問題』，医学書院〕と内村祐之先生が書いたのは，今から36年も前のことである．今では病名も統合失調症に変わり，急性期，回復期，安定期に応じて薬物療法と心理社会的療法をバランスよく組み合わせた治療法が普及し，初発患者の多くが回復して社会参加を期待できるようになった．それには精神医学の長足の進歩があり，脆弱性−ストレス−対処モデル（vulnerability-stress-coping model）の普及がある．それを取り入れた本邦初の本格的な治療ガイドラインが本書の初版〔2004〕であり，エビデンスに基づいて作成され，ノーマライゼーションを最終ゴールにしたのが特徴的であった．

その後，新たな新規抗精神病薬が登場し，重症患者の地域ケアを目指したACTが実践され，初発精神病エピソードの未治療期間（DUP）の短縮と臨床的臨界期（critical period）における適切な治療によって再発や予後の改善を期待できるといった多くのエビデンスが集積されている．さらに，ICD-10やDSM-IV-TRの改訂を視野に入れて疾患概念や診断分類の見直しが進んでいる．

こうした最近の精神医学の進歩を取り入れ，さらに国際早期精神病連盟のガイドライン〔2005〕，米国精神医学会の治療ガイドライン改訂版〔2006〕や世界生物学的精神医学連盟の統合失調症治療ガイドライン〔2006〕などを渉猟して大幅に改訂したのが，この改訂版である．

本書は，おもに医師の卒後研修と生涯教育に役立てることをめざして作成された治療ガイドラインである．海外のすべての治療ガイドラインがそうであるように，本書も標準的な治療方針をエビデンスに基づいて推奨し，最新の治療法を解説しているが，それはあくまでも診療の際の推奨であり，治療の実践は患者ごとの見たてや検査所見に基づいた主治医の裁量に委ねられている．したがって，本書に記載された推奨をもって訴訟などの法的判断や保険をめぐる紛争解決の基準にすることはできない．また，今回の改訂にあたっ

ては，現在の講座担当者会議の治療ガイドライン委員会に諮り，初版時に担当委員であった私たちが編集を担当することになったことを付記する．

　おわりに，今回の改訂作業にご協力いただいた執筆者各位に心から感謝し，編集と出版に多大なご努力をいただいた医学書院の方々にお礼を申し上げたい．

2008 年 7 月

編集者代表　佐藤光源

初版の序

　近年の精神医学・医療や精神保健福祉は大きく変わり，なかでもこの四半世紀にみられた精神医学の発展には著しいものがある．精神医学に応用可能な神経科学が長足の進歩をとげる一方で，医学モデルから生活モデルへ大きく軸足を移した精神科医療が普及しつつある．こうした進歩を広く取り入れて，ともすれば経験則に偏っていた精神科治療をエビデンス・ベースドという視点から見直し，当事者の社会参加を目指した治療ガイドラインを策定する作業が世界的な規模で行われている．それは，米国精神医学会（APA）が治療ガイドラインシリーズの改訂作業を進めていることや，世界精神医学会が1999年から Evidence and Experience in Psychiatry シリーズを出版して各国に配布している現状をみても明らかで，精神薬理学のエビデンスに基づいた合理的な薬物選択アルゴリズムも今ではかなり報告されている．

　わが国の精神医学講座担当者会議にも数年前に精神科治療ガイドライン策定委員会が設置され，統合失調症と気分障害の治療ガイドラインの作成を手がけてきた．いずれもエビデンス・ベースドのガイドラインで，最新の精神医学的知識をもとに，薬物療法と心理社会的療法をバランスよく組み合わせた治療指針を目標にしており，医療から精神保健・福祉までを視野に入れたものである．

　本書は，そのうちの「統合失調症治療ガイドライン」グループ（出版担当：佐藤光源，井上新平，丹羽真一）が委員各位の協力をえて4年余りの歳月をかけてまとめたものである．出版に予想外の時間を要したが，講座担当者会議が治療ガイドラインを作成したことのもつ意味の大きさをかみしめているところである．完成した本書の内容をみると，統合失調症の概念，治療計画の策定，治療法の解説など全章にわたり，今日的なエビデンスに基づいて記述されている．また，統合失調症を脆弱性−ストレスモデルでとらえ，ノーマライゼーションを目指した包括的な治療計画を作ろうという当初の基本方針を貫くことができたことが，本書の特色となっている．心理教育にはじまり，急

性期・回復期・安定期にふさわしい包括治療計画の作成，当事者やコメディカルとの分かり合った治療の実践，精神科リハビリテーションの推奨，入院制度の解説や司法精神医学へと展開する本書の流れは，初診から治療の終結に至る一連の流れでもある．

　ところで，海外のすべての治療ガイドラインがそうであるように，本書も今日の標準的な治療指針を推奨し，解説したものとなっている．それはあくまでも診療の参考にするための推奨であって，治療の実践は精神科医である担当医の裁量に委ねられている．したがって，本書に記載された推奨をもって訴訟などの法的判断や保険をめぐる紛争解決の基準にすることはできない．

　おわりに，当時の精神医学講座担当者会議の委員会を代表し，執筆者各位の長いあいだのご理解とご協力に心から謝意を表すとともに，編集作業に多大なご努力をいただいた医学書院の竹谷 敏氏，板橋俊雄氏にお礼を申し上げたい．

2003年10月

編集者代表　佐藤光源

目次

第1章　疾患の概念　　1

I. 概念　　佐藤光源　1

    a. 概念の変遷　1
    b. 疫学と経過　2
    c. 成因　3
    d. 統合失調症に特徴的な症状　3
    e. 診断　4
    f. 統合失調症の類型(ICD-10)および関連する精神病圏の障害　4
    g. 治療計画　5

II. 疫学　　中根允文　7

    a. 歴史的経過　7
    b. 発生率と有病率　7
    c. 危険因子(risk factor)　10
    d. 合併症　12
    e. 時代的変遷　13

III. 臨床症状　　岡崎祐士　17

    a. 統合失調症の疾患概念と臨床症状　17
    b. 統合失調症の脆弱性と精神病エピソード　18
    c. 統合失調症症状の構造　19

IV. 経過と転帰　　川上憲人・木村美枝子　33

    a. 統合失調症の経過　33

　　　　b. 統合失調症の転帰　37
　　　　c. 予後予測因子　42

第2章　治療計画の策定　47

I. 精神医学的管理　　　　　　　　　　　　　　　　　　　佐藤光源　47

A 医学的管理 …………………………………………………… 47
B 治療計画の立て方 …………………………………………… 50
　1. 精神医学的な評価を十分に行う ………………………… 50
　2. 患者・家族との"わかり合った治療"をめざす(患者・家族の教育) 50
　3. 包括的な治療計画の作成と実施 ………………………… 52
　4. 治療環境 …………………………………………………… 52

II. 急性期治療　54

A 急性期の症状の評価 ……………………………… 松岡洋夫　54
　1. 症状評価の位置づけ ……………………………………… 54
　　　a. 診断と症状評価　54
　　　b. 評価の多面性　54
　2. 症状と評価尺度 …………………………………………… 55
　　　a. 急性期の症状　55
　　　b. 症状評価　55
B 治療の場の選択 …………………………………… 井上新平　57
C 薬物・身体療法 …………………………………… 佐藤光源　60
　1. 薬物療法 …………………………………………………… 60
　　　a. 治療目標と薬効評価　60
　　　b. 薬物の選択手順　63
　2. 電気けいれん療法 ………………………………………… 71
　3. 急性期における身体管理 ………………………………… 71
D 心理社会的療法 …………………………………… 井上新平　76
　1. 個人療法 …………………………………………………… 77
　　　a. 治療への導入　77
　　　b. 基本的アプローチ　77
　　　c. 取り扱う事項　77

　　　　d. 接触する頻度とタイミング　78
　　　　e. 生活指導　79
　　　　f. 隔離と身体拘束の使用　79
　　2. 集団療法 ………………………………………………………… 79
　　　　a. 集団精神療法　79
　　　　b. レクリエーション療法　80
　　　　c. 作業療法　80
　　　　d. 社会生活技能訓練　80
　　3. 家族への接触 …………………………………………………… 80

III. 回復期治療　83

A　回復期の症状の評価 ………………………………… 松岡洋夫　83
　　1. 症状評価の位置づけ …………………………………………… 83
　　　　a. 回復期の治療と症状評価　83
　　　　b. 長期転帰の予測　83
　　2. 症状と評価尺度 ………………………………………………… 84
　　　　a. 精神症状の評価　84
　　　　b. 主観的症状評価　84
　　　　c. 社会的機能および行動の評価　84
　　　　d. 薬物の副作用評価　84
B　治療の場の選択 …………………………………………… 井上新平　86
C　薬物・身体療法 …………………………………………… 佐藤光源　87
　　1. 症状の増悪防止 ………………………………………………… 88
　　2. 二次性の陰性症状 ……………………………………………… 88
　　3. 不安・抑うつ状態 ……………………………………………… 89
D　心理社会的療法 …………………………………………… 井上新平　90
　　1. 個人療法 ………………………………………………………… 91
　　　　a. 基本的アプローチ　91
　　　　b. 取り扱う事項　91
　　　　c. 接触する頻度とタイミング　92
　　　　d. 生活指導　92
　　2. 集団療法 ………………………………………………………… 93
　　　　a. 集団精神療法　93
　　　　b. レクリエーション療法　93
　　　　c. 作業療法　93
　　　　d. 社会生活技能訓練　93
　　3. 家族への対応 …………………………………………………… 93

IV. 安定期治療　　96

A 安定期の症状の評価　　松岡洋夫　96
1. 症状評価の位置づけ　　96
2. 症状と評価尺度　　96
   - a. 症状評価　*96*
   - b. 社会的機能および主観的症状の評価　*96*
   - c. 認知機能および副作用の評価　*97*

B 治療の場の選択　　井上新平　98

C 薬物・身体療法　　佐藤光源　100
   - a. 安定期の薬物選択　*100*
   - b. 薬物療法の継続期間　*100*
   - c. 抗精神病薬の中止または減量　*101*
   - d. 心理社会的療法の選択　*101*

D 心理社会的療法　　井上新平　102
1. 個人療法　　103
   - a. 基本的アプローチ　*103*
   - b. 面接で取り扱う事項　*103*
   - c. 診察する頻度とタイミング　*105*
2. 集団精神療法・レクリエーション療法・作業療法　　105
3. 家族への対応　　105
4. 心理社会的治療施設やプログラム　　105
   - a. 社会復帰病棟　*105*
   - b. デイケア　*105*
   - c. 居住プログラム　*106*
   - d. 職業リハビリテーションにかかわる施設とプログラム　*106*
   - e. 生活支援にかかわる施設とプログラム　*106*
5. 特定の心理社会的療法　　107
   - a. 社会生活技能訓練　*107*
   - b. 心理教育的家族療法　*107*
   - c. 包括型地域生活支援プログラム　*108*
   - d. 援助付き雇用　*108*
   - e. 認知行動療法　*109*
   - f. 認知的リハビリテーション　*109*

E 治療の終了　　佐藤光源　111
1. 薬物療法の中止について　　112
2. 再発の早期徴候と行動計画　　112
3. 間欠的な薬物療法　　113

F 再発防止と再発への早期介入 　池淵恵美　114
1. 基本的な方針 …… 114
2. 薬物療法 …… 114
   a. 維持療法　*114*
   b. デポ剤の使用　*115*
3. 心理社会的療法・援助プログラム …… 115
   a. 個人精神療法　*115*
   b. 家族への心理教育　*116*
   c. 患者への心理教育，認知行動療法　*117*
   d. 包括型地域生活支援プログラム，ケアマネジメント　*117*
   e. デイケア　*118*
4. 包括的な再発防止プログラム …… 118

第3章　治療法の解説　121

I. 薬物・身体療法　121

A 従来型抗精神病薬 …… 小山　司・高橋義人　121
1. 標的症状と治療効果 …… 122
   a. 標的症状　*122*
   b. 治療効果　*124*
2. 副作用 …… 125
   a. 中枢神経系　*125*
   b. 自律神経系　*131*
   c. 心血管系　*132*
   d. 内分泌・代謝系　*132*
   e. 消化器症状　*133*
   f. 皮膚症状　*133*
   g. 眼症状　*133*
   h. 血液学的副作用　*134*
   i. 妊娠時の弊害　*134*
3. 実際の治療法 …… 134
   a. 従来型抗精神病薬の使用機会　*134*
   b. 持効性抗精神病薬　*137*

B 新規(新世代型)抗精神病薬 ……………………… 村崎光邦 145
  1. 標的病状と治療効果 …………………………………… 146
    a. 急性期エピソード　*146*
    b. 陰性症状が前景に立つ病像　*156*
    c. 認知機能障害　*157*
    d. 治療抵抗性統合失調症　*158*
  2. 副作用 ………………………………………………… 161
    a. 錐体外路症状(EPS)と遅発性ジスキネジア(TD)　*163*
    b. 血中プロラクチン値の上昇　*166*
    c. 体重増加，糖尿病，脂質代謝異常　*168*
    d. QTc 延長　*172*
  3. 処方の際の留意点 ……………………………………… 173
    a. 急性期とそれに続く維持療法期　*173*
    b. 慢性期　*175*
  4. 新規抗精神病薬の使い方 ……………………… 中村　純 187
    a. 急性期に対する効果　*189*
    b. 陰性症状・認知機能障害に対する効果　*190*
    c. 寛解をめざした治療　*190*
    d. 新規抗精神病薬の特徴　*194*
    e. 新規抗精神病薬の等価換算　*199*

C その他の向精神薬 ……………………… 山脇成人・日域広昭 202
  1. 気分安定薬・抗てんかん薬 …………………………… 203
    a. リチウム　*203*
    b. バルプロ酸　*203*
    c. カルバマゼピン　*205*
    d. その他の抗てんかん薬　*205*
  2. 抗うつ薬 ……………………………………………… 206
  3. ベンゾジアゼピン系薬物 ……………………………… 206
  4. その他の薬剤 ………………………………………… 208
    a. β ブロッカー　*208*
    b. 認知機能改善薬(cognition enhancers)　*208*
    c. ドーパミン神経系を賦活する薬剤　*208*
    d. エストロゲン　*209*
    e. 研究段階のもの　*210*

D 電気けいれん療法 …………………………………… 本橋伸高 214
  1. 急性期治療法としての ECT …………………………… 215
    a. ECT の有効性　*215*
    b. 治療反応性の予測因子　*215*

c. 治療抵抗性統合失調症に対する ECT　216
　2. 継続・維持 ECT ………………………………………………… 216
　3. ECT の実際 ………………………………………………………… 217
　4. ECT を用いる際の推奨事項 …………………………………… 217
　5. 今後の課題 ………………………………………………………… 218

II. 心理社会的療法　221

A 社会生活技能訓練 ……………………………… 池淵恵美　221
　　a. 概説　221
　　b. 適応と効果　224
　　c. 実際の治療法　228
B 心理教育的家族療法 …………………………… 下寺信次　236
　　a. 概説　236
　　b. 適応と効果　237
　　c. 実際の治療の要点　239
C 認知行動療法 …………………………………… 岩田和彦　246
　1. 概説 ……………………………………………………………… 246
　　a. 認知行動療法とは　246
　　b. 陽性症状に対する認知行動療法　247
　　c. 早期介入，発病予防のための認知行動療法　251
　2. 適応と効果 ……………………………………………………… 251
　　a. 認知行動療法の適応　251
　　b. 認知行動療法の効果研究　252
　3. 実際の治療法 …………………………………………………… 254
　　a. 幻覚・妄想に対する認知行動療法の実際　254
　　b. わが国での認知行動療法　257
D 職業リハビリテーション ……………………… 松爲信雄　260
　1. 職業リハビリテーションの進め方 …………………………… 260
　　a. 働くことの意味　261
　　b. 就労を規定する要因　262
　　c. 就労支援の基本モデル　262
　　d. 医療・保健領域の職業リハビリテーションの進め方　263
　2. 個別条件の効果 ………………………………………………… 264
　　a. 個人特性と就労規定要因　264
　　b. 認知障害に配慮した環境の整備　265
　3. 支援プログラムの成果 ………………………………………… 266
　　a. 援助付き雇用　266

    b. IPS プログラム　*268*
  4. 就労支援の施策と活用 ……………………………………… *268*
    a. 労働行政における障害者の就労支援体制　*268*
    b. 障害者の雇用・就労支援施策　*269*
 E 包括型地域生活支援プログラム（ACT） ………………… 伊藤順一郎　*273*
  a. ACT の定義と歴史　*273*
  b. ACT の目標：リカバリー（recovery）の達成　*274*
  c. ACT の特徴　*275*
  d. ACT の効果　*277*
  e. わが国での ACT 定着の課題　*278*
 F ケアマネジメント ……………………………………………… 野中　猛　*280*
  a. 概説　*280*
  b. 適応と効果　*281*
  c. 今後の課題　*283*
 G 自助グループ活動 ……………………………………………… 白石弘巳　*284*
  a. 自助グループ活動とは　*284*
  b. 精神障害者の自助グループ活動　*285*
  c. 精神障害者家族の自助グループ活動　*287*

第4章　その他の重要な問題　　291

I. 自殺　　高橋祥友　291

  a. 統合失調症と自殺に関する一般的な事実　*291*
  b. 臨床像の特徴　*293*

II. 身体合併症　　越野好文　298

  a. 統合失調症患者の身体合併症　*298*
  b. 身体合併症の診断　*298*
  c. おもな身体合併症を有する患者の治療　*300*

III. 早期精神病　　倉知正佳　306

  a. 早期精神病の概念と神経生物学的変化　*306*

b. 前駆状態，あるいは「超ハイリスク」の判定　*307*
   c. 前駆状態，あるいは「超ハイリスク」状態の治療　*309*

第5章　今後の改訂と研究成果への期待　　丹羽真一　313

   a. 「脆弱性−ストレス−対処（力量）モデル」の精密化　*313*
   b. 薬物・身体療法，心理社会的療法の統合　*314*
   c. 国際生活機能分類（ICF）の導入と活用　*315*
   d. 治療者−患者関係の新しい展開　*315*

索引 ……………………………………………………………………… 317

●治療オプションの推奨度について

・第2章「治療計画の策定」では，以下の基準により治療オプションの推奨度を明記した．

[I] 高い臨床的な信頼性(強いエビデンスと多少のオピニオンをもって推奨)
[II] 中等度の臨床的信頼性(ある程度のエビデンスはあるが，主にオピニオンをもって推奨)
[III] 状況によっては推奨できる(主にオピニオンにより推奨)

●引用文献のエビデンスレベルについて

・引用した文献について，そのエビデンスレベルを下記の通りA～Eに分類して明記した．

[A] 複数のよくデザインされた無作為割り付け比較試験(RCT)に基づいた系統的レビュー少なくとも1つによるエビデンス
[B] 適切なサンプルサイズをもち，よくデザインされたRCT少なくとも1つによるエビデンス
[C] 無作為割り付けを行っていないよくデザインされた臨床試験，単一グループの前後比較，コホート研究，時系列，あるいは症例対照研究
[D] 複数のセンターないし研究グループによる，よくデザインされた非実験的研究からのエビデンス
[E] 総説，教科書，専門学会の治療ガイドライン，エキスパートの臨床経験によるオピニオン，記述的研究，エキスパート委員会の報告

第1章

疾患の概念

I. 概念

　青年期に好発する統合失調症は，治療法が進歩した今も患者・家族に多大な負担や苦しみを与えている．一定の原因や症状・経過・予後で規定された疾患概念ではなく，おもに特徴的な精神症状と行動障害によって診断分類されているのが現状である．発症しやすさ（脆弱性）と心理社会的ストレスとの相互作用で発病する[1]と考えられており，回復するが再発しやすく，慢性に経過することが多い．経過と転帰は多様で，その多くが再発を繰り返し，10ないし15％は重篤な精神病状態が長期にわたり持続する[2]．

a. 概念の変遷

　近代の疾患概念の変遷は，Kraepelin E（1856–1926），Bleuler E（1857–1939），Schneider K（1887–1967）の概念規定によく反映されている．

　Kraepelinの早発痴呆（dementia praecox）〔1896〕[3]は，破瓜病，緊張病，妄想性痴呆を下位分類とする単一疾患として提唱され，若年発症，慢性進行性の経過，"痴呆"に至る不良な予後が基本的な特徴とされた．この"痴呆"は記憶障害による知能低下ではなく，二次性の精神活動の鈍化（Blödsinn）やパラノイア（sekundäre Paranoia）を含んだ末期にみられるパーソナリティ障害（情意障害や自己・世界関係の障害）を意味するものであった．しかし，若年発症と慢性進行性の"痴呆化"が必ずみられるとは限らないことがしだいに明らかになり，やがてBleulerの提唱した統合失調症（Schizophrenie）〔1911〕[4]に置き換えられた．

　Bleulerは，Kraepelinが縦断的な経過で規定しようとした本疾患を横断的

かつ精神病理学的にとらえ，連合障害(Störung der Assoziation)，感情鈍麻(affektive Verstörung)，両価性(Ambivalenz)と自閉(Autismus)の4つを基本症状(4A症状)とし，連合障害をその基礎障害とした．しかし，心の営みは内外環境の中で時々刻々と変容していく総体的な機能なので，その中から基本症状とその基礎にある連合障害を明確に規定するのは容易なことではない．原因や経過において多様なものを含むことは避けられず，Bleulerもそれを念頭に置いて統合失調症群(Gruppe der Schizophrenien)と呼んだ．しかしながら，4A症状で統合失調症を横断的に規定したことがやがて診断基準の拡散を招き，診断一致率の低下と診断に対する信頼性の低下を指摘する声が高まった．

その後，Schneider[5]は基本症状と副次症状に分けるBleulerの症状構造論から離れて，診断上重要な8つの症状を一級症状(first rank symptoms; FRS)と呼び，それほどでない症状を二級症状と呼んだ．そして，身体的な基礎疾患がないことを前提に，FRSが紛れもない形で明瞭に認められたときに統合失調症と診断することを提唱した．FRSには「自我境界の喪失」を重視するSchneider学派の学説があるが，Schneiderはそれよりも特徴的な症状の有無で統合失調症を診断する方法を重視した．Bleulerにより疾患概念が拡散し，診断一致率が低下して診断への信頼性が揺らぐ中で，FRSで操作的に診断する方法がしだいに受け入れられていった．FRSは今でもPresent State Examination(PSE)，Schedule for Affective Disorders and Schizophrenia(SADS)などの構造化面接法に採用され，WHOの国際疾病分類(ICD)の研究用診断基準[6]や米国精神医学会の『精神疾患の診断・統計マニュアル』(DSM)の診断基準[7]でも重視されている．

b. 疫学と経過

発病危険率は約1%，有病率は1,000人当たり0.11ないし0.24人で性差なく，発病年齢は女性が約5歳高い[8]．

経過型は多様であるが，臨床経過は発病前期，前駆期，精神病期に分かれ，精神病期はさらに急性期，回復期，安定期に分かれる．急性期治療の開始から6ないし18か月までが回復期で，初回精神病エピソードからの5年間は早期経過(early course)と呼ばれている[9]．再発の82%がこの早期経過中にみられ[10]，ほとんどの患者の疾患・機能レベルが発病後5ないし10年でプラトーになることから，治療転帰を左右する特別な時期として重視されている[11-13]．

長期転帰は多様で一定しないが，それはさまざまな程度の発症脆弱性と個別性の大きい心理社会的ストレスとの相互作用によるためであろうと考えられている[14, 15]．

c. 成因

統合失調症の発病過程をよく説明するモデルとして普及しているのが，脆弱性−ストレス−対処モデル(vulnerability-stress-coping model)[14, 15]である．それは，ストレスへの対処行動が代償不全をきたしたとき，本疾患に特徴的な症状群(例えばFRS)を生じる脳の脆弱性とストレスとの相互作用で発病するというものである[16]．発症脆弱性は，遺伝を含む生物学的因子と環境・心理的な脆弱因子との相互作用により形成される[17]．

脳の脆弱性を解明しようと，遺伝学，生化学，脳の形態学など多くの領域で研究されているが，遺伝は統合失調症の発病リスクを最大50%しか説明できず，胎生期・周産期の侵襲因子もその1〜2%しか説明できていない[18]．現状は，生化学的研究によるドーパミン仮説が広く受け入れられており，中脳辺縁系の過剰興奮(ドーパミンの過剰生成やドーパミン受容体の過感受性)が陽性症状(妄想，幻覚，連合障害，緊張病症状，激越，被影響体験，猜疑心)に関与し，前頭葉皮質のドーパミン機能低下が陰性症状(感情の平板化，失論理，無快感，無意志)に関係するとされている[15]．

d. 統合失調症に特徴的な症状

Kraepelinは感情鈍麻，意欲の欠如と内的統一性の喪失をもって本疾患に特有な症候群としたが，Bleulerは思考の滅裂と外界とかかわれないことをもって基本障害とし，SchneiderはFRSと自我境界の喪失を重視した．しかし現在も統合失調症に特異的な症状は特定されておらず，ICD-10やDSM-IV-TRではFRSを含む特徴的な症状群で操作的に診断している．

統合失調症の症状群を陽性症状と陰性症状に分けるCrowの2症候カテゴリー[1980][19]がよく知られているが，世界生物学的精神医学会連盟(WFSBP)の治療ガイドライン[15]では解体症状(言語・行動の解体，注意力の低下)を加えた3症候群カテゴリー[20]が採用されている．

脆弱性−ストレスモデルが普及したことや多くの精神病状態が挿話性または波状に経過することから，近年は精神病エピソード(psychotic episode)という用語がよく使われている．精神病性(psychotic)とは幻覚，妄想，緊張病性の

興奮や著しい異常行動がみられる状態を記述するための用語〔ICD-10, 1992〕とされているが，以前は現実検討能力の低下と病識欠如で規定されていた．例えば ICD-8〔1974〕や ICD-9〔1978〕では，病識が欠如し，日常的な社会的機能および現実との接触が著しく損なわれた状態を精神病性としていたし，米国精神医学会も DSM-Ⅲ〔1980〕までは著しい現実検討の障害，病識欠如および幻覚や妄想がみられる状態を精神病性と呼んでいた．DSM-IV〔1994〕では，妄想，幻覚，会話のまとまりのなさ，著しく解体した行動，緊張病性の異常行動のうち，どれか1つあれば"精神病性"と呼ぶとしているが，DSM-Ⅲ-R〔1987〕ではこれらの"精神病性の症状"が現実検討能力の障害を伴っていることを記載していた．精神症状を精神病理よりも表出症状で規定する操作的な方法論がより浸透した結果と理解することができよう．

e. 診断

　精神科医の間には，Kraepelin, Bleuler と Schneider の3学派の考え方があると指摘されている〔WPA, 1995〕．その場合，準拠する学説により診断や疾患教育，治療計画が違ってくる可能性を否定できない．Kraepelin 学派の精神科医は若年発症，慢性進行性の経過と予後不良を重視し，Bleuler 学派の医師は4A症状や陰性症状を重視して診断し，Schneider 学派の医師は精神病理学的な症状の構造論よりも FRS を指標に操作的に診断して自我境界の強化を重視する可能性がある．

　しかしながら，この治療ガイドラインでは，学説よりも診断一致率を優先させた ICD-10 診断基準を採用した．ただし ICD-10 と DSM-IV-TR の間には特徴的な症状項目の数，症状の持続期間，単純型の有無，前駆期・残遺期の扱いなどで不一致がみられ，現在改訂作業が進んでいる．

f. 統合失調症の類型(ICD-10)および関連する精神病圏の障害

　統合失調症は，妄想型，破瓜型，緊張型，分類不能型，統合失調症後うつ病，残遺型，単純型，その他に分類される．最近は初発症例に類型分類の定型例が減って分類不能型が目立ち，慢性期の症例では残遺型が増えており，類型と経過・予後との関連がしだいに薄れている．

　関連する精神病圏の障害には，統合失調型障害，持続性妄想性障害，急性一過性精神病性障害，感応性妄想性障害，統合失調感情障害，その他の非器質性精神病性障害が含まれている．

g. 治療計画

統合失調症は若年発症で再発しやすく，多くは慢性に経過するので，患者の人生に大きな影響を与えやすい．このため，① 症状を早期に軽減・消失させ，② 生活の質と適応機能をできる限り高め，③ 疾患による生活機能の低下を回復・向上することがおもな治療目標である[13]．

社会生活機能の評価には，DSM 多軸評定の社会的機能の総合評価法 (Global Assessment of Functioning Scale; GAFS)[7]が一応の目安になる．しかし，回復度を評価する際は，医療従事者による客観的な評価に加えて患者・家族による評価も考慮する必要がある．

日常生活に適応する機能は，本疾患の精神病理でのみ損なわれるわけではなく，多くの因子 (DSM 多軸評定のⅡ〜Ⅳ軸にみられる諸問題，薬の副作用，休養・加療に伴う現実社会との接触の希薄化，スティグマなど) によって損なわれることに留意する必要がある．

このため，治療計画を立てるときにはDSM-IV-TR多軸評価法で多次元の問題を整理し，その患者に適した包括的な介入を準備する必要がある．その際，医療従事者が患者・家族の意見を取り入れながら，治療方針への理解を深めることが大切で，主治医が正確に診断して病名を伝え，診断と治療について十分な情報を提供する必要がある．また，治療転帰を現実的に予測しながら短期・長期の治療計画を立て，必要に応じて診断と治療計画を見直す必要がある[13]．患者の了解のもとに構築される家族や関係者との良好な協調関係は，医師と患者の信頼関係や治療アドヒアランスを高めるのに大切で，そのことが長期転帰の改善につながると考えられている．

● 文献

1) Robinson DG, Woerner MG, Alvir JM, et al: Predictors of relapse following response from a first episode of schizophrenia or schizoaffective disorders. Arch Gen Psychiatry 56:241–247, 1999 [D]
2) Hegarty JD, Baldessarini RJ, Tohen M, et al: One hundred years of schizophrenia: a meta-analysis of the outcome literature. Am J Psychiatry 151:1409–1416, 1994 [D]
3) Kraepelin E: Psychiatrie. Ein Lehrbuch für Studierende und Ärzte. 5. Auflage. A. Abel, Leipzig 1896 [E]
4) Bleuler E: Dementia Praecox oder die Gruppe der Schizophrenien. *In* Ashaffenburg G (ed): Handbuch der Geiteskrankheiten. Deuticke, Leipzig, 1911 [E]

5) Schneider K: Klinische Psychopathologie. Dritte Auflage der Beiträge zur Psychiatrie. Georg Thieme Verlag, Stuttgart, 1950 [E]
6) World Health Organization: The ICD-10 Classification of Mental and Behavioural Disorders. Diagnostic Criteria for Research. WHO, Geneva, 1993 [D]
7) American Psychiatric Association: Diagnostic and Statistical Manual of Mental Disorders, Fourth edition, Text Revision; DSM-IV-TR. American Psychiatric Association, Washington DC, 2000 [D]
8) Häfner H, an der Heiden W: Course and outcome of schizophrenia. In Hirsh SR, Weinberger DR (eds): Schizophrenia. pp101–141, Blackwell Science, Massachusetts, 2003 [D]
9) 松岡洋夫, 佐藤光源：米国精神医学会治療ガイドライン 統合失調症(第2版). 佐藤光源, 樋口輝彦, 井上新平(監訳)：米国精神医学会治療ガイドライン コンペンディアム. pp278–409, 医学書院, 2006 [E]
10) Robinson DG, Woerner MG, Alvir JM, et al: Predictors of relapse from a first episode of schizophrenia or schizopffective disorders. Arch Gen Pychiatry 56:241–247, 1999 [E]
11) Birchwood M, Todd P, Jackzon C: Early intervention in psychosis: the critical period hypothesis. Br J Psychiatry Suppl 157:53–59, 1998 [E]
12) McGorry PD, Killackey E, Alkins K, et al: Clinical practice guideline for the treatnment of schizophrena 2003. Summary Australian and New Zealand clinical practice guideline for the treatment of schizophrenia. Australas Psychiatry 11:136–147, 2003 [E]
13) Lehman A, Lieberman JA, Dixon LB, et al: Practice guideline for the treatment of patients with schizophrenia, second edition. In American Psychiatric Association Practice Guidelines for the Treatment of Psychaitric Disorders. Compendium 2006, pp565–746, American Psychiatric Publishing, Arlington, 2006 [D]
14) Nuechterlein KH, Dawson ME, Ventura J, et al: The vulnerability stress model of schizophrenic relapse. Acta Psychiatr Scand Suppl 382:58–64, 1984 [E]
15) Falkai P, Wobrock T, Lieberman J, et al: World Federation of Societies of Biological Psychiatry(WFSBP) guidelines for biological treatment of schizophrenia, Part 1: acute treatment of schizophrenia. World J Biol Psychiatry 6:132–197, 2005 [D]
16) 佐藤光源, 沼知陽太郎, 吉田寿美子：生物学的精神医学における分裂病概念について. 町山幸輝, 樋口輝彦(編)：精神分裂病はどこまでわかったか. pp35–78, 星和書店, 1992 [E]
17) Zubin J, Steinhauer S, Condray R: Vulnerability to relapse in schizophrenia. Br J Psychiatry Suppl 161:13–18, 1992 [E]
18) Gottesman II, Bertelsen A: Confirming unexpressed genotypes for schizophrenia. Risk in the offspring of Fischer's Danish identical and fraternal discordant twins. Arch Gen Psychiatry 346:867–872, 1989 [E]
19) Crow T: Molecular pathology of schizophrenia: More than one disease process? Br Med J 280:66–68, 1980 [E]
20) Liddle PF, Friston KJ, Frith CD, et al: Patterns of cerebral blood flow in schizophrenia. Br J Psychiatry 160:179–186, 1992 [E]

(佐藤光源)

II. 疫学

a. 歴史的経過

　疫学的方法論には病院統計(hospital statistics)に基づくものと，住民罹病調査(population morbidity survey)によるものの2種類がある．前者にはFarisとDunhamによるイリノイ州立精神病院初回入院者の調査[1]を筆頭に，入院統合失調症患者にかかわる疫学的(臨床的)特徴の研究や，通院/入院患者の登録システムを活用した英国や北欧を中心にするregister studies[2]がある．後者は，Brugger(チューリンゲン，ドイツ)，Strömgren(ボーンホルム島，デンマーク)，Fremming(ボーンホルム島，デンマーク)，Essen-MöllerとHagnell(ルンド，スウェーデン)などの地域研究成果があり，それらを受けて多数の地域調査が実施された．日本では，内村らの八丈島研究[3]をモデルに特定地域を対象とした有病率研究がある．

　疾患分類システムや診断基準の導入に相まって特定の構成面接法が開発され，それを利用した受診患者(treated population)に関する臨床研究も行われてきた．その代表的なものは世界保健機関(WHO)が計画したInternational Pilot Study of Schizophrenia(IPSS)[4]やInternational Collaborative Study on Determinants of Outcome of Severe Mental Disorders(DOSMeD)[5]であり，多くの疫学的新知見を提供した．いまひとつ新しい研究方法は，受療者群に行ったと同様の技法を地域住民に施行するもので，例えば米国におけるEpidemiologic Catchment Area(ECA) Study[6]やNational Comorbidity Survey(NCS)[7]，ドイツのAge, Gender, Beginning, and Course of Schizophrenia(ABC) Study[8]などが挙げられる．

　すでに優れた総説[9-11]があるが，最近これらに対する批判的コメントを含む情報[12,13]も現れたので要約してみたい．

b. 発生率と有病率

　疾患の分布や頻度を知るときの指標(疾病率；morbidity rate)として一般的なのは発生率(発病率または罹病率；incidence rate)と有病率(prevalence rate)であり，それらから推算した生涯発病危険率(lifetime morbid risk)を利

用することもある．発生率とは，単位期間(通常は1年)当たりに新たに発病した患者の頻度のことで，調査対象集団との比率(100人，1,000人，10,000人当たりなど)で表される．有病率とは，調査期間内に新旧を問わず罹病していた患者の頻度(通常100人当たり)であって，ある時点の罹病者数を示す時点有病率(point prevalence)，一定期間(通常は3か月，6か月，12か月など)のそれを示す期間有病率(period prevalence)，調査時点までの全期間のうちいずれかの折りに罹患していたことのある人の頻度を示す生涯有病率(lifetime prevalence)がある．

1）発生率

有病率に比して調査報告は少ないが，得られた結果における数値的な差違は大きくないと考えられ，例えば1960～80年代のregister studies[9]において，米国が0.69～0.70/1,000，英国では0.11～0.25/1,000などであったとし，WHO/DOSMeD研究[5]では表1に示す結果(one year incidence rate/1,000)が得られた．同表にみるように，臨床診断上(広義)は発生率に差異をみるが，PSE/CATEGO+(中核的な統合失調症)に限定するとほとんど近似した数値となる．表2はDOSMeDでの長崎センターにおける性・年齢別にみた発生率分布を示す．しかし，McGrathら[12]は，1965年から2001年12月までに出版された834論文のうち，彼らの採用基準に合致した158編を詳細に解析

表1 WHO/DOSMeD研究における発生率(per 1,000)[注1]

	広義の統合失調症[注2]	中核的な統合失調症[注3]
オーフス(デンマーク)	0.15 (0.18/0.12)	0.07 (0.09/0.07)
シャンディガー/郡部(インド)	0.42 (0.37/0.48)	0.11 (0.13/0.09)
シャンディガー/都市部(インド)	0.35 (0.34/0.35)	0.09 (0.08/0.11)
ダブリン(アイルランド)	0.22 (0.23/0.21)	0.09 (0.10/0.08)
ホノルル(米国)	0.16 (0.18/0.14)	0.09 (0.10/0.08)
モスクワ(ロシア)	0.28 (0.25/0.31)	0.12 (0.10/0.14)
長崎(日本)	0.20 (0.24/0.16)	0.10 (0.11/0.09)
ノッチンガム(英国)	0.22 (0.28/0.15)	0.14 (0.17/0.12)

注1：表中の数字は男女併せた発生率(男性の発生率/女性の発生率)
注2：臨床に基づいて統合失調症と診断またはPSE-9面接によってCATEGOクラスがS・P・Oに振り当てられた症例をもとにした頻度
注3：PSE-9面接によってCATEGOクラスがS+に振り当てられた症例をもとにした頻度

表2 長崎センターにおける分布

年齢群	男性	女性	全
15～19	0.63	0.26	0.44
20～24	0.39	0.44	0.42
25～29	0.40	0.19	0.29
30～34	0.17	0.10	0.13
35～39	0.10	0.09	0.10
40～44	0.11	0.09	0.10
45～49	0.0	0.03	0.02
50～54	0.0	0.03	0.02
全	0.24	0.16	0.20

して包括的論評を行う中で，DOSMeDデータの解釈[11]が誤解を与えるとコメントした．つまり，従来からの見解に則って発生率に地域差はないとされたが，多くの論文を見直すと発生率の中央値は人口100,000人当たり15.2であるが，その幅は7.7から43.0まで約6.5倍もの違いがあり，その背景要因を探ることが病因論につながると考察している．

2) 有病率

数多くの調査結果が報告されているが，その数値にはかなり幅がある．多くは採用された方法論に由来し，期間・生涯有病率など評価対象期間の長さも影響する．1960～1983年までに行われた医療機関への受診者数から得られた調査[9]では，時点有病率0.32％(0.06～0.83％)，生涯有病率0.27％(0.09～0.38％)である．発生率を再検討したグループが有病率についても包括的再評価(1965年から2002年12月までの非英語論文を含む1,721編を収集し，うち188編を選んで解析)して，次のようにまとめた[13]．時点有病率0.46％(0.19～1.00，5.0倍の違い)，期間有病率0.33％(0.13～0.82，6.5倍の違い，期間特定は不詳)，生涯有病率0.40％(0.18～1.16，6.4倍の違い)の頻度であり，調査間での差異が少なくないことに注目している．日本における1940～1978年に報告された生涯有病率の中位数は0.47％(0.19～1.79％)であり，他のアジア地区(1953～1982年)では時点有病率0.32％，期間有病率0.18～0.38％，生涯有病率0.09～0.38％である[14,15]．一方，1980年後半から地域住民を対象にDSM-III/DSM-III-Rに則って施行された疫学調査では，米国のECA Studyの場合生涯有病率1.3％，6か月有病率0.8％と報告[6]されたが，NCS

では気分障害以外のすべての精神病性障害を網羅したとき生涯有病率0.69%，12か月期間有病率0.52%であり，統合失調症に限った生涯有病率は0.14%にすぎなかった[7]．同じ方法を採用した韓国[16,17]，香港[18]，台湾[19]の生涯有病率は，それぞれ0.14；0.34%（2地域の結果），0.13%，0.30%である．有病率間の比較で，時点有病率より対象期間の長い期間有病率あるいは生涯有病率が大きい数値になると考えられたが，結果[13]は逆であり，その背景には回復あるいは自殺や他因による早期死亡などが考えられる．

3）発病危険率

従来しばしば活用されてきたが，有病率データが厳密になり，発生率研究が軌道に乗ってくるにつれ発生率の総和であることが明らかになって，この指標が言及されることは少なくなった．古典的データとして，Fremming[20]の1.90%，Helgason[21]の男性0.57〜0.69%，女性0.90〜1.02%などがあるが，生涯有病率より極めて大きく0.72%（0.31〜2.71，8.7倍の違い）とされている[13]．日本では有病率研究から中位数0.91%（0.35〜2.47%）が出され[15]，長崎のDOSMeD結果では，男性0.82%，女性0.67%，合わせて0.74%となっている[5]．これらをもとに，100人に1人に発病の危険性があるというのは過大表現で，1,000人に7〜8人とするのが適切だという[13]．

c. 危険因子（risk factor）

統合失調症の疫学研究からみた危険因子を，人口動態的特徴（demographic characteristics）として①社会階層，②年齢，③性差，④婚姻状態，他の付随因子（predisposing factor）として①出生季節，②妊娠・出生合併症，③物質乱用，④遺伝的背景，さらに結実因子（precipitating factor）として①環境状況，②ストレスなどが挙げられる．以下に，それらの一部に触れる．

1）性差と年齢

性差に関する調査や総説[22,23]は多く，発生率については一部の結果[24]を除くと長崎のデータのようにわずかに男性に高率とする報告が多いが，最新のデータ[12]は明らかに男性に高率だとまとめている〔女性の1.40（0.9〜2.4）倍〕．診断基準の差（特に厳密な基準では女性例が除外される傾向），臨床特徴の違いに伴って女性では統合失調感情障害や反応性精神病と診断されやすい傾向を指摘するものもある．有病率では明らかな性差をみないと一般的にいわれる．

年齢分布に関しては，Kraepelinの記載以来，男性が女性より発症年齢が早く（ピーク年齢が5歳若い）[8]，女性は若干高齢での発症もみる．ただし，Markers and Predictors of Schizophrenia Project(MAPS)[25]では，発症年齢に性差をみなかったとしている．

2) 婚姻状態

既婚者に対する独身者の統合失調症罹患の危険率比は2.6～7.2と要約[9]され，同様の傾向はその後の研究でも実証されている．その背景には，女性の統合失調症のほうがより軽症であったり，病前の社会適応性への問題が少なかったり，あるいは疾病そのものへの適応性のよさなどが考えられている．

3) 社会階層と都市化，および移民

低い社会階層に高い有病率をみるとの報告は多く，なかでもFarisらによる研究成果[1]はbreeder hypothesis（孵卵器仮説）とsocial selection-drift hypothesis（社会的選択‒移動仮説）を生み出すきっかけになった．後者を支持する報告[26,27]が多い中，統合失調症の異種性を考慮すると2つの仮説の存在は利点であるかもしれないとの見方[28-30]もある．DOSMeDデータから長崎における生態学的社会階層との関連を調査[31]したとき，欧米ほどではないが，低い経済階層に高い発生率の傾向を認めた．しかし，再評価においてeconomic statusそのものが発生率にかかわる根拠は得られないとする要約[32]もある．都市部は，そうでない地域と比較したとき明らかに高い発生率であり，移住・移民でも高いこと[33,34]から，urban-rural gradientおよびmigrant statusが発生率にかかわるとの指摘が目立つ．

4) 出生季節と妊娠出生合併症

Torreyら[35]が一般人口集団の分布と比較して，冬月生まれが他の時期生まれより多いことに注目してから，わが国[36-38]を含め数多くの調査結果が蓄積されてきた．知見としてはほぼ確立されているが，その役割や意義についてはウイルス感染やhuman leukocyte antigen(HLA)[39]などとの関連が示唆され，最近はビタミンD血清値の冬季低下との関係から妊娠母胎におけるビタミンD補充の重要性まで指摘される．特に，緯度の高さ[40]が発生率や有病率の高さに相関しているとのデータをもとに，興味ある仮説が提唱されている．すなわち，緯度が高いことは，永年にわたる遺伝的混淆の歴史といった

genetic background があり，赤道周辺諸国における気温や紫外線照射，若年層傾斜を含む年齢構成の違いという生態的要因，さらに赤道周辺には開発途上国が多く周産期死亡が顕著であるという社会経済要因などが指摘され，出生季節の影響は緯度が高いほど大きいとされている．これらのことを含めて，vitamin D insufficiency 仮説が epigenetic mechanism hypothesis を前提に提言されたりしている[41,42]．

Pregnancy and Birth Complications(PBCs)が統合失調症にとって危険因子であることはしばしば指摘されるところで，12論文のうち10編[43]，生下時記録を調査した8研究中7編および母親の陳述をもとにした調査研究13論文の9編[44]にポジティブな関連を認めたという．また，このPBCsが家族集積生の高い統合失調症との関連をみるとの報告[45]，神経発達障害への影響に注目する報告[46,47]，ウイルス感染との関連[48]も示唆されている．

d. 合併症

統合失調症の身体管理，さらには一次予防といった観点から，身体合併症および他の精神障害に関するデータが蓄積されつつある．生命予後に関しては悪性腫瘍や慢性感染症などが検討されるべきであり，臨床経過への関与については物質乱用などが重要な問題である．

1）悪性腫瘍と慢性感染症

統合失調症患者に悪性腫瘍を併発することは少ないとする報告[49,50]があるが，これに否定的な報告[51,52]もみられる．慢性感染症の中で注目されるのは結核であり，高率に併発することが明らかにされている[53]．結果的に，これらの疾病への罹患が平均余命を下げるのに寄与するであろうことは十分に推測できる．

2）物質乱用

臨床症状への修飾因子，あるいは精神症状の経過への悪影響などを指摘する研究[54,55]は少なくない．近年，アルコールや大麻・覚醒剤などとともに，タバコ乱用も注目[56]されている．これらは，治療に当たって選択すべき抗精神病薬にも関与してくる．

3) 関節リウマチ

統合失調症が関節リウマチにとって防御因子の1つであるとして言及されることが多く，対照群に比して統合失調症患者における関節リウマチの発現は約1/5であるとされている[57]．

e. 時代的変遷

近年，統合失調症発生率の低下または消えゆく病気の傾向(disappearing schizophrenia theory)が議論[58-60]され，これを支持する報告も増えてきている．多くは初回入院者率(first-ever admission rates)の低下であり，ことに若年者・女性の減少が顕著である．こうしたことに加えて，治療施設の構造的変化，病床数の減少，未治療の統合失調症患者にみられる自殺率の増加，統合失調症の軽症化(外来治療ということで把握が困難)などが指摘されているが，さらに綿密な調査研究の必要性も要請されている．

こうした疫学データを含めて，統合失調症の経過や長期転帰を国際的多施設比較共同研究した成果[61]が今回まとめて出版された．

● 文献
1) Faris REL, et al: Mental Disorders in Urban Areas: An Ecological Study of Schizophrenia and Other Psychoses. University of Chicago Press, Chicago, 1939 [A]
2) ten Horn GHMM, et al (eds): Psychiatric Case Registers in Public Health—A Worldwide Inventry 1960–1985. Elsevier, Amsterdam, 1986 [A]
3) 内村祐之, 他：東京府下八丈島住民の比較精神医学的並びに遺伝病理学的研究. 精神経誌 44:745–782, 1940 [A]
4) World Health Organization: The International Pilot Study of Schizophrenia. vol 1, WHO, Geneva [A]
5) Jablensky A, et al: Schizophrenia: Manifestations, incidence and course in different cultures: A World Health Organization Ten-Country Study. Psychol Med, Monograph (Suppl 20), Cambridge University Press, Cambridge, 1992 [A]
6) Regier D, et al: One-month prevalence of mental disorders in the United States based on five epidemiologic catchment area sites. Arch Gen Psychiatry 45:977–986, 1988 [A]
7) Kessler R, et al: Lifetime and 12-months prevalence of DSM-III-R psychiatric disorders in the United States; results from the National Comorbidity survey. Arch Gen Psychiatry 51:8–19, 1994 [A]

8) Häfner H, et al: The epidemiology of early schizophrenia. Influence of age and gender on onset and early outcome. Br J Psychiatry Suppl 23:29–38, 1994 [A]
9) Eaton WW, et al: The use of epidemiology for risk factor research in schizophrenia; An overview and methodologic critique. In Tsuang MT, et al (eds): Handbook of Schizophrenia: vol.3, Nosology, Epidemiology and Genetics. pp169–204, Elsevier Science Publishers, Amsterdam, 1988 [E]
10) Jablensky A: Epidemiology of schizophrenia: the global burden of disease and disability. Eur Arch Psychiatry Clin Neurosci 250:274–285, 2000 [E]
11) Jablensky AV, et al: Genetic epidemiology of schizophrenia: phenotype, risk factors, and reproductive behavior. Am J Psychiatry 160:425–429, 2003 [E]
12) McGrath J, et al: A systematic review of the incidence of schizophrenia: the distribution of rates and the influence of sex, urbanicity, migrant status and methodology. BMC Medicine 2:13, 22ps, 2004 [E]
13) Saha S, et al: A systematic review of the prevalence of schizophrenia. PLoS Medicine 2(5), e141:0413–0433, 2005 [A]
14) Nakane Y: Manifestations, course and outcome of schizophrenia in Asia; focused on Japan, China, Korea and Taiwan. Acta Med Nagasaki 39:70–79, 1994 [B]
15) Nakane Y, et al: Epidemiological studies of schizophrenia in Japan. Schizophr Bull 18:75–84, 1992 [A]
16) Lee CK, et al: Psychiatric epidemiology in Korea; part I. gender and age differences in Seoul. J Nerv Ment Dis 178:242–246, 1990 [A]
17) Lee CK, et al: Psychiatric epidemiology in Korea; part II. urban and rural differences. J Nerv Ment Dis 178:247–252, 1990 [A]
18) Chen C-N, et al: The Shatin Community Mental Health Survey in Hong Kong. II; major findings. Arch Gen Psychiatry 50:125–133, 1993 [A]
19) Lin TY, et al: Effects of social change on mental disorders in Taiwan. Acta Psychiatr Scand Suppl 348:11–34, 1989 [A]
20) Fremming KH: The expectation of mental infirmity in a sample of the Danish population. Occasional Papers on Eugenics No.7, London, Cassell, 1951 (English translation from Danish original, 1947) (文献14参照) [A]
21) Helgason T: Epidemiology of mental disorder in Iceland. Acta Psychiatr Scand Suppl 173:1–242, 1964 [A]
22) Rasanen S, et al: Sex differences in schizophrenia; a review. Nord J Psychiatry 54:37–45, 2000 [E]
23) Leung A, et al: Sex differences in schizophrenia; a review of the literature. Acta Psychiatr Scand Suppl 101:3–38, 2000 [E]
24) Hambrecht M, et al: Higher morbidity risk for schizophrenia in males; fact or fiction? Compr Psychiatry 35:39–49, 1994 [E]
25) Iacono W, et al: Where are the women in first episode studies of schizophrenia? Schizophr Bull 18:471–480, 1992 [E]
26) Löffler W, et al: Ecological pattern of first admission schizophrenics in two German cities over 25 years. Soc Sci Med 49:93–108, 1999 [A]
27) McNaught AS, et al: The Hampstead Schizophrenia Survey 1991. II: Incidence and migration in inner London. Br J Psychiatry 170:307–311, 1997 [A]
28) Bellack A, et al: Schizophrenia: Psychopathology. In Bellack A, et al (eds): Psy-

chopathology in Adulthood. pp216–233, Allyn and Bacon, Boston, 1993 [E]
29) Mortensen PB, et al: Effects of family history and place and season of birth on the risk of schizophrenia. N Engl J Med 340:603–608, 1999 [A]
30) Torrey EF, et al: Urban birth and residence as risk factors for psychoses; an analysis of 1880 data. Schizophr Res 25:169–176, 1997 [A]
31) Ohta Y, et al: Ecological structure and incidence rates of schizophrenia in Nagasaki City. Acta Psychiatr Scand 86:113–120, 1992 [A]
32) Saha S, et al: Incidence of schizophrenia does not vary with economic status of the country. Evidence from a systematic review. Soc Psychiatry Psychiatr Epidemiol 41:338–340, 2006 [A]
33) Selton JP, et al: First admission rate for schizophrenia in immigrants to the Netherlands: The Dutch National Register. Soc Psychiatry Psychiatr Epidemiol 29:71–77, 1994 [A]
34) Smith GN, et al: The incidence of schizophrenia in European immigrants to Canada. Schizophr Res 87:205–211, 2006 [A]
35) Torrey EF, et al: A shifting seasonality of schizophrenic births. Br J Psychiatry 134:183–186, 1979 [A]
36) Shimura M, et al: Season of birth in mental disorders in Tokyo, Japan; by year of admission and age at admission. Acta Psychiatr Scand 61:21–28, 1980 [A]
37) Michitsuji S, et al: Seasonality of birth in schizophrenia and its heterogeneity. In Miura T (ed): Seasonal Effects on Reproduction, Infection and Psychoses. Progress in Biometeorology (SPB Academic Publishing, Hague) 5:195–204, 1987 [A]
38) Mino Y, et al: Seasonality of birth in patients with schizophrenia in Japan. Psychiatry Clin Neurosci 60:249–252, 2006 [B]
39) Narita K, et al: Human leukocyte antigen and season of birth in Japanese patients with schizophrenia. Am J Psychiatry 157:1173–1175, 2000 [A]
40) Saha S, et al: The incidence and prevalence of schizophrenia varies with latitude. Acta Psychiatr Scand 114:36–39, 2006 [A]
41) McGrath J: Hypothesis: Is low prenatal vitamin D a risk-modifying factor for schizophrenia? Schizophrenia Res 40:173–177, 1999 [B]
42) Dealberto MJ: Why are immigrants at increased risk for psychosis? Vitamin D insufficiency, epigenetic mechanisms, or both? Medical Hypotheses 68:259–267, 2007 [B]
43) Done EJ, et al: Complications of pregnancy and delivery in relation to psychosis in adult life; Data from the British perinatal mortality survey sample. Br Med J 302:1576–1580, 1991 [A]
44) McNeil TF: Perinatal risk factors and schizophrenia; selective review and methodological concerns. Epidemiol Rev 17:107–112, 1995 [E]
45) Parnas J, et al: Perinatal complications and clinical outcome within the schizophrenia spectrum. Br J Psychiatry 140:416–420, 1982 [A]
46) Stefanis N, et al: Hippocampal volume reduction in schizophrenia; effects of genetic risk and pregnancy and birth complications. Biol Psychiatry 46:697–702, 1999 [A]
47) Takagai S, et al: Increased rate of birth complications and small head size at birth

in winter-born male patients with schizophrenia. Schizophr Res 83:303-305, 2006 [B]
48) McGrath J, et al: Risk factors for schizophrenia; from conception to birth. *In* Hirsch SR, Weinberger DR (eds): Schizophrenia. pp187-205, Blackwell Science, Oxford, 1995 [E]
49) Rassidakis NC, et al: On the incidence of malignancy among schizophrenic patients. Agressologie 14:269-273, 1973 [A]
50) Nakane Y, et al: The example of linkage with a cancer register. *In* ten Horn GHMM, et al (eds): Psychiatric Case Registers in Public Health. pp240-245, Elsevier Science Publishers, Amsterdam, 1986 [B]
51) Barak Y, et al: Reduced cancer incidence among patients with schizophrenia. Cancer 104:2817-2821, 2005 [A]
52) Goldacre MJ, et al: Schizophrenia and cancer: an epidemiological study. Br J Psychiatry 187:334-338, 2005 [A]
53) Ohta Y, et al: The epidemiological study of physical morbidity in schizophrenics; 2. association between schizophrenia and incidence of tuberculosis. Jpn J Psychiat Neurol 42:41-47, 1988 [A]
54) Addington J, et al: Effect of substance misuse in early psychosis. Br J Psychiatry Suppl 172:134-136, 1998 [B]
55) Westermeyer J: Comorbid schizophrenia and substance abuse: a review of epidemiology and course. Am J Addict 15:345-355, 2006 [A]
56) Barnes M, et al: Smoking and schizophrenia: is symptom profile related to smoking and which antipsychotic medication is of benefit in reducing cigarette use? Aust N Z J Psychiatry 40:575-580, 2006 [A]
57) Eaton WW, et al: Schizophrenia and rheumatoid arthritis; a review. Schizophr Res 6:181-192, 1992 [E]
58) Jablensky A: Schizophrenia; recent epidemiologic issues. Epidemiol Rev 17:10-20, 1995 [E]
59) Der G, et al: Is schizophrenia disappearing? Lancet 335:513-516, 1990 [E]
60) 中根秀之, 他：疫学. 上島国利(編)：新しい診断と治療の ABC 32 統合失調症. 最新医学(別冊)21-31, 最新医学社, 2005 [E]
61) Hopper K, et al (eds): Recovery from Schizophrenia. Oxford University Press, Oxford, 2007 [A]

（中根允文）

III. 臨床症状

a. 統合失調症の疾患概念と臨床症状

　ある疾患の臨床症状はその疾患を特徴づけ，疾患を同定し，近縁の疾患から区別するものである．臨床症状には疾患に特異的なものもあるが，多くは他の近縁の疾患に，時にはまったく無縁の疾患にも認められるものである．しかし，いくつかの症状の組み合わせによって疾患の輪郭が描かれ，他の疾患から区別されるのが通例である．単一遺伝子の変異が1つの表現型と対応することが明らかとなったまれな疾患においては，臨床症状が遺伝子変異の検索に導く標識の意義しかもたないという疾患もあるであろう．しかし，それは極めて例外的であり，大部分の疾患にとって，臨床症状は診断や鑑別診断，あるいは重症度診断，検査や治療の選択，治療への反応や予後の予測などに有用な臨床標識である．

　特にその病態生理や成因が明らかでない疾患においては，現在までにわかった成因や病態の知見に基づいて疾患概念が提唱され，観察された臨床症状の中でそれに対応する症状が選択される（例えばLewy小体型認知症）．逆に，臨床症状や臨床的特徴（発症年齢など）から疾患概念が形づくられるプロセスも平行して進むことがある．統合失調症は，このような場合に相当する疾患である．現状ではなんらかの臨床特徴に着目した統合失調症概念に応じて臨床症状を定義し，それぞれの定義に従う統合失調症患者の疫学，病態生理，成因指標の知見の比較検討によって妥当な統合失調症疾患概念とその臨床症状を明らかにしていかざるをえない歴史的位置にある．

　本書では前述されたように統合失調症の疾患概念として「脆弱性-ストレスモデル」が採用されている．多因子が関与し多段階発達的に形成された脆弱性の個人閾値を超えるストレスが絡んで発症する精神病エピソードを統合失調症と考えるものである．この概念では発症脆弱性自体（およびその行動的表現）は統合失調症の臨床症状とはみなさない．これはある意味では機械的な概念処理である．しかし脆弱性を形成すると想定される一次性・二次性脳障害（または脳を中心とする身体的障害）が精神病エピソード期症状の基盤でもある可能性は排除できない．この点については，脆弱性を構成する諸因子の解

明によってより立体的な疾患の構造が解明されていく途上の，過渡的理解であると心得ておく必要があろう．

本項では疾患概念の変遷とそれに伴って重視された統合失調症の臨床症状を歴史的経過に従って検討することはせず，本書で重点が置かれている「脆弱性-ストレスモデル」に沿って，まずエピソード期の臨床症状を検討し，現在国際的に使用されている WHO の国際疾病分類第 10 改訂版(ICD-10)[1]や米国精神医学会の『精神疾患の診断・統計マニュアル第 4 版(DSM-IV)』[2]において診断基準として選択された臨床症状を解説することにする．

b. 統合失調症の脆弱性と精神病エピソード

Zubin と Spring[3]による統合失調症の「脆弱性-ストレスモデル」は，脆弱性を有する個人が対処する能力を超えるようなストレスにさらされたりストレスの衝撃を和らげる条件(人とのつながり，生活の場，本人の性格など)が力不足の場合には，結果として統合失調症エピソードに至る．ストレスが消失するとエピソードは遅かれ早かれ終結し，持続的に作用する医原性の原因がなければだいたい病前あるいはエピソード前の水準に戻る．戻った水準が適切であればその人は改善したとみなされ，以前占めていた生活の場に復するであろうと考える立場に立っている．

これはわが国で精力的に明らかにされた履歴現象[4]，逆耐性現象[5]の視点からは，発病の結果獲得されたと想定される新たな脳病理(ストレス耐性の低下，再発準備性，感受性)に対しては無頓着な定式化ともいえる．また，統合失調症の病前機能研究や高危険者研究[6,7]の知見では発症前にすでに統合失調症に至る病理の存在が推測されており，発症に至る神経発達の障害仮説[8]は統合失調症の有力な仮説である．さらに近年の脳画像研究には，発症後 2〜10 年間に脳画像上軽度ではあるが予後を大きく規定する進行性変化(萎縮)が認められるとする有力な知見がある[9,10]．また，同時に早期に抗精神病薬治療を開始すると，この変化を軽減する可能性が示唆され[11-13]，新規抗精神病薬治療のほうが従来型抗精神病薬よりも萎縮が少ないことが示唆されている．したがって統合失調症の症状は発病初期から経過とともに変化する可能性があり，初回エピソードの症状と，薬物治療の効果も加わる慢性期は区別して検討する必要がある．

さらに，統合失調症についても，臨床病期を区分すべきであり，病期に応じた適切な治療や対処を遅滞なく施行すべきであるという有力な見解がある[14]．

c. 統合失調症症状の構造

　統合失調症の諸症状は，Kraepelin[15]（予後の不良），Bleuler[16]（連合の弛緩），Schneider[17]（能動的自我機能の障害体験，一級症状）など，それぞれが重視する鍵概念を軸に記載されてきたが，それらの諸症状がどのような症状ドメインから構成されているか，単なる経験的記述ではなく研究されるようになったのは比較的最近である．そのきっかけはCrowの統合失調症2症候群仮説の提唱[18]であった．彼は統合失調症に想定される病態生理に対応した臨床標識として，統合失調症症状が陽性症状と陰性症状の2つのドメインからなるとした．Crowが陽性症状として例示したのは幻覚，妄想，会話の滅裂・的外れであり，陰性症状として例示したのは感情の平板化，会話の貧困，意欲の欠如であった（表3）．この提起がきっかけとなって統合失調症症状の構造への関心が刺激され，多くの研究が実施された．

　ある疾患における症状の構造や意義の詳細が明らかになるには，病態生理と病因の解明を待たなければならない．それ以前に可能な方法は，なんらかの病態仮説に基づいて臨床症状を秩序づける方法，あるいは同じ診断を受けた多数の患者における症状の横断的・縦断的生起の相関に意味を見出して症状を構造化できるとする方法である．

　Kraepelin, Bleulerは経験的な臨床観察からおもに前者の方法を採用したものといえよう．Kraepelinは進行性の脳病理を仮定し，Bleulerは明示していないが連合弛緩に対応する脳機能障害を想定していたようである．Schneider[17]は経験的に後者の立場をとったといえる．彼は病態仮説を避け，経験的に抽出したいわゆる統合失調症の一級症状〔考想化声，言い合う形の幻声，自身の行動とともに発言する幻声，身体被影響体験，考想奪取およびその他の考想被影響体験，考想伝播，妄想知覚，感情・志向（意欲）・意志の領域における他者によるすべてのさせられ体験・被影響体験〕の1つ以上が存在し他の説明可能な器質性疾患が否定されるならば，「謙虚さをもちつつ統合失調症ということができる」とする鑑別類型論に徹した．今日のDSM-III[19]以後のDSMやICD-10などの認識の仕方はSchneiderのそれに近似するものである．

　後者の今日的な方法は症状の因子分析研究である．因子分析研究の結果，数個の症状ドメインからなるとする知見が有力になっている．因子分析研究には後述するように種々の限界や制約があるが，ここではまず因子分析研究の知見によって統合失調症症状の構成をみることにする．

表3 Crowの仮説と代表的因子分析研究による統合失調症症状の因子構成(I)

著者	Crow[18]	Andreasenら[20]	Liddleら[21]	Kitamuraら[27]	Lanconら[28]
発表年	1980	1982	1987	1995	2000
評価尺度	Krawiecka	TLC	SANS/SAPS	SCL改変	PANSS
対象患者		入院統合失調症52人	慢性統合失調症	入院精神病584人	慢性/再発統合失調症205人
方法	経験的総括	因子分析	因子分析	因子分析	因子分析
ドメイン1	陽性症状 ●幻覚 ●妄想 ●会話の滅裂 ●的外れ会話	陽性症状 ●幻覚 ●妄想 ●思考滅裂 ●思考脱線 ●奇異な行動	現実歪曲 ●被害関係妄想 ●話しかけ幻声	陽性症状 ●被影響体験 ●作為体験 ●対話性幻声 ●注釈幻声 ●思考化声 ●話しかけ幻声 ●関係妄想 ●幻触 ●被害妄想	陽性症状 ●妄想 ●幻覚行動 ●誇大的 ●思考内容異常 ●判断力欠如 ●常同思考
ドメイン2	陰性症状 ●平板な感情 ●会話の貧困 ●意欲欠如	陰性症状 ●鈍麻した感情 ●思考貧困 ●意欲欠如 ●失快感症 ●注意障害	精神運動貧困 ●表情の乏しさ ●身振り欠如 ●感情反応欠如 ●抑揚ない声 ●会話量減少 ●自発的動き減少	陰性症状 ●平板な感情 ●意欲欠如 ●親しめない ●思考内容貧困 ●非言語的コミュニケーション不能 ●身体的無力 ●持続力欠如 ●場にそぐわない感情	陰性症状 ●平板な感情 ●情動引きこもり ●ラポール不良 ●受動的社交 ●自発性欠如 ●動きの悪さ ●積極社交回避
ドメイン3			不統合症状 ●迂遠な話 ●話の脱線 ●会話の促迫 ●転導性亢進 ●会話内容貧困 ●場にそぐわない感情	緊張病症状 ●昏迷・無言 ●奇異な姿勢 ●カタレプシー ●拒絶症 ●蝋屈症 ●緊張病性興奮	認知関連症状 ●概念形成障害 ●抽象思考障害 ●失見当

(次頁へつづく)

III. 臨床症状

表3 Crowの仮説と代表的因子分析研究による統合失調症症状の因子構成(II)

著者	Crow[18]	Andreasenら[20]	Liddleら[21]	Kitamuraら[27]	Lanconら[28]
発表年	1980	1982	1987	1995	2000
評価尺度	Krawiecka	TLC	SANS/SAPS	SCL改変	PANSS
対象患者		入院統合失調症52人	慢性統合失調症	入院精神病584人	慢性/再発統合失調症205人
方法	経験的総括	因子分析	因子分析	因子分析	因子分析
ドメイン4				躁症状 ●多弁 ●抑制欠如 ●昂揚気分 ●多動 ●誇大的 ●睡眠欲求減少 ●転導性亢進 ●思考奔逸 ●過度社交性 ●疑惑機敏 ●性欲亢進 ●誇大妄想	興奮症状 ●興奮 ●敵意 ●緊張 ●非協力的 ●衝動抑制不良
ドメイン5				抑うつ症状 ●活動性減退 ●易疲労性 ●抑うつ気分 ●集中力欠如 ●自尊心欠如 ●不眠・過眠 ●罪責感 ●希死念慮・企図 ●食欲減退・亢進 ●精神運動遅滞 ●焦燥感 ●体重減少・増加 ●貧困妄想 ●罪責妄想	抑うつ症状 ●抑うつ気分 ●罪責感 ●不安 ●身体の心配

1) 因子分析研究による慢性統合失調症症状の構成(表3参照)

Crowの提唱以後しばらくは陽性症状と陰性症状の2症候群モデルを支持する知見が続いたが，Liddleら[21]は慢性統合失調症患者を対象としSAPS(陽性症状評価尺度；Scale for the Assessment of Positive Symptoms)[22]とSANS

(陰性症状評価尺度；Scale for the Assessment of Negative Symptoms)[23] を用いた因子分析研究の結果，3因子からなるとする知見を報告した．それは現実歪曲症候群(被害・関係妄想，話しかけ幻声)，不統合症候群(まわりくどい話，話の脱線，会話の促迫，転導性の亢進，会話内容の貧困，場にそぐわない感情)および精神運動貧困症候群(表情変化の乏しさ，身振り表現の欠如，感情反応欠如，声の抑揚欠如，会話量の乏しさ，自発的動きの減少)の3因子である．最初の2つは陽性症状に分類されてきたものが多く，準陽性症状群という解釈も可能である．3番目は陰性症状である．この報告以来3因子説を支持する知見が相次いだ．この3因子説には2つのメタアナリシスによる支持的結果がある[24,25]．Smithら[24]はおもにSANS/SAPSを評価尺度として実施された28個，1,988人(3標本は非服薬，慢性例のみ10標本，急性例のみは9標本)からなる独立標本のメタアナリシスの結果，統合失調症の潜在因子構造は3因子説に最もよく適合することを認めた．しかし3因子には包摂しきれない他の因子の存在も考慮すべきことを示唆した．Grubら[25]はSANS/SAPSで評価された10標本，896人(ほとんど入院患者，外来患者混在は3研究，1標本を除いて大部分の患者が抗精神病薬服薬中)の因子分析結果のメタアナリシスを行った．3因子，つまり陰性症状(平板な感情，思考の貧困，意欲欠如，快感消失，注意の障害)，陽性症状(幻覚，妄想)，概念構成障害(明らかな思考形式の障害，奇異な行動)が抽出された．彼らは慢性統合失調症症状の潜在構造はほぼ3因子からなると結論づけている．ただ，思考の貧困と注意の障害に属する症状は陰性症状とともに概念構成障害にもある程度の因子負荷が認められ，もともとの評価尺度の構成が均質でないことが示唆された．

　この2つのメタアナリシス結果に対してはStuartら[26]から鋭い批判がなされた．因子分析研究の評価は，入力される情報に依存しており，使用される評価尺度の内容妥当性，つまり目的とする統合失調症症状を包括的に代表しているか否かに左右される，という批判である．彼らはSAPS/SANSが包括的ではなくLiddleらの結果やメタアナリシスの結果はその限界によるアーチファクトであると批判した．そしてより多くの症状を含む評価尺度を用いた因子分析研究の結果を包摂するには感情障害症状を除いても少なくとも11の症状ドメイン(思考障害，場にそぐわない感情，奇異な行動，幻聴，その他の幻聴，境界喪失，パラノイア，気分と一致する妄想，誇大妄想，陰性症状，失見当)が必要と主張した．この症状ドメインは他の症状との相関が不十分の

ため，特定の因子におもに負荷しなかった症状を網羅することと症状ドメインを数えることを混同した論文であるが，因子分析研究による症状ドメイン数の推定の困難さを指摘したものである．

Kitamuraら[27]はなんらかの精神病症状を呈して入院した患者584人（429人が統合失調症）をICD-10の精神病と気分障害をカバーする症状チェックリストによって評価し，その因子分析から5因子を抽出した．感情障害症状（躁症状，抑うつ症状）を含んで5因子が得られ，陽性症状，陰性症状の他に緊張病症状が抽出された．これはLiddleらやLancon ら[28]，あるいは2つのメタアナリシスの第3因子である思考・概念形成および感情・認知のまとまり不良症候群とは異なるが，思考や行動の解体という意味では共通した症状次元を推測させる．また，気分と関連した二次妄想（誇大妄想，貧困・罪責妄想）は陽性症状ではなくそれぞれ躁症状，抑うつ症状に近接するものであることも明らかにした．

その後陽性症状，陰性症状のみでなく総合病理尺度を含むPANSS（Positive and Negative Syndrome Scale）[29]を用いた因子分析でも5因子（陽性症状，陰性症状，躁または興奮症状，抑うつ症状，認知関連あるいは不統合症状）が比較的安定して抽出されている[30,31]．したがって，おもに慢性統合失調症を対象とした因子分析研究からは，感情障害症状（躁症状，抑うつ症状）を除くと陽性症状，陰性症状，および思考や行動のまとまりの不良（不統合や重症度の高い形としての緊張病症状）という3因子が抽出されると考えてよいようである．

2）因子分析研究による初回エピソード精神病の症状構成

慢性統合失調症患者の症状評価は抗精神病薬（神経遮断薬）による影響を除外できない．また未服薬であっても発症後の経過が長いと症状が変化する．この2つの影響を被らない初回エピソード精神病患者の症状ドメインを検討する必要がある．McGorryら[32]はRoyal Park精神病多面診断表で評価された509人の非器質性精神病初回エピソード入院患者を対象に因子分析し，4因子（抑うつ症状，躁症状，Bleulerの基礎症状＋陰性症状＋緊張病症状＋不統合症状，Schneiderの一級症状＋その他の幻覚・妄想）が得られた．つまり慢性統合失調症における所見と異なり，思考や行動のまとまりの不良（場にそぐわない感情や概念構成・思考形式障害などの不統合症状や緊張病症状）という第3因子が陰性症状と同じ因子に負荷され，独立した因子を構成していな

表 4　初回エピソード精神病の感情障害症状(躁症状,抑うつ症状)を除く 2 因子の構成症状

第 3 因子:Bleuler の基礎症状＋陰性症状＋緊張病症状＋不統合症状	第 4 因子:Schneider の一級症状＋その他の幻覚・妄想
統合失調症くささ	非感情性の話しかけ幻声
生き生きした疎通性欠如	させられる思考や感情
コミュニケーションの意志のない会話	注釈幻声
常同性	話し合うあるいは議論し合う幻声
緊張病的行動	思考吹入
注意障害	幻覚の妄想的加工
意識の曇り	作為衝動体験
思考の貧困	身体幻覚
錯乱または当惑	幻視
緊張病性昏迷	身体被影響体験
自閉	作為意志体験
顕著な連合障害	思考伝播
緊張病性姿勢	妊娠妄想
平板な感情	思考奪取
奇妙な行動	宗教妄想
支離滅裂な会話	妄想的励まし
自己無視	
粗大なまとまりのない行動	
両価性	
寡黙	
幻覚に影響された行動	
場にそぐわない感情	
気分の変動	
検査へのいらだち	
言語新作	

かった.したがってこの因子は慢性化に伴って独立因子を構成するに至る,つまり他の症状との相関が小さくなる可能性が考えられるのである[33].**表 4**に McGorry らが得た 4 因子を構成する症状を列挙した.

統合失調症の初期症状については経験的所説として Conrad[34]の「トレーマ」や中安[35]の「初期分裂病の 4 徴候」が提案されているが,その後の統合失調症に特異的な所見か否かには疑問がある.これらの特徴を有する精神病患者の,一般的な統合失調症予測性の疫学的検討をするか,McGorry らのようにそれを初回エピソード精神病と位置づけて,統合失調症に限定せずにさまざまな精神疾患や精神保健状態の予測性を検討したり,その非特異的精神病エピ

ソードを働きかけの対象とすることによって，将来のさまざまな精神疾患あるいは精神保健状態の改善をはかることに有用な所説か否かを検討することができよう．

3) 因子分析研究からみた統合失調症症状の構造

以上のように統合失調症の非感情障害症状は，2ないし3因子から構成されていると推定される．慢性統合失調症（抗精神病薬の影響を除去できない）標本では，陽性症状，陰性症状，および思考・概念形成あるいは置かれた状況との感情的・行動的かかわりのまとまりのなさと統括される不統合症状の3ドメインからなるようである．初回エピソード精神病患者では，上記のようにこの第3因子が陰性症状と相関して同じ因子に負荷するとの報告が1つある．これは今後の検討を要する所見であるが，この所見を前提に考えると，発病後の経過とともに因子構成が変化し，不統合症状と陰性症状との相関が低下する（相対的に独立する）という変化を遂げる可能性が浮かび上がる．

因子分析研究は個人的・経験的な症候学よりも症状の潜在構造を理論的に探る有力な方法であるが，入力された症状に応じた因子を，評価時点における症状生起の相関に依存して抽出するのみである．しかもまれな症状は小さな標本では因子を構成しない．したがって大きな標本，包括的症状評価手段による多点評価資料による研究が今後の課題である．

4) ICD-10とDSM-IV-TRの統合失調症診断基準について

ICD-10とDSM-IV-TRの統合失調症の診断基準を比較して示した（表5）．どちらもSchneiderの一級症状を重視している．すなわち，少なくとも1つが1か月以上持続すれば症状基準を満たすとするICD-10の項目(1)に列挙されている症状は「(d)文化的にまったくありえない妄想」を除いてはすべてSchneiderの一級症状である．DSM-IV-TRでも「奇異な妄想，注釈幻声・対話性幻声」が1か月間持続する場合，症状基準を充足することになっている（奇異な妄想は，米国精神病理学の造作の1つで，妥当性の検討が必要．Schneiderの一級症状からこの2症状が選択された理由は統合失調症における出現頻度であろうか）．その他の幻覚・妄想や陰性症状は1つのみでは統合失調症の症状を代表するものとはみなさない点でも同じである．しかし，DSM-IV-TRでは，その他に前駆期や残遺期（陰性症状のみからなるか，弱められた形の陽性症状が2つ以上存在するものと定義される）を含む6か月以上臨床症状が持

表5 ICD-10 と DSM-IV-TR の統合失調症の診断基準(I)

	ICD-10	DSM-IV-TR
症状基準	項目(1)の症候群・症状・徴候のうち1つ以上，項目(2)の2つ以上が1か月以上続く精神病エピソード期間ほとんどいつも存在 (1) 　(a)考想反響，考想吹入/奪取，考想伝播 　(b)他者から支配され，影響され，服従させられているという妄想で，それは身体，手足の動き，思考，行為，感覚に明らかに関連していること，および妄想知覚 　(c)患者の行動を注釈し続ける幻声，または患者のことを相互に噂し合う複数の幻声，あるいは身体の一部から派生する幻声 　(d)文化的要因を考慮しても，不適切でまったくありえないような持続的妄想(例えば天体をコントロールできるとか，別世界のエイリアンと交信できるなど) (2) 　(a)毎日1か月以上の持続的幻覚で情動的要素がない妄想や優格観念に随伴して認められる 　(b)言語新作や思路に途絶または挿入による結果としての支離滅裂，的外れ会話 　(c)緊張病性の行動，つまり興奮・姿勢保持・蝋屈症・拒絶症・緘黙症および昏迷など 　(d)「陰性」症状，すなわち著明意欲低下，会話の貧困，平板な感情や場にそぐわない感情(抑うつや神経遮断薬によるものではない)	以下の2つ以上*が各1か月以上(治療成功すると短い)いつも存在する (1) 妄想 (2) 幻覚 (3) 解体した会話(頻繁な脱線または滅裂) (4) ひどく解体したまたは緊張病性の行動 (5) 陰性症状，すなわち平板な感情，思考貧困，意欲欠如 *奇異な妄想，注釈幻声，対話性幻声なら1つでよい
持続期間の基準	症状が1か月以上	障害の持続的特徴が6か月間持続(特徴的な症状1か月以上，前駆期・残遺期＝陰性症状のみか他の2つ以上の症状の弱められたものを含んでもよい)

(次頁へつづく)

表5 ICD-10とDSM-IV-TRの統合失調症の診断基準(II)

	ICD-10	DSM-IV-TR
その他の基準		社会的または職業的機能の低下 発病後大部分の期間，仕事，対人関係，自己管理などの1つ以上の機能が病前水準または期待される水準より著しく低下
	除外基準 躁病・うつ病エピソードの基準も満たす場合，その発症前に症状基準を充足していること 器質性脳疾患，アルコールまたは薬物関連の中毒や依存あるいは離脱によるものではないこと	除外基準 統合失調感情障害(特徴的症状とうつ，躁，混合性エピソードの発症)，気分障害(活動期症状中に気分障害エピソードが発症した場合)，合計持続期間は精神病持続期間より短い **物質や一般身体疾患除外** 物質や一般身体疾患の直接的生理学的作用によるものではない **広汎性発達障害** 既往がある場合の統合失調症追加診断は，顕著な幻覚や妄想が1か月以上(治療で短くなる)持続存在する場合のみ

続するという条件をも充足しないと統合失調症の診断条件を満たさない．また，DSM-IV-TRは発症後のエピソード期間の大部分は仕事・学業・対人関係・自己管理などのうち1つ以上の領域の機能が，発病前(発達期にある若年者では発達経過から期待される水準)よりも著しく低いことを要件としている．このDSM-IV-TRの6か月基準と機能低下基準によって，DSM-IV-TRがICD-10よりも狭い範囲の統合失調症を選択していることは間違いない．DSM-IV-TRは何％くらいのICD-10統合失調症を除いているか，両者の転帰の違いはどうかなどが検討されている．国際的に使用される診断基準に差異が存在することは好ましくないので，次回の改訂において検討と改定の必要がある事柄である．

　統合失調症エピソードの期間に感情障害エピソード基準をも満たす状態が併存する場合，ICD-10では統合失調症エピソードの開始が早いことが，DSM-IV-TRでは評価期間における統合失調症症状の合計持続期間が感情障害症状持続期間よりも長いことを要件としている．この感情障害または統合失調感情障害の除外基準にも違いがある．広汎性発達障害(自閉症など)患者におけ

る統合失調症の併存については DSM-IV-TR は具体的に触れているが，なぜ顕著な幻覚・妄想を要求するのかの根拠は明確でない．

慣用的に用いられてきた従来診断は，現在国際的に通用している ICD-10 や DSM-IV-TR よりもさらに診断基準があいまいであり，診断の信頼性(異なる診断者間の一致度)が低く医師間のコミュニケーション，医療やサービス提供の違いをもたらす．慣用診断は医師1人ひとりで異なることすらあり，改良していく手がかりもない．したがって少なくとも明示した基準を使用し，集団的検討に耐え，不十分な点は病態や原因の解明を参考にしつつ改定していく条件をもつものにしなければならない．精神医学は医学の一分科として臨床症状評価や診断において共通の言葉を用いる必要がある．

5) 臨床病期

McGorry ら[14]は，統合失調症の臨床病期区分を提唱している(p.18 参照)．癌などではよく知られているように，その重症度が病理所見とも対応させた病期区分が使用されている．症状の評価も疾患診断も，治療のためにするものである．したがって，本来，事後概念ではなく事前概念でなければならない．その概念の予測率を磨いていくのが医学の目的にかなった営みである．再発を防ぐために，増悪を防止するために，軽減するために，あるいは発症を頓挫させるために，なるべく早く診断して，適切な時期に適切な治療を選択するのである．精神疾患も例外ではない．McGorry らは，統合失調症を 0～4 期に分類し，2 期を a，b，3 期を a，b，c に細分した．そしてそれぞれのステージに応じた治療と予防の課題を明らかにした提案をしている(表6)．今後，統合失調症の臨床病期について検討が進むと思われる．ICD-10 の改定としての ICD-11 に向けた検討の中で，臨床病期の診断が採用される可能性もある．

1 病期は，統合失調症を発症した人について，後ろ向きに，発症に先行する非特異的ながら軽度の精神病症状(弱い精神病症状，精神病症状短期出没)を含む症状が始まっており，前駆期と呼ばれてきた．しかし，治療するためには，前向き概念が必要であり，at risk mental state 発症リスクの高い精神状態(上記 2 つに，強い家族負因を加えて 3 項目)などが提唱された．当初 40％前後の発症リスクと報告されたが，現在は 10 数％の報告が多い．

表 6　統合失調症の臨床病期案

病期		定義	治療と予防
0		精神病のリスクがある	教育(精神保健・家族・薬物) 短期の認知技能訓練
1	1a	軽度・非特異的な症状・機能変化	系統的教育 認知行動療法 薬物乱用減少
	1b	診断閾値以下の臨床症状	家族心理教育 認知行動療法 薬物乱用減少
2		精神病性障害の初回エピソード	上記に加えて新規抗精神病薬
3	3a	初回エピソードからの不完全寛解	完全寛解をめざす
	3b	精神病性障害の再燃・再発	再発予防・早期警告徴候対策
	3c	複数回の再発	長期的安定の重視
4		慢性持続性の精神病症状	clozapine の使用 障害をもちつつの社会参加

〔McGorry P, Purcell R, Hickle IB, et al: Clinical staging: a heulistic model for psychiatry and youth mental health. Med J Aust 187:S40–S42, 2007 (福田正人による抄訳, 私信, 2008)〕

6) 寛解と回復期[36]

　長期転帰研究から, 統合失調症の長期予後は Kraepelin の想定よりもはるかに良好であり, 必ずしも欠陥に進行するわけではない. 現在では通常, 「治癒(cure)」とは「疾患が消失した状態」を意味し, 骨折, 感冒などの急性疾患に用いられる. 「寛解(remission)」は「症状は消失しているが, 疾患が存在している状態」を意味し, 糖尿病, 喘息などの慢性疾患に用いられる.
　統合失調症では通常, 「治癒」ではなく「寛解」が用いられる. 「疾患過程」が存在し, 再発しやすいと考えられているからである.
　すなわち「寛解」は症状の消失すなわち症候学的軽快であるが, それに心理社会機能の改善を加えた転帰が「回復(recovery)」である. 寛解は回復のための必要条件であるが, 十分条件ではない. こうした社会機能を重視した回復概念は, 上述した Bleuler の「実際的治癒(社会的治癒)」, つまり通常「社会的寛解」(社会生活への適応に重大な支障をきたさない)と呼ばれている転帰に共通するものである.
　1990 年代より, 米国では回復の前提である症状上の寛解の操作的基準を作成

する試みが行われ, 2005年に「統合失調症の寛解に関する作業部会(Remission in Schizophrenia Working Group)」は, 統合失調症における寛解の操作的基準[37]を提案した.

作業部会案では, 寛解を,「中核となる徴候と症状が改善し, 残遺症状は行動に重大な支障を来さないほど強度が弱く, また統合失調症の初回診断に用いられる閾値を下回る程度である状態」と定義された.

ICD-10では, 統合失調症の経過型の記述の中で, 寛解とは精神病症状の軽快(「不完全寛解」)あるいは消失(「完全寛解」)であり, かつ「陰性」症状がないこととされている. DSM-IV-TRでは, 統合失調症の症候学的基準(基準A)として特徴的症状が挙げられており, それらは精神病症状(妄想, 幻覚), 解体(解体した会話, ひどく解体した, または緊張病性の行動), 陰性症状(感情の平板化, 思考の貧困, 意欲の欠如)という3つの次元に分けられるものである(表5参照). 寛解とはこの基準Aの症状の消失ないし軽快と定義されている.

そして消失の操作的定義を設け, 3つの次元すべてにおいて, 評価尺度の評価が同時に軽度以下の点数(陽性症状評価尺度SAPSと陰性症状評価尺度SANSの項目点数≦2, 統合失調症陽性・陰性症候評価尺度PANSSの項目点数≦3, 簡易精神症状評価尺度BPRSの項目点数≦3)が6か月を超えて持続するものを, 症状の寛解と定義される. なお, 実際的に, 症状のわずかな変化があっても, 日常の機能や主観的健康に影響しなければ, 寛解の範囲とみなされることになっている.

この臨床病期と寛解, 回復の定義の導入は, 症候学や診断を治療する視点から位置づけるうえで, 有用な概念である.

● 文献

1) World Health Organization: The ICD-10 Classification of Mental and Behavioural Disorders; Clinical Descriptions and Diagnostic Guidelines. WHO, Geneva, 1992 (融 道男, 中根允文, 小宮山実 監訳: ICD-10精神および行動の障害—臨床記述と診断ガイドライン. 医学書院, 1994) [E]
2) American Psychiatric Association: Diagnostic and Statistical Manual of Mental Disorders, 4th ed (DSM-IV). APA, Washington DC, 1994 [E]
3) Zubin J, Spring B: Vulnerability; a new view of schizophrenia. J Abnorm Psychol 86:103–126, 1977 [E]
4) 臺 弘, 町山幸輝: 精神分裂病のモデル. 臺 弘, 井上英二(編): 分裂病の生物学的研究.

pp57-70, 東京大学出版会, 1973 [E]
5) 佐藤光源：慢性覚醒剤中毒にみられる分裂病様状態の発現と再燃に関する実験的研究. 精神誌 81:21-32, 1979 [C]
6) 岡崎祐士, 佐々木司, 原田誠一：精神分裂病の病前機能研究—学童期の成績と行動の評価. 脳と精の医学 11:191-198, 2000 [C]
7) 岡崎祐士：精神分裂病ハイリスク児. 精神医学 39:346-362, 1997 [E]
8) 岡崎祐士：精神分裂病の神経発達論的成因仮説. 臨床精神医学 21:206-218, 1992 [E]
9) Kasai K, Shenton ME, Salisbury DF, et al: Differences and similarities in insular and temporal pole MRI gray matter volume abnormalities in first-episode schizophrenia and affective psychosis. Arch Gen Psychiatry 60:1069-1077, 2003 [C]
10) Woods BT: Is schizophrenia a progressive neurodevelopmental disorder?; towards a unitary pathogenic mechanism. Am J Psychiatry 22:353-370, 1998 [E]
11) Crow TJ, MacMillan JF, Johnson AL, et al: A randomised controlled trial of prophylactic neuroleptic treatment. Br J Psychiatry 148:120-127, 1986 [B]
12) Anzai N, Okazaki Y, Miyauchi M, et al: Early neuroleptic medication within one year after onset can reduce risk of later relapses in schizophrenic patients. Ann Rep Pharmachopsychiatr Res Found 25:269-286, 1988 [C]
13) Lieberman JA, Tollefson GD, Zipursky R, et al: Antipsychotic drug effects on brain morphology in first episode psychosis. Arch Gen Psychiatry 62:361-374, 2005 [C]
14) McGorry P, Purcell R, Hickle IB, et al: Clinical staging: a heulistic model for psychiatry and youth mental health. Med J Aust 187:S40-S42, 2007 [E]
15) Kraepelin E: Einführung in die Psychiatrische Klinik, Dritte Auflage. Johann Ambrosius Barth, Leipzig, 1916 (西丸四方, 大原 貢, 遠藤みどり, 他訳：クレペリン精神医学臨床講義. 医学書院, 1979) [E]
16) Bleuler E: Dementia Praecox oder Gruppe der Schizophrenien. Franz Deuticke, Leipzig, 1911 (飯田 真, 下坂幸三, 保崎秀夫, 他訳：E. ブロイラー早発性痴呆または精神分裂病群. 医学書院, 1974) [E]
17) Schneider K: Klinische Psychopathologie, mit einem aktualisierten und erweiterten Kommentar von Gerd Huber und Gisela Gross. 15 Auflage. Georg Thieme Verlag, Stuttgart, 2007 (針間博彦訳：新版 臨床精神病理学 原著15版. 文光堂, 2007) [E]
18) Crow TJ: Molecular pathology of schizophrenia; more than one disease process? Br Med J 280:66-68, 1980 [E]
19) American Psychiatric Association: Diagnostic and Statistical Manual of Mental Disorders, 3rd ed(DSM-III). APA, Washington DC, 1980 [E]
20) Andreasen NC, Olsen SA, Bennert JW, et al: Venticular enlargement in schizophrenia: relationship to positive and negative symptoms. Am J Psychiatry 139:297-302, 1982 [C]
21) Liddle PF, Barnes TRE, Morris D, et al:Three symptoms in chronic schizophrenia. Br J Psychiatry (Suppl 7):119-122, 1989 [C]
22) Andreasen NC: The Scale for the Assessment of Positive Symptoms(SAPS). The University of Iowa, Iowa City, 1984 [E]
23) Andreasen NC: The Scale for the Assessment of Negative Symptoms(SANS). The

University of Iowa, Iowa City, 1983 [E]
24) Smith DA, Mar CM, Turoff BK: The structure of schizophrenic symptoms: a meta-analytic confirmatory factor analysis. Schizophr Res 31:57-70, 1998 [A]
25) Grub BS, Bilder RM, Goldman RS: Meta-analysis of symptom factors in schizophrenia. Schizophr Res 31:113-120, 1998 [A]
26) Stuart GW, Pantelis C, Klimidis S, et al: The three-syndrome model of schizophrenia: meta-analysis of artifact. Schizophr Res 39:233-242, 1999 [A]
27) Kitamura T, Okazaki Y, Fujinawa A, et al: Symptoms of psychoses, a factor-analytic study. Br J Psychiatry 166:236-240, 1995 [C]
28) Lancon C, Auguier P, Nayt G, et al: Stability of the five-factor structure of the Positive and Negative Syndrome Scale CPANSS. Schizophr Res 42:231-239, 2000 [C]
29) Kay SR, Fitzbein A, Opler LA: The Positive and Negative Syndrome Scale(PANSS) for schizophrenia. Schizophr Bull 13:261-276, 1987 [E]
30) Lancon C, Aghalbabian V, Llorca PM, et al: Factorial structure of the Positive and Negative Syndrome Scale(PANSS); a forced five-dimensional factor analysis. Acta Psychiatr Scand 97:369-376, 1998 [C]
31) Walthaus JED, Dingemans PMAJ, Schene AH, et al: Component structure of the Positive And Negative Syndrome Scale(PANSS) in patients with recent-onset schizophrenia and spectrum disorders. Psychopharmacology 150:399-403, 2000 [C]
32) McGorry PD, Bell RC, Dudgeon PL, et al: The dimensional structure of first episode psychosis; an exploratory factor analysis. Psychol Med 28:935-947, 1998 [C]
33) McGlashan TH, Fenton WS: Subtype progression and psychophysiologic deterioration in early schizophrenia. Schizophr Bull 19:71-84, 1983 [C]
34) Conrad K: Die beginnende Schizophrenie: Versuch einer Gestaltsanalyse des Wahns. Georg Thieme Verlag, Stuttgart, 1971（吉永五郎, 西園昌久 訳：精神分裂病―その発動過程. 医学書院, 1973) [E]
35) 中安信夫：初期分裂病/補講. 星和書店, 1996 [E]
36) 針間博彦, 五十嵐雅, 岡崎祐士：統合失調症におけるレミッション（寛解）の定義とその歴史的意義. Schizophrenia Frontier 8:34-39, 2008 [E]
37) Andreasen NC, Carpenter WT, Jr, et al: Remission in schizophrenia: proposed criteria and rationale for consensus. Am J Psychiatry 162:441-449, 2005 [D]

〔岡崎祐士〕

Ⅳ. 経過と転帰

　統合失調症は，再燃と寛解を繰り返す慢性的経過をとる疾患である．わが国のこれまでの経過と転帰に関する研究からは，発症後1～2年で6～7割が再発を経験し，3～5割の者では5～10年後に不完全寛解または精神病症状が持続している状態にある．転帰（予後）は多様であり，4割は社会的・職業的にごくわずかな障害がある程度で自立した生活を営んでおり，1割が中等度の障害をもち，5割は家庭内での適応，社会的に重度の障害を有するか，あるいは入院中であると考えられる．

a. 統合失調症の経過
1）臨床的経過の分類
　統合失調症は段階的に進行する疾患と考えられ，一般にその経過は次のように分類されている（図1）．

a）発病前期
　正常機能の時期をいう．この時期に体験した出来事（妊娠・分娩の際の合併症，小児期・思春期のトラウマ，家族ストレスなど）が，のちの発病に影響を及ぼしている可能性が示されている．また，この時期のハイリスク児に，運動機能，社会機能，認知機能の軽度障害，微小な身体形成異常などが観察されたという報告もある[1]．

b）前駆期
　明らかな精神病症状発現前の，不眠，不安，気分症状，引きこもりなどの非特異的症状，または減衰した陽性症状を示す時期である．最初の前駆期症状が出現してから，診断・治療に至るまでの期間は，平均3年と考えられている[2]．

c）進行期
　明らかな精神病症状を発現し，機能低下を示す時期である．最初の精神病症状発現から診断・治療に至るまでの期間は精神病未治療期間（duration of untreated psychosis; DUP）と呼ばれる．これまでの研究で明らかにされたDUP期間は，1週間から2年以上までと，極めて広範囲にわたっている[3]．

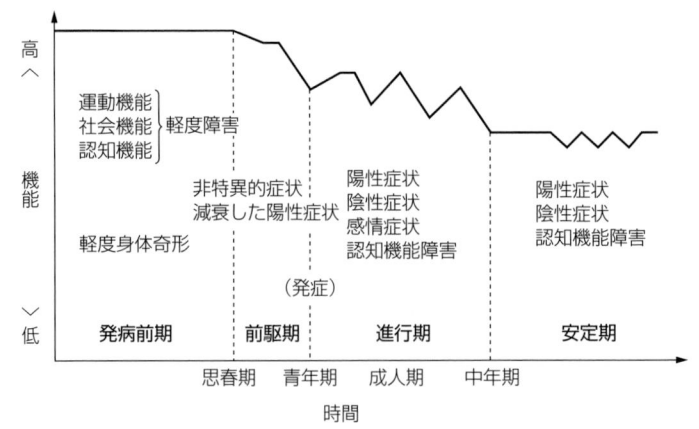

図1 統合失調症の経過に関する模式図
〔Lieberman JA, et al: The early stages of schizophrenia: Speculations on pathogenesis, pathopysiology, and therapeutic approaches. Soc Biol Psychiatry 50:885, 2001 より掲載図を改変〕

McGlashan[4]は，これまでの報告をもとに，3か月と2年という二峰性の分布を想定し，DUP 短期群と長期群の存在を指摘している．このような研究を通して，男性のほうが女性よりも DUP が長い，DUP が長いと予後が悪いなど，さまざまな要因との関与が明らかになってきている[5]．

統合失調症においては再燃と寛解を繰り返し，機能低下に至るプロセスが知られているが，この機能低下に至るまでの時間や程度は個人によってさまざまである．しかしほとんどの患者において，このプロセスは発症後 5〜10 年の間に生じる．これは発症から 5〜10 年間に，疾病水準および機能水準が安定状態に達するからである[1]．この期間は臨界期(critical period)とも呼ばれ，80％以上がこの 5 年間に再発するといわれている[6]．

d）安定期(残遺期)

疾病水準が安定し，疾病によるさらなる機能低下がみられなくなる時期である．しかし最も重症度の高い一群においては，老年期を通して機能低下を示す場合もある[7]．

2）経過に関する研究成果

経過に関する研究は追跡期間により，いくつかに分類される．McGlashan[8]は，2 年，5 年，10〜20 年を短期，中期，長期と分類した．また小川ら[16]は，

表7 海外の主要な統合失調症の再発に関する経過研究の結果

著者〔年〕	Johnstone, et al〔1986〕[9]	Rabiner, et al〔1986〕[10]	Eaton, et al〔1998〕[11]	Robinson, et al〔1999〕[6]	Haro, et al〔2006〕[12]
対象者数	236	64	90	104	6,516
追跡期間	2年	1年	10年	5年	3年
診断基準	PSE	RDC	DSM-III	RDC	ICD-10
再発・寛解の定義	【再発】治療者が判断または入院	【寛解】最低3か月間精神症状なし【再発】寛解後精神症状出現または精神病症状持続	【寛解】最低3か月間精神病症状なし【再発】寛解中に再び精神病症状出現	【寛解】8週間以上CGI回復尺度「かなり回復」以上,精神病症状「軽度」以下【再発】寛解後1週間以上CGI重症度尺度「中等度」以上,CGI回復尺度「かなり悪化」以下,精神病症状「中等度」以上	【寛解】CGI 42項目すべて3点以下の状態が6か月以上持続【再発】寛解後CGI全体得点が2ポイント以上悪化し4点以上または入院
再発あり	60%	22.2%	66%	81.9%	25%
1年目再発	−	−	−	16.2%	10%
2年目再発	−	−	−	53.7%	20%
3年目再発	−	−	−	63.1%	25%
4年目再発	−	−	−	74.7%	−
5年目再発	−	−	−	81.9%	−

注:PSE; Present State Examination
　　RDC; Research Diagnostic Criteria
　　CGI; Clinical Global Impression Scale

数十年にわたる超長期経過,10年以上の長期経過,数年オーダーの中期経過,2年前後以下の短期経過と,慣習的に四分している.近年では,10年未満を短期経過,10年以上を長期経過としているものが多い.

再発率に関しては,海外ではJohnstoneら[9],Rabinerら[10],Eatonら[11],Robinsonら[6],Haroら[12]の報告がある.これらの結果(**表7**)では,1年目の

再発は1～2割と比較的低いが,2年目には5～6割と高くなる.5年目までに8割以上が再発するという報告もある.軽症の外来患者を対象にしたHaroら[12]の報告では,全調査期間を通して再発率は一定であり,3年目までの再発率は25%と比較的低かった.Eatonら[11]の報告によれば,初回エピソード（精神病症状）の持続期間は中央値で6か月,対象者の3/4の者で4～10か月間であった.しかし,2回目以降のエピソード持続期間の中央値は2～3か月とこれより短くなっていた.

わが国における代表的な前向き経過研究には,年代順に,群馬大学[13],長崎大学[14,15],多施設共同研究[16]によるものがある.

江熊の経過分類[17]を使用した臺[13]と小川ら[16]の報告では,経過型の分類から判断すると再発率は81～85%と推定される（「持続的に不良」も再発に含めた場合）(表8).しかし51～55%は良好な経過を示しており,13～22%は最後の2年間再発していない.中根ら[14]の調査はWHO国際共同研究（Determinants of Outcome of Severe Mental Disorder; DOSMeD）の一環であり,1～15年の転帰調査を行っている(表9).この調査[14,15]では,累積再発率は,1年目が55%(「精神病性症状持続型」含む),2年目が70%,5年目が70%,10年目が90%,15年目が93%であった.1～2年で55～70%が再発している点は,海外の研究と一致している.なお,この調査では2年目と5年目では再発率が同じであったが,2年目では精神病症状持続型が,5年目では不完全寛解型が多く,慢性化の進行がうかがわれる.

統合失調症の経過は,DSM-IIIではその診断基準の一部にも定義されていたように,持続的な機能低下がその特徴と考えられていた.しかし,長期経過研究の積み重ねによって,統合失調症が必ずしも長期にわたって悪化し続ける疾患ではないことが示されている[18].チェストナット・ロッジの研究[19]では退院時と30年転帰に,1966年に開始されたWHO国際共同研究第一弾"International Pilot Study of Schizophrenia（IPSS）"〔1991〕[19]においても5年と11年転帰に有意な差はみられなかった.またバーモント州立病院の調査[21,22]では,リハビリテーションによって統合失調症者の社会機能が向上した.特にバーモント州立病院を退院しリハビリテーションプログラムに参加した者の5年転帰では,約7割が再入院を経験し,地域生活者も社会的活動や仕事は施設内に限られていた.しかしこの対象者の20年転帰の調査では,6割が1～2週間に1回は外出して友人と会い,4割が過去1年間一般就労するという改善をみせていた.

表 8 江熊の経過型分類による群馬大学および多施設共同研究の経過研究の結果

著者〔年〕			臺〔1965〕[13]	小川ら〔2003〕[16]
対象(例数)			新鮮退院例 (140)	発症3年以内の受診例(413)
追跡期間			2〜7年	5年
診断基準			非操作的	ICD-9
経過型(江熊)	持続的に良好	1年超後の再発なく, 2年目以降「回復」持続	19%	15%
	しだいに良好	しだいに良好化の傾向, 最終2年間再発なく, 5年時点で「回復」至る(ただし「軽快」でもかなり良好で社会適応「自立」の者含む)	13%	22%
	概して良好	変動性経過をとるが概して良好な時期多い. 半年ごとの精神症状転帰を数量化し, 5年間の総和がプラスの者	38%	33%
	概して不良	変動性経過をとるが概して不良な時期多い. 5年間の精神症状判定総和がマイナスの者	18%	18%
	しだいに不良	しだいに不良化の傾向を示し, 5年時点で「未治」至る(ただし「軽快」でもかなり不良で社会適応「不適応」の者含む)	6%	9%
	持続的に不良	2年目以降「未治」持続	6%	3%

b. 統合失調症の転帰

1）精神症状

　精神症状面での転帰としての「回復」または「寛解」の定義は，研究ごとに異なり，研究を統合する際の障害となってきた[23]．最近の研究では，例えば「寛解」を「精神症状をPANSSやBPRSなどで評価したとき，各主症状(陽性症状，陰性症状，解体症状など)が最も軽度な状態が最低6か月継続している状態」とするなど[24]，明確な定義を行うことが提案されている．

　海外の研究では，Hegarty[23]が1895〜1992年に発表された統合失調症の経過と転帰に関する研究821編のうち，基準に合致した320研究のメタアナリシスを行っている．追跡期間は平均5.6年であり，症状寛解に至った群は全体の

表9 長崎大学におけるWHO国際共同研究における初発の統合失調症(ICD-9診断)を対象とした追跡研究における症候学的経過

追跡期間(例数)			1年(73)	2年(65)	5年(50)	10年(52)	15年(52)
症候学的経過	完全寛解・非再発型	1回だけの精神病的病期後,完全寛解	21%	9%	12%	6%	8%
	完全寛解・再発型	完全寛解を伴っていくつかの精神病的病期出現	16%	31%	22%	29%	25%
	不完全寛解・非再発型	1回だけの精神病的病期後,不完全寛解	14%	22%	18%	6%	0%
	不完全寛解・再発型	不完全寛解を伴っていくつかの精神病的病期出現	2%	8%	36%	40%	33%
	精神病性症状持続型	持続的な精神病状態	37%	31%	12%	21%	35%

注:1~10年は中根ら〔中根允文,荒木憲一:新鮮精神分裂病の10年後追跡調査.厚生省精神・神経疾患研究委託事業「精神分裂病の臨床像,長期経過および治療に関する研究」平成元年度研究報告書 211-215, 1990;平成2年度研究報告書 161-167, 1991;平成3年度研究報告書 172-177, 1992〕,15年は高田ら〔高田浩一,中根允文:精神分裂病の15年転帰:長崎市発生率研究コホートにおける初発精神分裂病患者を対象として.精神科治療 13:1099-1105, 1998〕による.

40.6%であった.しかし,統合失調症において精神症状からの回復・寛解に至る割合は,研究によって結果が大きく異なっている.McGlashanのレビュー[18]で取り上げられた5つの追跡研究(平均追跡期間 13.5年)[19,21,22,25-28]では,回復者の平均割合は40%であったが,一番低い研究では6%,一番高いもので68%と大きな開きがあった.Brometのレビュー[29]で取り上げられた3つの追跡研究(平均追跡期間 13.3年)[30,31,33]では,回復者の割合の平均は32%であったが,一番低いもので15%,一番高いもので61%であった.このような研究による違いの理由として,回復・寛解の基準が曖昧であること,対象者の選定方法,評価尺度などの研究方法の違いが指摘されている.近年「回復」,「寛解」を厳密に定義して実施された2つの追跡研究が報告された[33,34].Harrowらは「回復」の定義を ① 追跡期間(1年間)を通して陽性症状,陰性症状がない,② 追跡期間の半分以上就労〔またはStrauss-Carpenter Scales(S-CS)の就労適応得点が5点満点中2点以上〕であり,かつ社会活動レベルがある程度保たれている(S-CS社会活動得点が5点満点中2点以上),③ 追跡期間に

表10 江熊による社会適応度分類による追跡研究における統合失調症の社会適応

著者〔年〕	Ogawa, et al〔1997〕[42]					小川ら〔2003〕[16]
追跡期間(例数)	2～7年(124)	5～10年(120)	15～20年(112)	21～27年(105)	平均35年(127)	5年(413)
社会適応度（江熊）自立	45.2%	55.7%	44.0%	46.7%	42.5%	45.6%
半自立	13.9%	10.6%	11.8%	7.6%	8.0%	21.6%
家庭内	12.2%	7.1%	7.6%	11.4%	12.6%	19.3%
社会不適応	5.2%	3.5%	3.3%	2.9%	1.1%	4.3%
入院	23.5%	23.0%	33.4%	31.4%	34.5%	9.3%

注：江熊の社会適応度区分は以下の通り．
自立： 1. 病前と同様な生活
2. 自主独立した生活(周囲の世話にならない)．医師や周囲の支持があるものも含む
3. 家庭での普通の生活(主婦など)
半自立：1. ある程度職業能力もあるが，時に失敗する
2. 仕事に積極性はあるが，周囲の指導を要する
3. 家庭生活は普通でも，病前の職場に復帰する意欲が少ない
家庭内：1. 言われれば仕事をするが，周囲の相当な指導が必要
2. 病前の職場に復帰するまでの準備段階
3. 簡単な作業なら可能(持続的に)
不適応：1. 非生産的生活(家庭保護可能)
2. 反社会的生活(入院を要する程度)
入院： 精神科病院などに入院中

精神症状を理由とした再入院がない，Emsleyらは「寛解」の定義を最低6か月間PANSSの主要8項目(妄想，概念の統合障害，幻覚による行動，情動の平板化，社会的引きこもり，自発性の欠如，衒奇症と姿勢，不自然な思考内容)の各得点が7点満点中3点(軽度)以下，としている．Harrowらは15年の間で1回以上回復に至った者の割合が41%，Emsleyらは2～4年の間で1回以上寛解に至った者の割合が23.6%だったと報告している．

わが国では，群馬大学の平均24年の追跡研究[35]において，回復(統合失調症症状が消退した状態で，病前の人格にほぼ回復し，完全とはいえないまでも十分な病識を有している)に至った者の割合が，全体の31%であったと報告されている(表10)．同様に江熊の区分を使用した多施設共同による5年間の追跡研究[16]では，35.8%が回復に至っていた．長崎大学によるDOSMeD研究[14,15]でも，経過型から完全寛解に含まれる者の割合を合計するとおよそ3割前後であり(表11)，ほぼ同様の結果となっている．

表 11 長崎大学における WHO 国際共同研究における初発の統合失調症(ICD-9 診断)を対象とした追跡研究における社会適応水準(WHODAS)

追跡期間(例数)			2 年 (64)	5 年 (65)	10 年 (58)		15 年 (58)	
WHO DAS	適応良好群	非常によい適応状態			10.3%		10%	
		良好な適応状態	39.1%	51.4%	13.8%	39.6%	14%	40%
		適応状態はよいほう			15.5%		16%	
	適応不良群	不十分な適応状態			32.8%		33%	
		貧弱な適応	60.9%	48.4%	19.0%	55.2%	21%	56%
		深刻な適応障害			3.4%		2%	

注:2～10 年は中根ら〔中根允文, 荒木憲一:新鮮精神分裂病の 10 年後追跡調査. 厚生省精神・神経疾患研究委託事業「精神分裂病の臨床像, 長期経過および治療に関する研究」平成元年度研究報告書 211-215, 1990;平成 2 年度研究報告書 161-167, 1991;平成 3 年度研究報告書 172-177, 1992〕, 15 年は高田ら〔高田浩人, 中根允文:精神分裂病の 15 年転帰:長崎市発生率研究コホートにおける初発精神分裂病患者を対象として. 精神科治療 13:1099-1105, 1998〕の報告による.

これまでの研究から, 長期に薬物投与を受けなくても, 症状の寛解を維持できるサブグループが存在することも明らかになっている. カナダ・アルバータ州での第 1 回目追跡調査[27]では, 48%が退院後 10 か月で服薬を中止していたが, 58%が完全寛解に至り, 8%のみが慢性化したと報告されている(ただし診断基準を厳しくした第 2 回目調査[28]では, 退院後 10 か月で服薬中止した者が 51%, 完全寛解に至った者は 21%という結果であった). シカゴにおける 15 年追跡調査[33]では, 服薬をしていない統合失調症患者の 40%が寛解に至っていたのに対し, 服薬をしている患者で寛解に至っていたのは 5%のみであった. 服薬していない患者は病前機能が高く, 予後の良好な一群であった.

2) 社会適応

機能の全体的評定(Global Assessment of Functioning; GAF)によって社会適応が評価されている研究を例にとると, McGlashan のレビュー[18]で取り上げられた 2 つの追跡研究(平均追跡期間 15 年)[36,37]では GAF 平均得点が 39.5 であった. Bromet のレビュー[29]で取り上げられた 4 つの追跡研究(平均追跡期間 16.4 年)[38-41]では, GAF 平均得点が 47.6 であった. これらの結果からは平均的な統合失調症患者が中等度から重度の障害を有していること

が示唆される．

わが国では，江熊の社会適応度評価尺度[17]を用いた群馬大学の研究[42]および多施設共同研究[16]，WHODAS簡略版を用いた長崎大学[14,15]の研究で，統合失調症の転帰としての社会的適応状態が報告されている．群馬大学の研究[42]では，「自立」が4～5割を占めた（**表10**）．35年の追跡期間を通して適応水準ごとの割合はほぼ一定であった．より最近の多施設共同研究[16]による5年間追跡調査でも「自立」が4割以上を占め，最も多かった．長崎大学の調査結果[14,15]でも，適応状態を「適応良好群」と「適応不良群」に区分すると，4～5割が適応良好群であった．15年の追跡期間を通してこの比率にはほとんど差がなかった（**表11**）．なお，10年前の群馬大学の研究では入院が2～3割を占めていたのに対し，より最近の多施設共同研究では入院は1割弱と減少，代わりに「半自立」と「家庭内」で4割を占めており，地域での治療および社会復帰が促進されつつあることが示唆される（**表10**）．

3）死亡

追跡期間10年以上の前向き経過研究における統合失調症者の自殺率は10%前後である[29]．WHO/ISoS研究[41]では，全体としての自殺率は5年で1～9%，10年で3～14%であり，若年男性の自殺率が高かった．サフォーク郡（米国）の調査でも同様の結果が得られている（自殺率は5年で3%，10年で5%[29]）．

自殺以外にも，統合失調症患者は一般人口よりも2～4倍死亡率が高く，年齢を一致させた対照者と比較した場合，少なくとも平均10歳若く死亡するといわれている[43]．Brown[44]によるメタアナリシスでは，統合失調症患者の死亡超過の原因の40%は自然死以外であり，28%が自殺，12%が事故死であったとされている．フィンランドで一般住民8,000名を対象に行われた17年間の追跡調査では，統合失調症患者は心臓血管系疾患，癌，事故，自殺，脳血管系疾患，心臓発作，呼吸器系疾患すべてにおいて相対危険度が高かった[45]．男性では自殺による相対危険度（12.4, 95% CI 2.8～54.7）が最も高く，女性では呼吸器疾患による相対危険度（8.3, 95% CI 2.6～26.8）が最も高かった．英国の調査では，喫煙に関連した致死的疾患の標準化死亡率が統合失調症患者で有意に高く，循環器疾患，消化器疾患，内分泌疾患，神経疾患，呼吸器疾患においても，死亡率が高かったと報告している[46]．

4）身体疾患

統合失調症患者のおよそ50%が身体的併存症を抱えているといわれている[47, 48]．にもかかわらず，さまざまな理由からきちんとその治療ができていないことが指摘されている[43]．統合失調症患者が罹患しやすい身体疾患として，2型糖尿病[49, 50]，骨粗鬆症[51]，過敏性腸症候群[52]が挙げられる．統合失調症患者では，心疾患の危険因子の保有率が，肥満42.0%，喫煙54.0～75.0%，糖尿病13.0～14.9%，高血圧19.0～57.7%，高脂血症25.0%と高い[53]．また統合失調症患者は，一般人口よりも心疾患による死亡率が1.5倍高い[54]．癌に関する研究結果は一致していない．初期の研究では，統合失調症患者の癌による死亡率は低いとされていたが，近年では，統合失調症患者の癌罹患率は一般人口と同等であることが示されている[49, 55]．消化管癌，膵臓癌，乳癌は，統合失調症患者のほうがかかりやすいとの報告もある[49]．

5）QOL

近年，精神保健分野において，患者のquality of life (QOL)を評価することの重要性が認識されるようになった．統合失調症患者のQOL研究では，方法論にかなりの相違があり，相互比較が困難である．しかし，一般に統合失調症患者のQOLは以下の点によって特徴づけられる[56]．

- 一般人口および他の精神障害患者よりもQOLが低い．
- 若年者，女性，既婚者，および教育水準の低い者でQOLが高い．
- 慢性例ほどQOLは低い．
- 精神症状，特に陰性症状があるとQOLは低下する．
- 副作用の少ない薬物療法を受けている者ほどQOLが高い．
- 地域社会支援プログラムに参加している者では，入院患者よりもQOLが高い．

c. 予後予測因子

McGrashan[18]は，10研究のレビューから長期予後予測因子を抽出している（表12）．Bromet[29]は，最近30年間に実施された前向き長期追跡研究をレビューした結果，不良な予後を予測する因子として，①発症時の重症度，②DUPの長さ，③家族に統合失調症の既往があること，④潜行性の発症，⑤病前機能の低さ，を挙げている．わが国では，小川ら[16]によって5年後の予

表12 海外およびわが国による統合失調症の予後の予測因子

	良好な予後を予測する因子	不良な予後を予測する因子
海外10研究のレビュー〔McGrashan, 1988〕[18]	●家族に気分障害の既往がある ●社会機能 ●異性交遊 ●結婚している ●技能と興味がある ●作業能力が高い ●IQが高い ●6か月未満の急性発症 ●明らかな増悪因子の存在 ●抑うつ ●混乱または当惑 ●死への不安 ●苦悩の自覚 ●不安 ●入院までの期間が短い	●家族に統合失調症の既往がある ●統合失調質パーソナリティ障害 ●孤立している ●解体思考 ●攻撃性 ●感情鈍麻
わが国の多施設共同研究〔小川ら, 2003〕[16]	●女性 ●発症年齢が22歳以上 ●初診年齢が22歳以上 ●就労しているまたは主婦 ●結婚している	●自殺企図がある ●薬物・アルコールへの依存傾向がある ●破瓜型 ●経済状態が不良 ●家庭関係が不良 ●友人が少ない ●親子関係に問題がある

後予測因子が示されている(表12).予後予測因子は,経過期間によっても異なり,短期的な予後には本人の病前機能が大きな影響を及ぼし,中期的な予後には家族機能および本人の病状が大きな影響を及ぼしているとされる[18].WHO/DOSMeD研究[57]では,先進国よりも開発途上国のほうが統合失調症の予後がよいという結果が示されている.

●文献

1) Lieberman JA, Perkins D, Belger A, et al: The early stages of schizophrenia: speculations on pathogenesis, pathophysiology, and therapeutic approaches. Soc Biol Psychiatry 50:884-897, 2001 [E]
2) McGlashan TH: Early detection and intervention in schizophrenia: Research. Schizophr Bull 22:327-345, 1996 [C]
3) 堀口寿広,安西信雄:統合失調症の未治療期間(DUP)の発見とその後の研究. 臨精医

36:359-368, 2007 [E]
4) McGlashan TH: Duration of untreated psychosis in first-episode schizophrenia: Marker or determination of course? Biol Psychiatry 46:899-907, 1999 [C]
5) Larsen TK, Johannssen JO, Opjordsmoen S: First episode schizophrenia with long duration of untreated psychosis. Pathways to care. Br J Psychiatry 172(Suppl 33):45-52, 1998 [C]
6) Robinson D, Woerner MG, Alvir JM, et al: Predictors of relapse following response from a first episode of schizophrenia or shizoaffective disorder. Arch Gen Psychiatry 56:241-247, 1999 [C]
7) Harvey PD, Silverman JM, Mohs RC, et al: Cognitive decline in late-life schizophrenia: A longitudinal study of geriatric chronically hospitalized patients. Biol Psychiatry 45:32-40, 1999 [C]
8) McGlashan TH: Predictors of shorter-, medium-, and longer-term outcome in schizophrenia. Am J Psychiatry 143:50-55, 1986 [C]
9) Johnstone EC, Crow TJ, Johnson AL, et al: The Northwick Park Study of first episodes of schizophrenia. I. Presentation of the illness and problems relating to admission. Br J Psychiatry 148:115-120, 1986 [C]
10) Rabiner CJ, Wegner JT, Kane JM: Outcome study of first-episode psychosis. I: Relaplse rate after 1 year. Am J Psychiatry 143:1155-1158, 1986 [C]
11) Eaton WW, Thara R, Federman E, et al: Remission and relapse in schizophrenia: The Madras longitudinal study. J Nerv Ment Dis 186:357-363, 1998 [C]
12) Haro JM, Novick D, Suarez D, et al: Remission and relaplse in the outpatient care of schizophrenia: Three-year results from the Schizophrenia Outpatient Health Outcome Study. J Clin Psychopharmacol 26:571-578, 2006 [E]
13) 臺 弘：転換期に立つ精神分裂病の医療：特に群大精神科の予後改善計画について．北関東医 15:327-333, 1965 [C]
14) 中根允文，荒木憲一：新鮮精神分裂病の10年後追跡調査．厚生省精神・神経疾患研究委託事業「精神分裂病の臨床像，長期経過および治療に関する研究」平成元年度研究報告書 211-215, 1990；平成2年度研究報告書 161-167, 1991; 平成3年度研究報告書 172-177, 1992 [C]
15) 髙田浩一，中根允文：精神分裂病の15年転帰：長崎市発生率研究コホートにおける初発精神分裂病患者を対象として．精神科治療 13:1099-1105, 1998 [C]
16) 小川一夫，桑原 寛，長谷川憲一，他：多地域・多施設共同研究による統合失調症の前方視的追跡研究（第1報）：5年間の経過・転帰．日社精医会誌 12:13-31, 2003 [D]
17) 江熊要一：精神分裂病寛解者の社会適応の破綻をいかに防止するか．精神経誌 64:921-927, 1962 [E]
18) McGlashan TH: A selective review of recent North American long-term followup studies of schizophrenia. Schizophr Bull 14:515-542, 1988 [E]
19) McGlashan TH: The Chestnut Lodge follow-up study II: Long-term outcome of schizophrenia and the affective disorders. Arch Gen Psychiatry 41:586-601, 1984 [C]
20) Carpenter WT Jr, Strauss JS, Pulver AE, et al: The prediction of outcome in schizophrenia IV: Eleven-year follow-up of Washington IPSS cohort. J Nerv Ment Dis 179:517-525, 1991 [E]
21) Harding CM, Brooks GW, Ashikaga T, et al: The Vermont longitudinal study of persons with severe mental illness: I. Methodology, study sample, and overall

status 32 years later. Am J Psychiatry 144:718–726, 1987 [C]
22) Harding CM, Brooks GW, Ashikaga T, et al: The Vermont longitudinal study of persons with severe mental illness: II. Long-term outcome of subjects who retrospectively met DSM-III criteria for schizophrenia. Am J Psychiatry 144:725–735, 1987 [C]
23) Hegarty JD, Baldessarini RJ, Tohen M, et al: One hundred years of schizophrenia: A meta-analysis of the outcome literature. Am J Psychiatry 151:1409–1416, 1994 [E]
24) Andreasen NC, Carpenter WT Jr, Kane JM, et al: Remission in schizophrenia: proposed criteria and rationale for consensus. Am J Psychiatry 162:441–449, 2005 [E]
25) Vaillant GE: A 10-year followup of remitting schizophrenics. Schizophr Bull 4:78–95, 1978 [C]
26) Stephens JH: Long-term prognosis and followup in schizophrenia. Schizophr Bull 4:25–47, 1978 [C]
27) Bland RC, Parker JH, Orn H: Prognosis in schizophrenia: A ten-year followup of first admissions. Arch Gen Psychiatry 33:949–954, 1976 [C]
28) Bland RC, Orn H: Fourteen-year outcome in early schizophrenia. Acta Psychiatr Scand 58:327–338, 1978 [C]
29) Bromet EJ, Naz B, Fochtmann LJ, et al: Long-term diagnostic stability and outcomes in recent first-episode cohort studies of schizophrenia. Schizophr Bull 31:639–649, 2005 [D]
30) Thara R, Henrietta M, Joseph A, et al: Ten-year course of schizophrenia–the Madras logitudinal study. Acta Psychiatr Scand 90:329–336, 1994 [C]
31) Wiersma D, Nienhuis FJ, Slooff CJ, et al: Natural course of schizophrenic disorders: a 15-year followup of a Dutch incidence cohort. Schizophr Bull 24:75–85, 1998 [C]
32) Wiersma D, Wanderling E, Dragomireck A, et al: Social disability in schizophrenia: its development and prediction over 15 years in incidence cohorts in six European centres. Psychol Med 30:1155–1167, 2000 [E]
33) Harrow M, Grossman LS, Jobe TH, et al: Do all patients with schizophrenia need antipsychotic medications continuously? A 15-year multi-followup study. Schizophr Bull 31:486, 2005 [E]
34) Emsley R, Rabinowitz J, Medori R, et al: Remission in early psychosis: Rates, predictors, and clinical and functional outcome correlates. Schizophr Res 89:129–139, 2007 [B]
35) Ogawa K, Miya M, Watarai A, et al: A long-term follow-up study of schizophrenia in Japan-with special reference to the course of social adjustment. Br J Psychiatry 151:758–765, 1987 [C]
36) Gardos G, Cole JO, LaBrie RA: A twelve-year follow-up study of chronic schizophrenics. Hosp Community Psychiatry 33:983–984, 1982 [C]
37) Stone MH: Exploratory psycho-therapy in schizophrenia-spectrum patients: A reevaluation in the light of long-term follow-up of schizophrenic and borderline patients. Bull Menninger Clin 50:287–306, 1986 [C]
38) Marneros A, Deister A, Rohde A: Comparison of long-term outcome of

schizophrenic, affective and schizoaffective disorders. Br J Psychiatry 161(Suppl 18):44–51, 1992 [C]
39) Stirling J, White C, Lewis S, et al: Neurocognitive function and outcome in first-episode schizophrenia: a 10-year follow-up of an epidemiological cohort. Schizophr Res 65:75–86, 2003 [C]
40) Jäger M, Bottlender R, Strauss A, et al: Fifteen-year follow-up of ICD-10 schizoaffective disorder compared with schizophrenia and affective disorders. Acta Psychiatr Scand 109:30–37, 2004 [C]
41) Harrison G, Hopper K, Craig T, et al: Recovery from psychotic illness: a 15- and 25-year international followup of study. Br J Psychiatry 178:506–517, 2001 [C]
42) Ogawa K, et al: A 35-year follow-up study of schizophrenia in Japan. L'Information Pscyhiatrique 73:792–796, 1997 [C]
43) Goldman LS: Medical illness in patients with schizophrenia. J Clin Psychiatry 60(Suppl 21):10–15, 1999 [E]
44) Brown S: Excess mortality of schizophrenia. A meta-analysis. Br J Psychiatry 171:502–508, 1997 [D]
45) Joukamaa M, Heliovaara M, Knekt P, et al: Mental disorders and cause-specific mortality. Br J Psychiatry 179:498–502, 2001 [C]
46) Brown S, Inskip H, Barraclough B: Causes of the excess mortality of schizophrenia. Br J Psychiatry 177:212–217, 2000 [C]
47) Koranyi EK: Somatic illness in psychiatric patients. Psychosomatics 21:887–891, 1980 [E]
48) Bunce DFM II, Jones R, Badger LW, et al: Medical illness in psychiatric patients: barriers to diagnosis and treatment. South Med J 75:941–944, 1982 [E]
49) Jeste DV, Gladsjo JA, Lindamer LA, et al: Medical comorbidity in schizophrenia. Schizophr Bull 22:413–430, 1996 [E]
50) Mukherjee S, Decina P, Bocola V, et al: Diabetes mellitus in schizophrenic patients. Compr Psychiatry 37:68–73, 1996 [C]
51) Abraham G, Friedman RH, Verghese C, et al: Osteoporosis and schizophrenia: can we limit known risk factors? Biol Psychiatry 38:131–132, 1995 [C]
52) Gupta S, Masand PS, Kaplan D, et al: The relationship between schizophrenia and irritable bowel syndrome (IBS). Schizophr Res 23:265–268, 1997 [C]
53) Newcomer JW: Medical risk in patients with bipolar disoder and schizophrenia. J Clin Psychiatry 67(Suppl 9):25–30, 2006 [E]
54) Hennekens CH: Increasing global burden of cardiovascular disease in general population and patients with schizophrenia. J Clin Psychiatry 68(Suppl 4):4–7, 2007 [E]
55) Tsuang MT, Perkins K, Simpson JC: Physical diseases in schizophrenia and affective disorder. J Clin Psychiatry 44:42–46, 1983 [E]
56) Bobes J, Gonzalez MP: 精神分裂病における QOL. 中根允文(監修):精神疾患とQOL. pp137–147, メディカル・サイエンス・インターナショナル, 2002 [E]
57) Jablensky A, et al: Schizophrenia: manifestations, incidence and course in different cultures. A World Health Organization ten-country study. Psychol Med Monogr Suppl 20:1–97, 1992 [D]

〔川上憲人・木村美枝子〕

第2章

治療計画の策定

I. 精神医学的管理

　統合失調症は，特有の精神病エピソードをきたしやすい慢性的な発症脆弱性を基盤にしており[1,2]，症状の再発と慢性化がしばしば患者の人生に大きな影響を与える．また，急性期の重篤な精神病状態にあってはまれに自殺や他人の生命を脅かすこともあり，その危険が切迫していると判断されたときには，それを未然に防ぐために緊急の医療と保護が必要となる．多くの患者には長期にわたる包括的な医療と生活支援を要し，それが生涯にわたることも少なくない[3]．

　統合失調症の概要をこのようにとらえ，おもに米国精神医学会（APA）の実践的治療ガイドラインの臨床的信頼度のコードI（高い信頼性をもった推奨），コードII（中等度の信頼性をもった推奨）の事項[3]を引用し，英国国立保健・臨床研究所（NICE）[4,5]および世界生物学的精神医学会連盟（WFSBP）の治療ガイドライン[2,6]を参考にしてまとめたものが本章の治療計画である．

A 医学的管理

　医師-患者関係を確立して，それを維持していくのが医学的管理の基本である[3,5,7]．それには患者の要求，内的な葛藤と防衛，対処様式，ストレスに満ちた生活上の出来事への抵抗力などを含めて，患者を全人的に理解する必要がある．

　精神科医は原則として，診断が確定すると患者・家族に病名を告げてその

概要をわかりやすく説明し，病気や治療について医療スタッフと共通の認識をもつように指導する．次いで全人的な評価をもとに包括的な治療計画を立て，それを遵守しながら治療を進めることになる．その精神医学的な管理を行うに当たっては，本疾患が患者に与えるさまざまな心理社会的な影響をよく理解しておく必要がある．患者のストレス対処行動を支援する際にそれが役立つからである．

　また，障害者の社会参加を阻んでいるリスク因子を排除し，家族の苦痛を和らげて家族機能を改善することも大切である[3,5][I]．さらに，障害者の社会参加を支援する精神保健福祉システムが各都道府県や政令都市でかなり構築されているので，それらの社会資源(精神保健福祉センターを中心とする精神保健福祉サービスネットワークなど)を当事者が十分活用できるように支援する必要がある．そうした取り組みの中で，患者の治療に対するアドヒアランスが改善し，それが長期予後に反映される可能性がある[3][II]．

　一般に，精神医学的な管理は急性期，回復期，安定期に分けて，各病期に応じた治療方針を立てて行われている．ここではAPAの治療ガイドラインの推奨[2]を参考にしながら，これら3つの病期を取り上げてみたい．なお，治療の最終目標が本症を治療して患者の生活機能障害(対人関係，仕事，自己管理など)を改善し，そのQOL向上と社会参加を実現することであることはいうまでもない[3,5]．

　急性期は，重篤な精神病状態(幻覚，妄想，興奮・昏迷・緊張病状態などの著しい行動障害)にあって社会的な役割機能が低下し，病状が非常に不安定な時期である．急性期の治療目標は活発な精神病症状を除いて役割機能を改善することであり，自傷・他害の恐れが切迫しているときはそれを防ぐ緊急措置を講じる必要がある[3]．

　この急性期の治療には薬物療法が中心となるが，治療の対象を患者だけに向けるべきでなく，家族や関係者への対応も重視しなくてはならない．患者と家族の関係が大きく損なわれないように調整し修復することは，患者の治療反応性や回復後の社会参加機能にかかわる大切なことである．

　大半の急性精神病エピソードは抗精神病薬による治療が中心になり[I]，薬物療法をなるべく速やかに開始する．治療開始があまり遅れると回復が大幅に遅れたり，自殺や危険な行動のリスクが高まることがある．重篤な急性精神病状態にありながら薬物療法を拒んでいるときには，患者がたとえ拒んでいても危険を避けるために薬物療法を始める必要がある[3][II]．危険がそれほ

ど切迫していない場合には，服薬の必要性を説明し続けながらそれをどの程度まで理解できているのか評価する[I]．急性期の薬物選択手順では，その有効性と安全性から新規抗精神病薬[2,3,8]や従来型抗精神病薬[3]が第一選択とされている[I]．抗精神病薬は単剤使用を原則とし，有効で重篤な副作用を生じない用量で始める．薬物反応性の遅い患者に，早まって増量したり安易に他剤を併用するのは避けるべきであり[I]，ある抗精神病薬が有効かどうかは十分な量で4～6週間治療したあとで判定するように推奨されている[I]．過去に治療歴がある患者の場合には，前医からその治療内容(抗精神病薬の種類，治療反応性，副作用など)の報告を受けて，それを参考に今回の処方内容を決めるのが合理的である[3][I]．

回復期は，急性期の精神病状態から回復しつつある時期である．通常は急性エピソードが回復したのち半年以上にわたって続く[2,3]．

この時期の治療目標は，患者にかかるストレスを最小限にとどめ，再発を防ぐための支援と地域生活に適応するための生活支援を行い，寛解状態を維持することである[3]．

薬物療法で改善したのちは同じ薬を同量のまま6か月間続けて経過を観察し，その後に減量して維持量を定め，それを続けることになる[2,3][I]．あまりにも早急な減量や中断は，急速な再発を招きやすい[I]．

精神療法的な介入は引き続き支持的なものとし，本症の経過，予後，それに影響する因子(アドヒアランスや家族の感情的態度など)について患者や家族を教育する．職業や社会的な役割で高レベルの活動を期待しすぎると，それが過度のプレッシャーとなる．回復期の患者にとってはあまりにも刺激的な治療環境となり，それが再発のリスク因子となりやすいので注意を要する[3][I]．

安定期は，精神病状態が改善して病状が安定している時期である．治療目標は改善した社会的な生活機能レベルやQOLを維持し，向上をはかることである．

そのためには，服薬を継続することが最も有効な再発防止手段であることを，患者自身が理解しておく必要がある．処方内容の変更は，患者へのリスク・ベネフィットを考慮して行い，そのためにはその患者の急性期にみられた特定の症状の推移や，副作用について定期的に評価するのが有用である．

安定期には薬物療法よりも心理社会的療法の比重が増し[II]，SSTなど生活技能の再教育や認知的リハビリテーション，職業リハビリテーション[II]，

家族との連携の維持[I]が重視される[3]．心理社会的な介入は，生活環境の中で予想される過剰刺激や，ストレスに満ちたライフイベントを減らすために行う[I]．

当事者やその友人が患者の前駆症状，行動障害や症状の増悪を報告したときに，直ちに対応できる治療計画を用意する必要がある[I]．早期の支持的な介入や薬物増量は再入院を予防するのに有効である．

B 治療計画の立て方[8]

1. 精神医学的な評価を十分に行う

統合失調症の治療目標が患者の社会参加であるように，疾患や症状だけを治療対象とするのでは十分でなく，患者を全人的にとらえる視点が大切である．そこで患者の生物学的な次元や個人的，社会・文化的な諸因子について評価することになるが，それにはDSM-IV多軸評価法が簡便で有用である．患者の社会生活機能にかかわるI〜IV軸の問題を整理して，それぞれへの対処法をもとに包括的な治療計画を組み立てる．そうすれば計画を立てやすく，作業もしやすい．特に統合失調症(I軸)では，初診時に十分な精神医学的な評価を行い，丁寧な診察(十分な病歴の聴取，精神神経学的な所見，身体的な所見)で鑑別疾患や身体併存症を診断することが何よりも大切である．さらに治療計画を立てる際には，横断的な現症だけでなく，過去のエピソード(回数，重症度，治療内容，転帰を含む)などの縦断的な所見をみていく必要がある．

2. 患者・家族との"わかり合った治療"をめざす（患者・家族の教育）

統合失調症の長期経過は，心理社会的因子によって大きく影響される[I]．特に患者に向ける家族の感情的な態度は，回復後の再発頻度と密接に関係するので，家族にも本症に関する基本的な知識を学習してもらう必要がある．また，患者が自分の病気(統合失調症)について理解していないために，発病したことで自尊心を失ったり自己実現への意欲を損なうことも少なくない．患者への病名告知や疾患教育は，そうした事態に対処するのに有効である．病気

とその治療法への無知や誤解が統合失調症へのスティグマや偏見，差別を生み，それが障害者の社会参加を阻む第二の病(second illness)[9]として注目されている．こうしたスティグマから患者を守るためにも患者・家族(当事者)に対する疾患・治療教育が大切である．それは社会参加に向けた当事者の意欲を高めることにつながる．このように，統合失調症の治療はインフォームドコンセントに基づいて当事者とわかり合って治療することが基本になる．

それでは精神科医は，当事者に何を教育すればよいのだろうか．もちろんその内容は患者と家族によって違うが，一般に病名の告知，病気の概念，治療目標と治療方法，予想される薬の効果と副作用，経過や予後の見通しなどが推奨されている[3]．とはいえ，急性期には活発な精神病症状や著しい認知障害(現実検討力の喪失や病感欠如など)のために教育内容を適切に理解したり，保持できない場合も少なくない．しかし，そうした能力は治療によって改善しうるので，繰り返して説明する必要がある．また，理解を妨げている心理的な因子があれば，それに対する治療的な介入も必要である．

自分の病名は何か，どのような病気か，病気になったのはなぜか，治るとはどういうことなのか，どのようにして治すのか，薬を服用するとどのような効果が現れるのか，どのようにそれを自覚できるのか，副作用はあるのか，いつどのようにして社会参加できるのか，治療に協力するにはどうすればよいか，予後はどうなのか，など当事者の関心事は多い．そうした内容について，医学的な事実や主治医の判断をわかりやすく説明し，質問に答えるのが治療開始の前提であり，医師−患者関係の出発点でもある．それは身体疾患の場合に通常行われている説明と同じで，精神科もその点においては変わりない．むしろ患者や家族がいま直面している障害について，その機会をとらえて医学的な知識を共有しておくと，やがて回復し安定期に入ったあとの再発予防に役立ち，長期経過や予後に関係する可能性がある．患者や家族が前駆症状の再現を主治医に告げて，完全に再発してしまう前に適切な予防治療的な介入をすることができる．

一般に，家族は本人より先に前駆症状に気づきやすい．家族が再発エピソードを早期に発見できるように支援したり，ストレスフルなライフイベントによって精神病性の代償不全をきたす発症脆弱性[1]の説明や，患者が異常行動をした場合の対処法を解説しておくのは有用である[II]．

治療や服薬の中断は再発や症状の慢性化を招きやすい[I]．アドヒアランスが悪いためであるが，それには病気であることの否認，病気への偏見，文化

的な信念，安定期にも続く毎日の服薬と不快な副作用，アカシジアなどが関係している[10]．

3．包括的な治療計画の作成と実施

　脳の次元と心理社会的な次元を包括した治療計画を立てることになるが，DSM-IV の多軸評価法を用いて患者の抱えている各軸の問題を整理し，それらに対応したいくつかの治療的アプローチを組み合わせて治療計画を作ると比較的容易である．治療法には薬物療法を主とする身体療法，支持療法を主とする精神療法，心理社会的な介入，精神科リハビリテーションなどがあり，それらを急性期，回復期，安定期に応じてバランスよく組み合わた治療計画に修正していく必要がある．治療計画の立案と治療経過に応じて行う治療計画の修正は，主治医だけでなく患者やコメディカルスタッフとわかり合って行い，必要に応じて家族もそれに参加する[11]．

　治療計画の実施には，主治医−患者関係を確立し維持することが前提になる[3,11]．同じ主治医がなるべく長くかかわることが推奨されているが，それは患者を人間として深く理解できるし，病状の推移を長期にわたって把握できるからである．

4．治療環境

　治療目標である社会参加の促進のために，家庭や学校・職場など生活環境との関係を途絶えさせないように配慮し，外来医療を優先する．急性期の精神病症状が活発で異常体験により全人格的な影響を受け，自傷・他害の恐れが切迫していたり自己管理ができなくなった場合や，通院では集中的な治療ができず安全かつ効果的な治療を受けられないような場合には入院治療の適応となる．その際には，任意入院を優先し，安全かつ効果的な治療を行える最も拘束の少ない環境をめざして治療の場を選択していく必要がある[I]．

● 文献
1) 佐藤光源, 松岡洋夫：心理社会的ストレスと脆弱性仮説. 松下正明(総編集)：臨床精神医学講座 2 精神分裂病 I. pp117-129, 中山書店, 1999 [E]
2) Falkai P, Wobrock T, Lieberman J, et al: World Federation of Societies of Bio-

logical Psychiatry(WFSBP) guideline for biological treatment of schizophrenia, Part 1: acute treatment of schizophrenia. World J Biol Psychiatry 6:132–191, 2005 [E]
3) Lehman A, Lieberman JA, Dixon LB, et al: Practice guideline for the treatment of patients with schizophrenia, second edition. In American Psychiatric Association Practice Guidelines for the Treatment of Psychiatric Disorders. Compendium 2006, pp565–746, American Psychiatric Publishing, Arlington, 2006 [E]
4) National Institute for Clinical Excellence: Guidance on the use of newer (atypical) antipsychotic drugs for the treatment of schizophrenia. (NICE 2002. www.nice.org.uk) London [E]
5) National Institute for Clinical Excellence: Core interventions in the treatment of schizophrenia. (NICE 2003. www.nice.org.uk) London [E]
6) Falkai P, Wobrock T, Lieberman J, et al: World Federation of Societies of Biological Psychiatry(WFSBP) guideline for biological treatment of schizophrenia, Part 2: long-term treatment of schizophrenia. World J Biol Psychiatry 7:5–41, 2006 [E]
7) Tasman A, Riba MB, Silk KR: The Doctor-Patient Relationship in Pharmacotherapy-Improving Treatment Effectiveness. pp1–24, Guilford Press, New York, 2000 [E]
8) 林田雅希, 中根允文:急性精神病エピソード. 林田雅希, 佐藤光源, 樋口輝彦(責任編集):統合失調症の薬物治療アルゴリズム. pp1–10, 医学書院, 2006 [E]
9) Finzen A: Der verwaltungsrat ist schizophren. Die Krankheit und das Stigma. Psychiatrie-Verlag, Bonn, 1996 [E]
10) van Putten T, May PR: Subjective response as a predictor of outcome in pharmacotherapy: the consumer has a point. Arch Gen Psychiatry 35:477–480, 1978 [E]
11) Frank AF, Gunderson JG: The role of the therapeutic alliance in the treatment of schizophrenia: relationship to course and outcome. Arch Gen Psychiatry 47:228–236, 1990 [D]

〈佐藤光源〉

II. 急性期治療

A 急性期の症状の評価

1. 症状評価の位置づけ

a. 診断と症状評価

　精神疾患の診断では患者の体験や行動が自然科学的あるいは心理学的に理解できるものかどうかの判断が重要視される．最近では，客観性を高めるためにこうした過程にさまざまな診断基準や症状・行動評価が取り込まれるようになってきた．統合失調症に特異性および感受性の極めて高い精神症状はないので，身体疾患に基づく精神症状との鑑別が重要になる．初発エピソードにおいて統合失調症の症状を示した患者のうち，4%が精神作用物質使用によるもの，3%が一般身体疾患によるものであったという[1]．このことは精神症状に基づく診断の限界を意味しており，症状評価においても注意すべきことである．

b. 評価の多面性

　症状評価は狭義には精神症状の評価を指すが，治療目標が社会復帰になるので，生活能力や職業的機能にわたる多面的な評価が求められる．WHOの障害概念でも，①脳機能や構造の変化から生じる直接的な機能障害としての精神症状(body function/structureの次元)，②機能障害の結果として生じる日常活動の制限(activity limitationの次元)，③日常活動の制限の結果として生じる社会参加の制約の視点(participation restrictionの次元)，さらに環境因子や患者の主観的評価も重要視されるようになった．こうした多面的な評価の具体的方法は確立されていないが，DSM-IVの多軸診断法[2]はある程度それを可能にしている．

2. 症状と評価尺度

a. 急性期の症状

統合失調症の急性期には，幻覚妄想状態，緊張病症状，錯乱状態が多いが，他にも抑うつ状態，躁状態，神経衰弱状態など，実に多様な症状がしかも重複して出現する．いわゆる陰性症状に関しては，陽性症状とともに急性期に悪化するが[3,4]，安定期にみられる持続性(時に進行性)の陰性症状と，急性期に増悪する一過性の陰性症状との異同が議論されている[5]．治療を開始するに当たり特に管理上重要な評価項目として，命令性幻聴，衝動性，精神運動興奮，希死念慮の有無が挙げられる．

b. 症状評価

精神症状を客観的に把握する目的でさまざまな精神症状評価が開発されている．それらには，一定の面接方法(構造化面接)を規定しているものもある．また，主観的症状をとらえる方法もいくつかある．これらは，臨床場面で一般的に使用されるまでには至っていないが，臨床研究などでは広く用いられている．

1) 精神症状の評価

精神症状全般に関する包括的評価尺度として，簡易精神症状評価尺度 Brief Psychiatric Rating Scale(BPRS)[6]が繁用されている．評価は18項目あるが(表13)，オックスフォード版[7]では，⑰は高揚気分，⑱は精神運動興奮に変更されている．各項目の重症度を7段階で判定するが，原法は症状なしを1点，非常に高度を7点，オックスフォード版ではそれぞれ0点，6点としている．臨床では利用しやすいが，原法では簡単な定義しかなく客観性を高めるための工夫もされている[8]．BPRSの各項目を，不安・抑うつ(①，②，⑤，⑨)，エネルギー欠如(③，⑬，⑯，⑱)，活動性亢進(⑥，⑦，⑰)，思考障害(④，⑧，⑫，⑮)の4群に分けてまとめる方法[9]，思考障害性統合失調症尺度(④，⑫，⑮)，非思考障害性統合失調症尺度(③，⑦，⑧，⑩，⑪，⑬，⑯)，非統合失調症尺度(①，②，⑤，⑥，⑨，⑭，⑰，⑱と言語促迫)と3群に分ける方法[10]がある．精神病性エピソードを思考解体(④)，幻覚(⑫)，思考内容の異常(⑮)で操作的に定義することもある[11]．

表13 簡易精神症状評価尺度(BPRS)の評価項目

① 心気的訴え	⑩ 敵意
② 不安	⑪ 疑惑
③ 感情的引きこもり	⑫ 幻覚
④ 思考解体	⑬ 運動減退
⑤ 罪業感	⑭ 非協調性
⑥ 緊張	⑮ 思考内容の異常
⑦ 衒奇的な行動や姿勢	⑯ 感情鈍麻
⑧ 誇大性	⑰ 興奮
⑨ 抑うつ気分	⑱ 見当識障害

BPRSをさらに拡大したものにPositive and Negative Syndrome Scale (PANSS)があり臨床治験などで用いられる[12]. 陽性症状と陰性症状に関してより詳細に評価するために，それぞれScale for the Assessment of Positive Symptoms(SAPS)[13]，Scale for the Assessment of Negative Symptoms (SANS)[14]があり，臨床研究でしばしば用いられている. 他にも多くの評価尺度があるが，これらの症状評価には一長一短があるのでそれらの特徴を理解したうえで使用することが望ましい[15,16].

2) 社会的機能の評価

全体評価として社会的機能の行動評価にはDSMのV軸に導入されている機能の全体的評価尺度(Global Assessment of Functioning; GAF)[17]がある. 簡便であり,「入院時点」,「退院時点」などと時間経過に沿って評価することで，社会的機能の概略を評価できる〔表15(p.62)参照〕.

● 文献

1) Johnstone E, MacMillan F, Crow TJ: The occurrence of organic disease of aetiological significance in a population of 268 cases of first episode schizophrenia. Psychol Med 17:371–379, 1987 [C]
2) American Psychiatric Association: Diagnostic and Statistical Manual of Mental Disorders, 4th ed (DSM-IV). APA, Washington DC, 1994 [E]
3) Eaton WW, Thara R, Federman B, et al: Structures and course of positive and negative symptoms in schizophrenia. Arch Gen Psychiatry 52:127–134, 1995 [C]
4) Häfner H, Maurer K, Löffler W, et al: Onset and early course of schizophrenia. In Häfner H, Gattaz WF (eds): Search for the Causes of Schizophrenia. pp43–66, Springer-Verlag, Berlin, 1995 [C]
5) Carpenter Jr WT, Buchanan RW, Kirkpatrick B: The concept of the neg-

ative symptoms of schizophrenia. *In* Greden JF, Tandon R (eds): Negative Schizophrenic Symptoms: Pathophysiology and Clinical Implications, Progress in Psychiatry Series No 28. pp3–20, American Psychiatric Press, Washington DC, 1991 [E]
6) Overall JE, Gorham DR: The brief psychiatric rating scale. Psychol Reps 10:799–812, 1962 [C]
7) Kolakowska T: Brief Psychiatric Rating Scale: Glossaries and Rating Instructions. Department of Psychiatry, Oxford University, Oxford, 1976 [C]
8) Lukoff D, Nuechterlein KH, Ventura J: Appendix A. Manual for expanded brief psychiatric rating scale(BPRS). Schizophr Bull 12:594–602, 1986 [C]
9) Guy W: ECDEU Assessment manual for Psychopharmacology revised ed. US Dept of Health, Education, and Welfare, Washington DC, 1976 [C]
10) Yorkston NJ, Zaki SA, Pitcher DR, et al: Propranolol as an adjunct to the treatment of schizophrenia. Lancet 2:575–578, 1977 [C]
11) Lukoff D, Liberman RP, Nuechterlein KH: Symptom monitoring in the rehabilitation of schizophrenic patients. Schizophr Bull 12:579–593, 1986 [C]
12) Kay SR, Opler LA, Fiszbein A: Positive and negative syndrome scale(PANSS) rating manual. Albert Einstein College of Medicine, New York, 1986 [C]
13) Andreasen NC: Scale for the Assessment of Positive Symptoms(SAPS). Department of Psychiatry, University of Iowa College of Medicine, Iowa, 1984 [C]
14) Andreasen NC: Scale for the Assessment of Negative Symptoms(SANS). Department of Psychiatry, University of Iowa College of Medicine, Iowa, 1981 [C]
15) 北村俊則：精神症状測定の理論と実際 第 2 版：評価尺度, 質問票, 面接基準の方法論的考察. 海鳴社, 1995 [E]
16) 倉知正佳, 黒川賢造：症状評価尺度の有用性とその問題点. 分裂病の治療ガイドライン. 精神科治療学 15(増):23–26, 2000 [E]
17) American Psychiatric Association: Diagnostic and Statistical Manual of Mental Disorders, 3rd ed-Revised (DSM-III-R). APA, Washington DC, 1987 [E]

（松岡洋夫）

B 治療の場の選択

　急性期治療の目的は，精神症状の速やかな回復をはかり，社会的機能の低下を最小限に食いとめ，患者や家族の生活環境に与える不利な影響をできる限り少なくすることである．精神症状に悪影響を与えるような混乱した刺激を避け，患者にとって予測できるような環境の中で過ごせるように計画する．その意味では入院環境のほうが在宅よりも刺激をコントロールしやすく有利である．しかし，初回入院の場合や入院生活に肯定的なイメージをもっていないような場合は，入院よりも在宅が考慮される．いずれにしても，患者と家族の希望を尊重しながら治療の場を決定する．治療の場としては，入院か

在宅か，在宅の場合に通院のみか，スタッフによる訪問を交えるか，デイケアを利用するかなどがあり，これらから慎重に決定する．

入院決定の基準は一様でなく患者ごとに検討する[1][I]．その際，精神症状の重篤度などの患者要因，家族や地域資源などの環境要因，医師−患者関係などの治療的要因を考慮する．精神症状・行動障害では，自傷，他害の危険性，幻覚・妄想などによる現実検討能力の障害の程度，日常生活行動の障害の程度などを重視する．また自ら受診したか，病識の程度はどうかも重要である．さらに過去の入院歴も参考にする．家族と同居している場合は，家族の病気理解の程度，介護負担の程度，キーパーソンの意見，地域環境(都市部か非都市部かなど)を重視する．地域資源として入院に代わる手段の有無を検討する．治療的要因としては治療の連続性が重要である[2]．すなわち，入院による主治医交代の有無，交代がある場合の入院担当医への連絡体制，紹介元の意見と継続性などを考慮する．なお，入院判定のための評価尺度の利用による入院決定の地域差解消も重要である[3]．

入院に際しては，精神保健及び精神障害者福祉に関する法律(以下，単に法)と関連の政令・省令・通知に厳密に従う．第一に，医療を円滑かつ効果的に進めるという観点，また人権擁護の観点から，患者の同意に基づく任意入院が可能か否かを検討する(法第22条の3〜第22条の4)．法第22条の3による同意が得られないが医療と保護のために入院が必要な場合は，医療保護入院または応急入院が適用され(法第33条〜第34条)，さらに自傷や他害の恐れのある場合は措置入院の適応になる(法第23条〜第31条)．精神病院入院中の処遇——通信面会の制限，隔離・身体拘束，任意入院による患者の開放処遇の制限——に関しては，厚生省告示第538号を遵守する．

急性期治療の場としてデイケアが利用しうる[4][I]．入院を要する患者のうち少なくとも20％強はデイケアでの治療が可能で，入院治療に比べ精神症状の回復が早い，コストがかからないといった利点がある．しかしわが国では，このような急性期のデイケアは少ない[5]．

外来治療で急性期に対応することも可能である．その際には，医師患者間に強い信頼関係が作られていること，家族との間に密接な連携があること，処方薬がきちんと服用されること(そのための薬の説明，投与方法などで種々の工夫が必要)などの条件が求められる[6]．また外来治療を維持するには，心理教育を受けた経験，訪問看護[7]やデイケアの併用が有効である[8]．

その他に，包括型地域生活支援プログラム[9]による急性期対応も試みられ

ている.

　以上の在宅ベースの治療に当たっては，家族のサポートが重要である[10][I]．急性期にあっては家族も混乱している．患者に批判的になったり，逆に過保護的になったりして態度が一貫せず，そのことが症状の不安定化につながりうる[10]．病状説明は時間をかけてわかりやすく工夫する[11]．

　その他わが国にはない取り組みとして，看護スタッフが常駐する短期休息施設や[12]，医療的な枠組みでない環境下で急性期をしのぐ取り組みがある．後者は Soteria モデルと呼ばれ，家庭的な環境の中で非専門家スタッフのケアによるもので，薬物を服用しないでも十分に急性期対応が可能である[13][I]．

● 文献

1) Rabinowitz J, Mark M, Slyuzberg M: How individual clinicians make admission decisions in psychiatric emergency rooms. J Psychiatr Res 28:475–482, 1994 [D]
2) Sytema S, Burgess P: Continuity of care and readmission in two service systems: a comparative Victorian and Groningen case-register study. Acta Psychiatr Scand 100:212–219, 1999 [C]
3) 吉住 昭：外来治療と入院治療の見きわめ. Schizophrenia Frontier 2:7–11, 2001 [E]
4) Marshall M, Crowther R, Almaraz-Serrano A, et al: Day hospital versus admission for acute psychiatric disorders. Cochrane Database Syst Rev CD004026, 2003 [A]
5) 金川英雄, 藤村尚宏, 北沢あつ子, 他：精神分裂病の保健・リハビリテーション 急性期のデイケアの試み. 精神神経学雑誌 102:1247, 2000 [E]
6) 塩入祐生：精神分裂病の外来治療―精神科クリニックの立場から. Schizophrenia Frontier 2:17–21, 2001 [E]
7) 萱間真美, 松下太郎, 船越明子, 他：精神科訪問看護の効果に関する実証的研究精神科入院日数を指標とした分析. 精神医学 47:647–653, 2005 [C]
8) 松原三郎：少量の risperidone で経過観察が可能な外来通院精神分裂病患者の特徴. 臨床精神薬理 4:871–875, 2001 [E]
9) 西尾雅明, 伊藤順一郎, 鎌田大輔, 他：パイロット・アウトカム研究. 厚生労働省科学研究補助金（こころの健康科学事業）「重度精神障害者に対する包括的地域生活支援プログラムの開発に関する研究」研究報告書（主任研究者伊藤順一郎），2006 [B]
10) Leff J: Expressed Emotion in Families. The Guilford Press, New York, 1985（三野善央, 他訳：分裂病と家族の感情表出. pp171–207, 金剛出版, 1991）[D]
11) 後藤雅博：効果的な家族教室のために. 後藤雅博（編）：家族教室のすすめ方 心理教育的アプローチによる家族援助の実際. pp9–26, 金剛出版, 1998 [E]
12) 林 宗義, 井上新平：バンクーバー便り 5. 各種支持組織の活動. 臨床精神医学 16:389–394, 1987 [E]
13) Mosher LR: Soteria and other alternatives to acute psychiatric hospitalization: a personal and professional review. J Nerv Ment Dis 187:142–149, 1999 [B]

〈井上新平〉

C 薬物・身体療法

1. 薬物療法

　文中の"推奨"は，エビデンスの臨床的な有用性を3段階（Ⅰ：高い信頼性，Ⅱ：中度の信頼性，Ⅲ：状況によって推奨できる）に分けている．治療計画は個々の患者の医学的な所見を総合判断して主治医が決定するのが原則であり［Ⅰ］，推奨はその参考とすべきものである．したがって，例えば副作用が出やすい初回エピソードの患者，禁忌に相当する患者，児童や若年発症の患者，身体合併症のある患者，高齢患者や心理社会的な環境因子が回復を阻んでいるような患者の場合には，主治医の判断を優先しなくてはならない．

　抗精神病薬の分類はまだ一定していないが，最近の海外の主要な治療ガイドラインでは定型抗精神病薬を第1世代（従来型）抗精神病薬（first generation antipsychotics; FGA），clozapine が非定型抗精神病薬とされてから開発された抗精神病薬で，定型抗精神病薬より錐体外路症状が少ないものを第2世代（新規）抗精神病薬（second generation antipsychotics; SGA）と呼んでいる[1,2]．ここでも定型抗精神病薬を従来型抗精神病薬，SGA のうちリスペリドン以降に国内で発売されたものを新規抗精神病薬と呼び，未発売の clozapine を"特殊なもの"とした（表14）．

a．治療目標と薬効評価
1）治療目標
　急性期にリスクが高い危険な行動を未然に防ぎ，精神症状や行動障害を消失させ，社会生活機能をなるべく早期に最大限に改善するのが治療の目的である．患者・家族との良好な協力関係が基本であり，短期・長期の治療計画

表14　抗精神病薬

従来型抗精神病薬	定型抗精神病薬（ハロペリドール，クロルプロマジンなど）
新規抗精神病薬	リスペリドン，オランザピン，クエチアピン，ペロスピロン，アリピプラゾール，ブロナンセリン
特殊なもの	Clozapine*

* 日本では未発売（2008年7月現在）

を立て，地域で利用できるアフターケアを提供する[2,3]．

　急性期は薬物療法が中心であり，一般にこの時期には感情的な混乱や苦痛，危険な行動のリスクが大きいので，なるべく迅速に薬物療法を開始する必要がある[2,3][I]．心理社会的介入は，ストレスとなるライフイベントや生活環境，対人関係について行い，切迫した心理的な状況を緩和させるのが目標となる[2,3]．

　急性期には，家族はもちろんのこと患者にもその理解力に応じて診断，治療内容(薬物療法の効果と副作用を含む)とその必要性，転帰の見通しなどをわかりやすく説明する必要がある[3,4][I]．患者・家族の求める情報を十分に提供することが医師・患者・家族間の信頼関係を構築するのに役立ち，急性期には特にそうした関係を築きやすい．良好な協力関係は，やがてアドヒアランス，再発，症状の慢性化や長期転帰に大きな影響を及ぼすことになる[2,3][I]．

2) 急性期の評価

　病歴の聴取と臨床検査をもとに十分な精神・身体医学的診察を行い，精神疾患と身体併存症を診断する．緊急の応急処置(スタッフによる話しかけや，抗精神病薬や抗不安薬の使用，身体的な拘束など)が必要な場面にも，病状の許す限り十分な診察をする必要がある．

　一般に，急性期には著しい精神症状のために自己を統合し，現実を適切に認識し判断して行動する能力が損なわれるので，患者の保護が必要である．特に希死念慮や自殺企図，命令性の幻聴，抑うつ気分，虚無妄想や絶望がみられる場合には，自傷他害への特別な注意を払う必要がある[2][II]．

　重症度は症状の程度と社会的機能の障害の程度によって評価し，DSM-IV-TR はその程度を軽症，中等症，重症に分けている．症状評価法には Brief Psychiatric Rating Scale(BPRS)，Positive and Negative Syndrome Scale (PANSS)，Scale for Assessment of Negative Symptoms(SANS)などがあり，一般的な心理社会的，職業的な評価法には GAF 尺度(DSM-IV-TR)がある(表15)．

3) 薬物療法の評価

　薬物療法は，耐え難いような副作用を避けて抗精神病薬の種類と用量を選び，なるべく迅速に有効量まで増量するのが一般的である[2]．抗精神病薬の

表15 社会生活機能の評価尺度

評価	点数	程度
良好	(81〜100)	広く社会的な活動に参加し，社会(職場，学校など)に適応．症状はないか，あってもわずか
軽度障害	(61〜80)	全般的な機能や対人関係は良好またはやや困難で，軽い症状や多少の適応困難がある
中等度	(51〜60)	社会(職場，学校など)で中度の障害(例えば同僚との葛藤，恐慌発作など)がある
重度	(21〜50)	現実検討の障害，幻覚や妄想に影響された奇異な言動でほとんど社会的機能を営めない(例えば，無為，独語)．意思伝達や判断が高度に障害される(例えば滅裂，無言)
最重度	(1〜20)	自殺や他人への危害が切迫した危険な状態．基本的な生活機能が障害される

〔DSM-IV: Global Assessment of Functioning(GAF) Scale を改変〕

効果発現には通常2〜4週間を要する[4)]ので，それを考慮しながら治療効果を評価する[Ⅱ]．その際，医療スタッフ(主治医，看護スタッフ，臨床心理士など)だけで評価するのではなく，家族や患者自身の評価を参考にしながら総合的に判断する必要がある[3)][Ⅱ]．

4）一般的事項

抗精神病薬の選択は単剤が原則で，次の点に留意する[5,6,8)][Ⅰ]．

a）安全性の確保

(1) 薬物不耐性による緊急事態，血液毒性や悪性症候群を避けるために，抗精神病薬の選択に当たっては患者の年齢，現病歴，既往歴，身体合併症，薬物過敏性，治療歴，妊娠・授乳の可能性を十分に考慮する．
(2) 再発エピソードの場合は，前医からの医療情報(特に薬物反応性とアドヒアランスに関する情報)を参考にしながら抗精神病薬を選択する．

b）患者・家族への説明と協力要請

病気の性質や治療の概要を説明して，治療への理解と協力を求める．患者・家族との良好な関係は，病状と密接に関係するライフイベントやライフストレス，患者が置かれている心理的状況などの情報を得るのに必要であり，患者の社会参加や生活支援を行ううえで大きな要因となる[2,3)]．

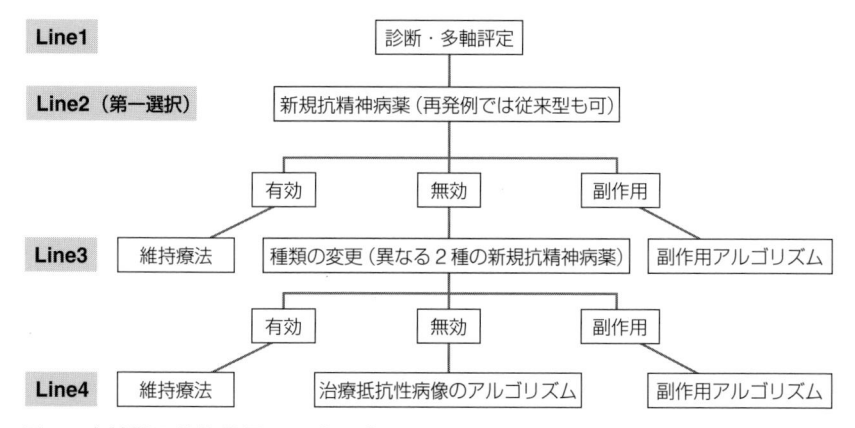

```
Line1 ─────────── 診断・多軸評定
                        │
Line2(第一選択) ── 新規抗精神病薬(再発例では従来型も可)
                        │
             ┌──────────┼──────────┐
            有効        無効       副作用
             │          │          │
Line3      維持療法  種類の変更(異なる2種の新規抗精神病薬)  副作用アルゴリズム
                        │
             ┌──────────┼──────────┐
            有効        無効       副作用
             │          │          │
Line4      維持療法  治療抵抗性病像のアルゴリズム  副作用アルゴリズム
```

図2 急性期の薬物選択アルゴリズム
〔林田雅希,中根允文:急性精神病エピソード.林田雅希,佐藤光源,樋口輝彦(編):精神科薬物療法研究会 統合失調症の薬物治療アルゴリズム. pp1-10, 医学書院, 2006より改変〕

b. 薬物の選択手順

急性期の治療アルゴリズム(図2)と治療抵抗性病像の治療アルゴリズム(図3)[7]における各ラインの留意事項は,次のようである.

1) 急性期の治療アルゴリズム

a) Line 1　診断

操作的診断法(ICD-10, DSM-IV-TR)を用いて分類し, DSM-IV-TR多軸評価法で評価して治療計画を立て, I〜IV軸上の問題に対処できる包括的な介入プランを作成する[2][I].

初診時には患者から正確な情報や病歴を聴取するのがしばしば困難なため,患者の日常を知っている家族や知人からなるべく詳しい情報を得る必要がある[3].再発エピソードでは服薬状況や関連するライフイベントの情報が大切で,それをアドヒアランスの改善や心理社会的な介入に役立てることができる.

b) Line 2　抗精神病薬の選択

初回の精神病エピソードの場合には,新規抗精神病薬を選択する[1-3,5,8][I].再発エピソードの場合も新規抗精神病薬が第一選択であるが,従来型抗精神病薬がそれまでの治療で有効で副作用(錐体外路症状,過鎮静,認知障害など)

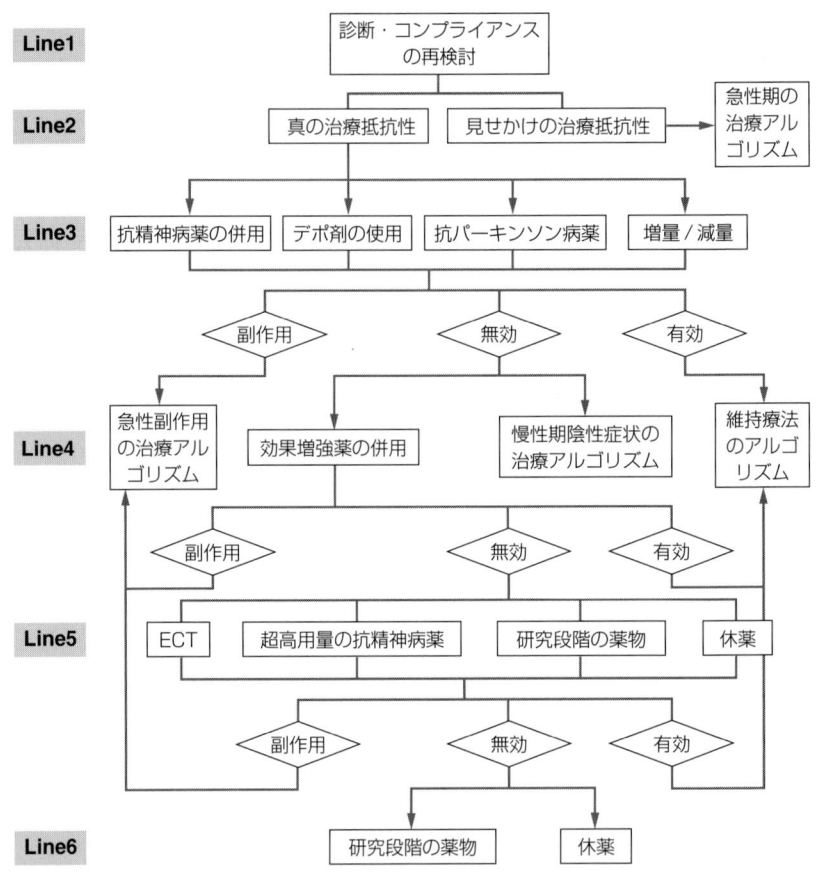

Line1	診断・コンプライアンスの再検討
Line2	真の治療抵抗性／見せかけの治療抵抗性 → 急性期の治療アルゴリズム
Line3	抗精神病薬の併用／デポ剤の使用／抗パーキンソン病薬／増量・減量
	副作用／無効／有効
Line4	急性副作用の治療アルゴリズム／効果増強薬の併用／慢性期陰性症状の治療アルゴリズム／維持療法のアルゴリズム
	副作用／無効／有効
Line5	ECT／超高用量の抗精神病薬／研究段階の薬物／休薬
	副作用／無効／有効
Line6	研究段階の薬物／休薬

図3　治療抵抗性精神病像の薬物選択アルゴリズム
〔越野好文：治療抵抗性精神病エピソードの薬物療法アルゴリズム．林田雅希，佐藤光源，樋口輝彦（編）：統合失調症の薬物治療アルゴリズム．pp25-37，医学書院，2006 より改変〕

がなく，患者が服薬の継続を希望する場合にはそれが第一選択となる[2][I]．

　新規抗精神病薬を第一選択とするのは，それが急性期症状に対して従来型抗精神病薬とほぼ同等の有効性をもち[9,10]，しかも錐体外路性副作用，遅発性ジスキネジア，過鎮静，薬原性の認知障害などの有害事象が少ないためである[1-3][I]．新規抗精神病薬のほうが患者に受け入れられやすいのは，有効性よりもむしろ副作用プロフィルの違いによるところが大きく，アドヒアラ

ンスの向上や患者のQOL改善に役立つ[1-3,10][I]．

新規抗精神病薬間の比較試験がかなり報告[12-14]されているが，いずれかが他より優るという確定的なエビデンスは得られていない[15]．製薬企業が資金提供した臨床試験を解析した研究によると，すべてに用量，用量の漸増方法，試験登録基準，対象集団，統計などの領域で修正可能なバイアスがみられている[16]．また，新規抗精神病薬のほうは従来型抗精神病薬より精神病理全般，認知障害，陰性症状，気分症状に優れた効果がみられるという報告[17]も集約されつつあるが，まだ一定の見解には至っていない．

新規抗精神病薬間にも副作用プロフィルの違いがあり，それが抗精神病薬を選択するときの要因となっている．例えば，錐体外路系の副作用を生じやすい場合には高用量のリスペリドンの処方を避け，プロラクチン高値を生じやすい場合はリスペリドン以外の新規抗精神病薬を選び，体重増加や血糖値の上昇，高脂血症をきたしやすい場合にはオランザピンやクエチアピンよりもアリピプラゾールを選び，再発エピソードで遅発性ジスキネジアがある症例にはclozapineが推奨されている[2]．

一般には経口薬を処方するが，服薬アドヒアランスを改善するためには内用液，口腔内崩壊錠，注射薬や徐放薬が選択肢となり，患者が錠剤や注射を好まない場合はリスペリドン内用液やオランザピンの口腔内崩壊錠が選択肢となる．

1日の平均投与量は，初発エピソードではクロルプロマジン換算で200〜700mg，ハロペリドール換算では3〜15mg，再発エピソードの急性期の場合はクロルプロマジン換算で400〜800mg，ハロペリドール換算では7〜18mgである[III][7]．これは，米国精神医学会治療ガイドライン[2]に比べると，やや低く設定されている．

従来型抗精神病薬の場合，錐体外路症状の出現閾値を超えて増量してもそのために効果が増強するということはなく，錐体外路症状を含む副作用のリスクが増加するとの報告がある[II][18,19]．

また，向精神薬やその他の薬を併用する場合は，チトクロムP450酵素の代謝に関係する薬物相互作用に注意する必要がある[1,2][I]．

c）Line 3　抗精神病薬の変更と副作用，電気けいれん療法（ECT）

抗精神病薬の変更は，治療効果が現れるのに通常2〜4週間かかるので，4〜6週間を経過しても十分な効果が得られない場合に検討する．そのときは，別の新規抗精神病薬[1,7,20][III]または従来型抗精神病薬[2]に変更することになる

が[II]，受容体遮断プロフィルを含む薬理作用の特性を考慮して行う必要がある[20][I]．

抗精神病薬の併用に関しては，clozapineと従来型・新規抗精神病薬間の併用の比較試験が行われている．しかし，clozapine以外の抗精神病薬については，併用が単剤よりも優れているというエビデンスは極めて乏しい．他方では，個別の薬の効果と副作用を特定しにくい，薬物相互作用の可能性，副作用リスク増大の可能性，至適用量を定めにくい，費用効率やアドヒアランスへの悪影響などのリスクが指摘されており，抗精神病薬の多剤併用は極めて慎重でなくてはならない．

抗コリン薬は，従来型抗精神病薬で急性錐体外路症状(振戦，固縮，無動，アカシジア，ジストニア)をきたして減量しても改善しない場合[2,21][II]に併用し，急性ジストニアを起こしやすい若年男性患者に従来型抗精神病薬を処方するときに予防的に併用する[12][I]．

電気けいれん療法(ECT)は緊張型に対して有効であるが，急性期症状に対するECTの有効性を新規抗精神病薬と比較した研究成果は乏しい．世界生物学的精神医学連盟(WFSBP)の治療ガイドラインでは急性期治療の第一選択は新規抗精神病薬であり，ECTは緊張型か治療抵抗性の症例に限って例外的に行うように推奨している[1]．APA治療ガイドラインも同様で，治療抵抗性で重症の場合にのみ慎重にその適応を定めている．

2) 治療抵抗性の治療アルゴリズム

治療抵抗性とは，新規抗精神病薬を含む2種類以上の抗精神病薬を6ないし8週間以上にわたり，有効量で治療したにもかかわらず効果がみられなかった場合をいう[1-3]．海外では患者の10ないし30％が抗精神病薬にほとんど反応せず，残る30％にも十分な反応が得られていない現状が報告されている[2]．

a) Line 1, 2　診断の再検討と服薬状況の確認

治療抵抗性の中には，従来型抗精神病薬による過鎮静や認知障害など疾患非特異的な二次性の陰性症状や，不十分な治療，診断の誤りなどによる見かけ上の治療抵抗性があるので，一次性の陰性症状や適切な治療にも反応しない真の治療抵抗性との識別が必要である．

b) Line 3

治療抵抗性の第一選択薬は，海外ではclozapineである[1,2,22-24][I]．その有用性を示すエビデンスはすでに集積されており，重症の残遺症状が持続す

る場合には clozapine 以外の選択肢はごく限られている[2]．治療抵抗性の症例にオランザピンが clozapine と同様の効果があるという報告[26,27]がある一方で，他の新規抗精神病薬に切り替えるよりも clozapine に切り替えたほうが有効とする報告もある[25]．

従来型抗精神病薬と新規抗精神病薬の併用や複数の新規抗精神病薬を併用する試みが行われているが，その有用性と有害事象についてまだ一定の見解は得られていない[7]．

二次性の治療抵抗性の場合には，その原因を特定して対応する必要がある．服薬を遵守していなかった場合には医師・患者・家族関係を含めてアドヒアランスの改善をはかり，場合によっては液剤，口腔内崩壊錠やデポ剤を選択する必要がある．抗精神病薬の副作用（過鎮静，認知障害や錐体外路症状など）による場合には，服薬内容（抗精神病薬の種類，服用量・期間，抗パーキンソン病薬の使用など）を見直す必要がある．

また，抗精神病薬の吸収不良や他の服用薬との代謝相互作用による有効血中濃度の低下が，見かけ上の治療抵抗性の原因になっていないか検討する必要がある．それには薬物血中濃度を測定する必要があり，ハロペリドールとブロムペリドールは健康保険の診療報酬の適応となっている[7]．ハロペリドールの血中濃度が 5 mg/ml 以下の場合には有効濃度に達していない可能性があり[28]，経口では有効薬物血中濃度に達しない場合はデポ剤を選択する[29]．

  c）Line4　抗精神病薬の効果を増強する向精神薬の併用

炭酸リチウムは抗精神病薬の効果を全般的に増強し，特に感情障害を伴う場合には有効とされていたが，最近のメタアナリシスでは治療抵抗性症例への治療増強効果は実証されていない[2]．ただし，DSM-IV-TR の統合失調感情障害には炭酸リチウムを用いてみる価値はある[2]．

カルバマゼピンの併用は，強い興奮，攻撃性や衝動性のあるときには併用を試みる[II]．その際，酵素誘導により抗精神病薬の血中濃度が下がることを留意すべきである[2]．

  d）Line 5　電気けいれん療法（ECT），高用量の抗精神病薬，研究段階の
　　薬物，休薬

ECT は従来型抗精神病薬や新規抗精神病薬の治療効果を増強すると報告されており，抗精神病薬に反応しない重症例には ECT の併用を考慮する[1,2]．ただし，海外では治療抵抗性への ECT は，clozapine が奏効しなかった場合の選択肢とされている[2]．

海外では clozapine と他の新規抗精神病薬の併用も検討されているが，まだ研究段階である．

また Line 5 では，いったん治療を中断して診断や多軸評価を慎重に再検討することも選択肢の 1 つであり，回復後の生活環境や対人関係に問題がないか慎重に検討する必要がある[2,3,8,21][III]．開発研究段階の新薬を試みることも，残された選択肢の 1 つである．

3) 新規抗精神病薬と clozapine の概要

a) リスペリドン

ドーパミン，セロトニン，アドレナリン，ヒスタミンの各種受容体に結合する．セロトニン $5\text{-}HT_2$ 受容体とドーパミン D_2 受容体の遮断作用が特徴的で，セロトニン・ドーパミン拮抗薬（SDA）と呼ばれている．血中プロラクチン濃度の上昇[30]と急性錐体外路系の副作用リスクを考えて，高用量（12 mg/日以上）は避ける．1 日用量は 2～6 mg/日[1]であるが，初回精神病エピソードには 1～4 mg が推奨されているが，この用量では臨床上問題になる錐体外路系の副作用は少ない[31]．メタアナリシスでは，陽性症状に対してハロペリドールと同等以上の改善が報告[32]されている[II]．陰性症状にも有効[33]であるが，一次性の陰性症状への有効性については見解が一定しない．安定期の再発予防効果はハロペリドールより優れている[34]．治療初期に起立性低血圧のリスクがあるので，低用量から漸増する．体重増加は，オランザピン，clozapine，クエチアピンより軽微である．肝の CYP3A4，CYP2D6 酵素を介した誘導と阻害の可能性がある．剤型には 1％細粒，錠剤（1, 2, 3 mg）と 1 mg/ml の内容液（0.5, 1, 2 ml）があり，内用液は服薬遵守が困難な場合の選択肢の 1 つである．

b) オランザピン

ドーパミン，セロトニン，ムスカリン，アドレナリン，ヒスタミンの各種受容体に結合する．急性期の 1 日用量は 10～20 mg で，5～10 mg から増量する．遅発性ジスキネジアなどの錐体外路系の副作用が少なく[35]，血中プロラクチン濃度の上昇も少ない[36]．陽性症状に対してハロペリドールと同等以上の改善が報告[37]されており[II]，陰性症状の改善が報告[38]されているが，一次性の陰性症状への効果については一定の見解に至っていない．高頻度にみられる副作用は体重増加[39]と代謝異常で[40,41]，糖尿病患者には禁忌である．鎮静や起立性低血圧，頻脈，心伝導障害の頻度は低く，悪性症候群はまれであ

る[3]．肝の CYP1A2 酵素を介した誘導の可能性がある．剤型には 1%細粒，錠剤(2.5, 5, 10 mg)，口腔内崩壊錠(5, 19 mg)があり，急性期で服薬遵守に問題がある場合には口腔内崩壊錠が有用とする報告[42]がある．

c) クエチアピン

ドーパミン，セロトニン，アドレナリン，ヒスタミンの各種受容体と結合する．急性期の1日用量は 150～600 mg/日で，50～75 mg から増量する．抗コリン作用，血中プロラクチン濃度の上昇[43]や急性錐体外路性の副作用はほとんどみられない[44]．プラセボ対照試験で，陽性症状への有効性が示されており，メタアナリシスで従来型抗精神病薬と同等の有用性が報告されている[10,45]．陰性症状の改善が報告されているが，それが一次性の陰性症状への効果については一定の見解に至っていない．鎮静が高頻度にみられ，治療早期から起立性低血圧，頻脈，体重増加と代謝異常がみられることがあり，低用量からの漸増が推奨されている．最近，400 mg まで急速に増量しても耐用性，安全性に差異はなかったという報告[46]や，急性期の抑うつ状態に有効とする報告[47]もある．肝の CYP3A4 酵素を介した誘導の可能性がある．剤型には 50%細粒と錠剤(25, 100 mg)がある．

d) ペロスピロン

薬理学的にはセロトニン，ドーパミン，ヒスタミンの各種受容体に結合し，アドレナリン α_1 受容体にも結合する．セロトニン 2A 受容体に親和性が強く[48]，ドーパミン D_2 受容体への親和性がこれに次ぐ SDA である[49]．同じセロトニン・ドーパミン拮抗薬のリスペリドンとは異なり，$5\text{-}HT_{1A}$ 受容体にも結合する．1日用量は 12～48 mg で，12 mg から増量する．陽性症状に対してハロペリドールと同等の有効性があり，意欲低下や不安・抑うつの改善や陰性症状にも有効とする報告[50,51]がある．錐体外路症状の程度はハロペリドールよりも弱い[51]．一次性の陰性症状に対する効果については一定の見解に至っていない．剤型には錠剤(4, 8 mg)がある．

e) アリピプラゾール

ドーパミン，セロトニン，アドレナリン，ヒスタミンの各種受容体に作用するが，ドーパミン D_2 受容体とセロトニン $5\text{-}HT_{1A}$ 受容体の部分作動薬である点が特徴である．従来型抗精神病薬との比較試験で陽性症状に対して同等以上の改善が報告されており[52,53]，他の新規抗精神病薬が奏効しない症例への有効性[54]や陰性症状の改善[55]も報告されている．しかし，一次性の陰性症状への有効性については一定した見解に至っていない．安定期における再

発予防効果[56-58]）が報告されている．1日用量は6～24mgで，6～12mgから増量する．不眠[52,55]が出現することがあり，鎮静，錐体外路系副作用，起立性低血圧や頻脈がみられることもある．おもに肝のCYP2D6mCYP3A4酵素で代謝される．剤型には，1%細粒と錠剤（3，6mg）がある．

f）ブロナンセリン

ドーパミン，セロトニン受容体に選択的に結合し，アドレナリン，ヒスタミン，ムスカリンなど他の脳内受容体への親和性は低い[59]．5-HT_{2A}受容体に比べ，ドーパミンD_2受容体遮断作用が強い．ハロペリドールとの比較試験では，PANSS合計スコアではほぼ同等の効果がみられ，陰性症状では上回り，錐体外路系の副作用は有意に少ない[60]．リスペリドンとの比較試験でもPANSS合計スコアではほぼ同等の効果があり，錐体外路系の副作用は同程度で，血中プロラクチン上昇と体重増加は少ない[61]．一次性の陰性症状のへの有効性ついては一定した見解に至っていない．高頻度にみられる副作用は，パーキンソン症候群，アカシジアと不眠である．1日用量は8～24mgで，8mgから増量する．おもに肝のCYP3A4酵素で代謝される．剤型には2%散と錠剤（2，4mg）がある．

g）Clozapine

現時点で，日本では未発売である．1日用量は150～600mg[3]，または100～450mg[2]で，血中有効薬物濃度は200～400ng/ml[3]である．ドーパミン，セロトニン，ムスカリン，アドレナリン，ヒスタミンの各種受容体を含む多くの受容体に結合する．臨床上，錐体外路性の副作用や血中プロラクチン濃度の上昇が問題になることはない[62]．一次性の陰性症状や治療抵抗性症状の第一選択薬[2-4,63,64]とされ，抗攻撃性作用[65]や希死念慮や自殺企図，強い精神運動興奮への有効性が報告されている[66]．有効例では，治療開始後6～12週で治療効果が現れることが多い．遅発性のジストニアやジスキネジアを増悪させることはない．鎮静や起立性低血圧がみられることがあるので，低用量から漸増する．チトクロムP450阻害薬は血中clozapine濃度を上昇させ，CYP1A2誘導体は減少させる．最も重篤な副作用は無顆粒球症で，6か月以上服薬した患者の0.6%にみられる[67]．感染症の徴候の早期発見と定期的な血液検査を行い，白血球減少や好中球減少があれば即座に服薬を中止する．便秘や頻脈の他にも，体重増加や血糖値の上昇，2型糖尿病[68]が報告されており，使用上の注意が必要である．

2. 電気けいれん療法

　修正型電気けいれん療法(ECT)で実施する．急性期症状に対するECTの有効性については一定の見解に達してない[2]が，従来型，新規の抗精神病薬と併用すると，ECT単独よりも有効であるという報告がある[2,3]．ECTの適応を定めるときは慎重を要し，次のような場合に行う[3]．
(1) 強い緊張病性昏迷や興奮が続いて薬物療法の効果を期待できず，全身状態の悪化や危険行為のリスクが切迫しているとき
(2) 強い希死念慮や自殺企図がみられ，自殺の危険が切迫しているとき
(3) 重度の身体合併症や薬物不耐性のために有効な薬物療法が行えないとき
　治療抵抗性症状へのECTの適応は，海外ではclozapineによる治療を優先する．日本の治療アルゴリズム[7]でも薬物療法がECTよりも優先されている．

3. 急性期における身体管理

　薬物療法を開始する前に，身体的な診察・検査を十分に行う[I]．一般理学的所見と臨床検査成績(検尿，完全血球算定，電解質，血糖，コレステロール，中性脂肪，腎・肝・甲状腺機能検査，梅毒検査)を参考に身体機能を評価し，必要に応じて感染症(梅毒，C型肝炎など)，妊娠，脳波，脳画像検査を行う[II]．糖尿病，QTc延長，高プロラクチン血症，錐体外路性副作用，白内障などの副作用をモニターする[3][II]．

a) 急性興奮時の注意
　急性精神病エピソード中に自己管理能力が著しく低下し，栄養状態の悪化や身体機能の低下を生じやすい．たとえ著しい緊張病性興奮にあっても，身体的には極度に衰弱していることが少なくない．迅速な鎮静を要する場合でも，その点を考慮して安全性に注意する必要がある[I]．例えば，ベンゾジアゼピン系抗不安薬を静注する際には時間をかけて入眠量をゆっくり注入するよう注意する．入眠量を超える量を急速に注入すると呼吸停止を招く場合がある．

b) 大量服薬時の対応
　身体合併症，飲酒や他の薬物摂取がなければ，抗精神病薬の大量服薬だけ

で死に至ることは少ない.ただし,薬物による呼吸抑制と著しい起立性低血圧には十分な注意が必要である.米国精神医学会の治療指針[69]によると,大量服薬時の推奨は次のようである.

(1) 催吐,胃洗浄
(2) 気道の確保,呼吸管理
(3) 静脈内補液,血漿や濃縮アルブミンの投与,昇圧剤による血圧管理
(4) 抗コリン薬の投与

c) 致死性副作用

心毒性による不整脈,低血圧,誤嚥・窒息,巨大結腸症,イレウス,抗精神病薬による悪性症候群や身体衰弱に十分な注意が必要である.

● 文献

1) Falkai P, Wobrock T, Lieberman J, et al: World Federation of Societies of Biological Psychiatry(WFSBP) guideline for biological treatment of schizophrenia, Part 1: acute treatment of schizophrenia. World J Biol Psychiatry 6:132–191, 2005 [E]
2) 松岡洋夫,佐藤光源:米国精神医学会治療ガイドライン 統合失調症(第2版).佐藤光源,樋口輝彦,井上新平(監訳):米国精神医学会治療ガイドライン コンペンディアム.pp278–409, 医学書院, 2006 [E]
3) National Institute for Clinical Excellence: Guidance on the use of newer(atypical) antipsychotic drugs for the treatment of schizophrenia. (NICE2002) London [E]
4) Correll CU, Mallhotra AK, Kaushik S, et al: Early prediction of antipsychotic response in schizophrenia. Am J Psychiatry 160:2063–2065, 2003 [E]
5) American Psychiatric Association: Diagnostic and Statiscal Manual of Mental Disorders, Fourth Edition (DSM-IV). APA, Washington DC, 1994 [E]
6) American Psychiatric Association: Practice guideline for the treatment of patients with schizophrenia. Am J Psychiatry 154(Suppl):1–63, 1997 [E]
7) 林田雅希,中根允文:急性精神病エピソード.林田雅希,佐藤光源,樋口輝彦(編):精神科薬物療法研究会 統合失調症の薬物治療アルゴリズム. pp1–10, 医学書院, 2006 [E]
8) Sato M, Nakane N, Hayashida M, et al: Algorithm for the treatment of schizophrenia in Japan. Inter J Psych Clin Prac 3:271–276, 1999 [E]
9) Geddes J, Freemantle N, Harrison P, et al: Atypical antipsychotics in the treatment of schizophrenia-systematic overview and meta-regression analysis. Br Med J 321:1371–1376, 2000 [D]
10) Ones PB, Barnes TRE, Davies L, et al: Randomized controlled trial of the effect on quality of life of second- vs first-generation antipsychotic drugs in schizophrenia. Arch Gen Psychiatry 63:1079–1087, 2006 [A]
11) Bobes J, Gutierez J, Gilbert L, et al: Quality of life in schizophrenia. Due Psychiatry 13:158–163, 1998 [E]
12) McCue RE, Waheed R, Urcuyo L, et al: Comparative effectiveness of second generation antipsychotics and haloperidol in acute schizophrenia. Br J Psychia-

try 189:433-440, 2006 [D]
13) Lindenmayer J-P, Czobor PC, Volavka J, et al: Effects of atypical antipsychotics on the syndromal profile in treatment-resistant schizophrenia. J Clin Psychaitry 65:551-556, 2004 [D]
14) Kinon BJ, Noordsy DL, Liu-Seifert H, et al: Randomized, double-blind 6-month comparison of olanzapine and quetiapine in patients with schizophrenia or schizoaffective disorder with prominent negative symptoms and poor functioning. J Clin Psychopharmacology 26:453-461, 2006 [A]
15) Davis JM, Chen N, Glick ID: A meta-analysis of the efficacy of second generation antipsychotics. Arch Gen Psychiatry 60:553-564, 2003 [E]
16) Heres S, Davis J, Maino K, et al: Why olanzapine beats risperidone, risperidon beats quetiapine, and quetiapine beats olanzapine: an exploratory analysis of head-to-head comparison studies of second-generation antipsychotics. Am J Psychiatry 163:185-194, 2006 [E]
17) Wang X, Savage R, Borisov A, et al: Efficacy of risperidone versus olanzapine in patients with schizophrenia previously on chronic conventional antipsychotic therapy: a switch study. J Psychiat Res 40:669-676, 2006 [B]
18) van Putten T, Marder SR, Mintz J: A controlled dose comparison of haloperidol in newly admitted schizophrenic patients. Arch Gen Psychiatry 47:754-758, 1990 [A]
19) Rifkin A, Doddi S, Karajgi B, et al: Dosage of haloperidol for schizophrenia. Arch Gen Psychiatry 48:166-170, 1991 [A]
20) Kane JM, Leucht S, Carpenter D, et al: The Expert Consensus Guideline Series. Optimizing pharmacologic treatment of psychotic disorders. J Clin Psychiatry 63(Suppl 12):1-100, 2003 [E]
21) Zarate XA, Daniel DG, Kinon BJ, et al: Algorithm for the treatment of schizophrenia. Psychopharmacology Bull 31:461-467, 1995 [E]
22) Kane JM, Honigfeld G, Singer J, et al: Clozapine for the treatment-resistant schizophrenic. Arch Gen Psychiatry 45:789-796, 1988 [D]
23) Pickar D, Owen RR, Litman RE, et al: Clinical and biologic response to clozapine in patients with schizophrenia. Arch Gen Psychiatry 49:345-353, 1992 [D]
24) Breier A, Malhotra AK, Su TP, et al: Clozapine and risperidone in chronic schizophrenia: effects on symptoms, parkinsonian side effects, and neuroendocrine response. Am J Psychiatry 156:294-298, 1999 [C]
25) McEvoy JP, Lieberman JA, Stroup TS, et al: Effectiveness of clozapine versus olanzapine, quetiapine, and risperidone in patients with chronic schizophrenia who did not respond toprior atypical antipsychotic treatment. Am J Psychiatry 163:600-619, 2006 [C]
26) Bitter I, Dossenbach MRK, Brook S, et al: Olanzapine versus clozapine in treatment-resistant or treatment-intolerant schizophrenia. Prog Neuro-psycho- pharmacol Biol Psychiatry 28:173-180, 2003 [E]
27) Naber D, Riedel M, Klimke A, et al: Randomized double blind comparison of olanzapine vs, clozapine on subjective well being and clinical outcome in patients with schizophrenia. Acta Psychiatr Scand 111:106-115, 2005 [B]
28) 染矢俊幸, 広兼元太, 尾関祐二, 他：ハロペリドール血中モニタリングの現状と問題点.

精神医学 38:835-842, 1996 [E]
29) McGorry P, Killackey E, Elkins K, et al: Clinical Practice Guideline Team for the treatment of schizophrenia 2003. Summary Australalian and New Zealand clinical practice guideline for the treatment of schizophrenia. Australas Psychiatry 11:136-147, 2003 [E]
30) Volavka J, Czobor P, Cooper TB, et al: Prolactin levels on schizophrenia and schizoaffective disorder patients treated with clozapine, olanzapine, risperidone, or haloperidol. J Clin Psychiatry 65:57-61, 2004 [E]
31) Kopala LC, Good KP, Honer WG: Extrapyramidal signs and clinical symptoms in first-episode schizophrenia: Response to low-dose risperidone. J Clin Psychopharmacol 17:308-313, 1997 [E]
32) Schooler N, Rabinowitz J, Davidson M, et al: Risperidone and haloperidol in first-episode psychosis: a long-term randomized trial. Am J Psychiatry 162:947-953, 2005 [B]
33) Möller HJ: Management of the negative symptoms of schizophrenia. New treatment options. CNS Drugs 17:793-823, 2003 [E]
34) Csernansky JG, Mahmoud R, Brenner R: A comparison of risperidone and haloperidol for the prevention of relapse in patients with schizophrenia. N Engl J Med 346:16-22, 2002 [A]
35) Beasley CM, Dellva MA, Tamura RN, et al: Randomised, double blind comparison of the incidence of tardive dyskinesia in patients with schizophrenia during long-term treatment with olanzapine or haloperidol. Br J Psychiatry 174:23-30, 1999 [B]
36) David SR, Taylor CC, Kinon BJ, et al: The effects of olanzapine, risperidone, and haloperidol on plasma prolactin levels on patients with schizophrenia. Clin Ther 22:1085-1096, 2000 [D]
37) Green AL, Liebermann JA, Hamer RM, et al: Olanzapine and haloperidol in first episode psychosis: two-year data. Schizophr Res 86:234-243, 2006 [D]
38) Lindenmayer JP, Khan A, Iskander A, et al: A randomized controlled trial of olanzapine versus haloperidol in the treatment of primary negative symptoms and neurocognitive deficits in schizophrenia. J Clin Psychiatry 68:368-379, 2007 [B]
39) Weiss F, Danzl C, Hummer K, et al: Weight gain induced by olanzapine. Schizophr Res 29:179, 1998 [E]
40) Wirshing DA, Spellberg BJ, Erhart SM, et al: Novel antipsychotics and new onset diabetes. Biol Psychiatry 44:778-783, 1998 [E]
41) Bettinger TL, Mendelson SC, Dorson PG, et al: Olanzapine-induced glucose dysregulation. Ann Pharmacother 34:865-867, 2000 [E]
42) Kinon BJ, Hill AL, Liu H, et al: Olanzapine orally disintegrating tablets in the treatment of acutely ill non-compliant patients with schizophrenia. Int J Neuropsychopharmacol 6:97-102, 2003 [E]
43) Small JG, Hirsch SR, Arvanitis LA, et al: Quetiapine in patients with schizophrenia: A high- and low-dose double blind comparison with placebo. Arch Gen Psychiatry 54:549-557, 1997 [B]
44) Kasper S, Muller-Spahn F: Review of quetiapine and its clinical applications in

schizophrenia. Expert Opin Pharmacolther 1:783-801, 2000 [E]
45) Leucht S, Wahlbeck K, Hamann J, et al: New generation antipsychotics versus low potency conventional antipsychotics: a systemic review and meta-analysis. Lancet 361:1581-1589, 2003 [E]
46) Smith MA, McCoy R, Jennifer RN, et al: Rapid dose escalation with quetiapine. J Clin Psychopharmacology 25:331-335, 2005 [B]
47) Emsley RA, Buckley P, Jones M, et al: Differential effect of quetiapine on depressive symptoms In patients with partially responsive schizophrenia. J Psychopharmacology 17:210-215 2003 [D]
48) Sekine Y, Ouchi Y, Takei N, et al: Perospirone is a new generation antipsychotic. J Clin Psychopharmacology 26:531-533, 2006 [E]
49) Kato T, Hirose A, Ohno Y, et al: Binding profile of sm-9018, a novel antipsychotic candidate. Jpn J Pharmacol 54:478-481, 1990 [E]
50) 桑原 斉, 山本英典, 荒木 剛, 他：Perospironeへの置換による慢性期統合失調症患者の陰性症状・錐体外路症状の改善. 臨床精神薬理 8:337-345, 2005 [E]
51) 村崎光邦, 小山 司, 町山幸輝, 他：新規抗精神病薬塩酸peropironeの精神分裂病に対する臨床評価—後期第2相試験. 基礎と臨床 31:893-902, 1997 [B]
52) Tandon R, Marcus RN, Stock EG, et al: A prospective, multicenter, randomized, parallel-group, open-label study study of aripiprazol in the management of patients with schizophrenia or schizoaffective disorder in general psychiatric practice: broad effectiveness trial with aripiprazole. Schizophrenia Res 84:77-89, 2006 [B]
53) 石郷岡純, 三浦貞則, 小山 司, 他：統合失調症に対するaripiprazoleの臨床評価—Haloperidolを対照薬とした第III相二重盲検比較試験. 臨床精神薬理 9:271-293, 2006 [B]
54) Kane JM, Meltzer HY, Carson WH, et al: Aripiprazole for treatment-resistant schizophrenia: results of a multicenter, randomized, double-blind, comparison study versus perphenazine. J Clin Psychiatry 68:213-223, 2007 [A]
55) 大森哲郎, 三浦貞則, 山下 格, 他：統合失調症に対するaripiprazoleの後期臨床第II相試験. 臨床精神薬理 9:271-293, 2006 [B]
56) Kasper S, Lehman MN, McQuade RD, et al: Efficacy and safety of aripiprazole vs. haloperidol for long-term maintenance treatment following acute relapse of schizophrenia. Int J Neuropsychopharmacol 6:325-337, 2003 [C]
57) Pigott TA, Carson WH, Saha AR, et al: Aripiprazole for the prevention of relapse in stabilized patients with chronic schizophrenia: a placebo-controlled 26-week study. Clin Psychiatry 64:1048-1056, 2003 [C]
58) 丹羽真一, 岩崎 稠, 田中勝正, 他：統合失調症に対するaripiprazoleの長期投与試験—福島県グループ多施設共同非盲検試験. 臨床精神薬理 9:909-931, 2006 [D]
59) 采 輝昭, 久留宮 聰：Blonanserinの薬理学的特徴. 臨床精神薬理 10:1263-1272, 2007 [B]
60) 村崎光邦：統合失調症に対するblonanserinの臨床評価—Haloperidolを対照とした二重盲検法による検証的試験. 臨床精神薬理 10:2059-2079, 2007 [B]
61) 三浦貞則：統合失調症に対するblonanserinの臨床評価—Risperidoneを対照とした二重盲検比較試験. 臨床精神薬理 11:297-314, 2008 [B]
62) Kurz M, Hummer M, Oberbauer H, et al: Extrapydamidal side effects of cloza-

pine and haloperidol. Psychopharmacology 118:52–56, 1995 [C]
63) Lindermeyer JP, Grochowski S, Mabugat L: Clozapine effects on positive and negative symptoms: a six-month trial in treatment-refractory schizophrenics. J Clin Psychopharmacology 14:201–204, 1994 [C]
64) Chakos M, Lieberman JA, Hoffman E, et al: Effectiveness of second generation antipsychotics in patients with treatment-resistant schizophrenia: a review and meta-analysis of randomized trials. Am J Psychiatry 158:518–552 [B]
65) Krakowski MI, Czobor P, Citrome L, et al: Atypical antipsychotic agents in the treatment of violent patients with schizophrenia and schizoaffective disorder. Arch Gen Psychiatry 63:622–629, 2006 [A]
66) Meltzer HY, Alphs L, Green AI, et al: Clozapine treatment for suicidability in schizophrenia: International Suicidal Prevention Trial. Arch Gen Psychiatry 60:82–91, 2003 [A]
67) Alvir JMJ, Lieberman JA, Safferman AZ, et al: Clozapine-induced agranulocytosis: Incidence and risk factors in the United States. N Engl J Med 329:162–167, 1993 [E]
68) Handerson DC, Cagliero E, Gray C, et al: Clozapine, diabetes mellitus, weight gain, and lipid abnormalities: A five-year naturalistic study. Am J Psychiatry 157:975–981, 2000 [E]
69) American Psychiatric Association: Practice guideline for the treatment of patients with schizophrenia. Am J Psychiatry 154(Suppl):1–63, 1997 [E]

（佐藤光源）

D 心理社会的療法

　急性期の心理社会的療法の目的は，以下の通りである．
（1）急性症状が回復しやすいように心理的・物理的環境を整える．
（2）急性期の混乱した状態から抜け出すための薬物療法が円滑に行われるように手助けする．
（3）患者と家族に今後の治療の道筋を提示し，治療チームと共同した治療を進めるための基盤を作る．
　第一の点について．急性期は，混乱が少なく安心できる環境，リラックスできる環境を準備する必要がある．それには，家族やスタッフの態度，休息のとり方，生活の場が変化した場合の新しい環境でのプログラムなど工夫を要するポイントがある．
　第二の点について．急性期には薬物療法をスムーズに進めるよう考慮を払

わなければならない．それには，薬物療法が受け入れられるような精神科医や看護スタッフによる精神療法や働きかけの役割が重要である．

第三の点について．急性期は患者・家族ともに混乱した状態にある．そのために症状の説明，治療の必要性，採用しようとする治療方法，予後などの説明をしても記憶に残りにくい[1]．しかし，特に家族は病気の理解を求める気持ちが高まっている時期でもある．

1. 個人療法

患者が安心できる心理的環境で，最も重要なものの１つが治療者との人間関係である[2][Ⅱ]．ここでは，主として初発や初回治療で初めて治療者と出会う場合の個人療法をポイントに置く．

a. 治療への導入

本人の自発的な意志による治療開始をめざす．特に，すでに治療関係がある程度成立している場合は，患者の自発性を尊重しながら進めることが重要である[3]．例えば，服薬を中断して再発が生じかけているケースで服薬を拒否するような場合でも，一度は相手の主張を認め，たとえ再発がみられても，そのことにより服薬の重要性を認識してもらうといった過程である．

強制的な治療が必要な場合，患者との間で緊張関係を長引かせるような診察は避けるべきである．例えば，任意入院をめざして説得する，議論を交わすなどにより時間をかけることは避けるべきである．

治療が患者の自発性に基づいて開始された場合でも，非自発的に開始された場合でも，以下の項目を参考にしながら，治療同盟を築くための努力を払うべきであり，実際ほとんどの患者と人間関係を築くことができる[4][Ⅱ]．

b. 基本的アプローチ

精神療法では支持的・共感的態度をとる．洞察指向的な療法よりも種々の点で効果的である[5][Ⅰ]．

c. 取り扱う事項

身体的な話題を交える[6,7]．食欲・睡眠の状態などの日常的で侵襲的でない話題を出し，患者の身体の健康状態に対する関心をもっていることを伝える．

その他の身体の状態に対して毎回のように尋ね，よい状態にあればそのことを治療者は喜んでいると伝える．類似の話題として，1日の生活を尋ねる．特に睡眠と覚醒のリズムが回復しているか，活動レベルは適正な方向に向かっているか，目的をもった行動がどの程度とれるかといった点をモニターする．

　薬を含む治療内容について話題にする[7,8]．薬を服用することに関しての患者の構えを探索する．その際，処方されている薬に関する情報を提供しながら行う．薬の名前，分量，服用の時間，飲み方(経口・非経口)，予測される効果と副作用，今後の投薬計画(増量や減量のタイミング)を本人の理解の程度に応じて工夫しながら伝える．患者の質問を歓迎し，できる限り一般用語を用いてわかりやすく説明する．このような具体的で簡単な介入プログラムにより効果的な服薬習慣を作ることができる[9]．薬剤の選択に関して患者から特定の要求があれば，その採用を考慮するか，採用しないようであれば少なくとも過去の服薬歴から患者に説明できるような資料を得ておくべきである．

　妄想や幻覚などの異常体験を話題にする場合は，細心の注意を要する．異常体験の真偽を論ずることは避け，体験者の感情的状態への理解と共感的対応を主体にする．これらの話題は，薬物療法の効果を説明するよい機会となる．初発の場合，症状改善に対する薬物の効果が約90%という情報が参考になる[10]．妄想・幻聴に対する逆説的な接近方法も効果をもたらすことがある[11]．

d. 接触する頻度とタイミング

　外来治療の場合，診察の間隔は，薬物効果のモニターに必要な頻度，不安の程度，家族の許容度，通院の便などを総合して決定する．

　入院治療の場合は，担当医かチームメンバーの誰かが毎日面接する．コミュニケーションの障害が著しい場合は支持的な接近も難しく，無言のままで一定の時間を過ごさざるをえないこともある．患者にとって環境が予測されるものとなるように，入院中の面接は一定の時間帯に行われることが望ましい．1日1回の面接で約束事などができるようになるには，注意の持続が改善し待つことの忍耐が生まれなくてはならない．それは急性期が終焉に向かうころで，それまでは臨時の面接が必要になる．臨時の面接には極力応じ，その際の指示などは治療計画と矛盾しないものにすべきである．担当医不在のときには，治療の連続性を保つように担当医による指示が残されるべきである．

e. 生活指導

　看護師による生活指導的かかわりの治療的意義は大きい．医師と看護師の治療方針が矛盾しないように調整する．毎日の短時間でのかかわりからスタートし，しだいに1回の接触時間を長くする．最初は依存欲求を受け入れ，しだいに自立を促す．患者により生活指導を要する期間が異なる．交代で勤務者が変わってもかかわり方が変わらないように伝達を徹底する．

f. 隔離と身体拘束の使用

　隔離と身体拘束についてのガイドラインは厚生労働省によって示されている．保護室への隔離では，定期的な面接(最低1日1回)，身体面のチェック，更衣や風呂使用などの清潔面に留意する．四肢抑制をするときは，循環障害を起こさないように抑制用具を正しく当て，頻回に関節，呼吸，下肢静脈などをチェックする．隔離・身体拘束は，いずれも精神保健指定医のみに許された行為である．これらの拘束的行為は，本人と他患者の保護に役立ったり，感覚遮断的意味合いや抱え的な意味合いがもつ治療効果も有している．一方，多くの当事者団体からは強く批判されている[12]．看護スタッフの数や力量によって，その必要性や利用度が変わるという側面もある．拘束的治療の有用性はケースごとに異なるが，隔離・身体拘束ともに必要最小限の時間に限るべきである．

2. 集団療法

　集団療法には，支持的グループ・教育的グループ・精神療法的グループなどがあり，治療者としては看護スタッフ，医師，臨床心理士，作業療法士などのチームメンバーがかかわる．

a. 集団精神療法

　4~12人程度の患者を1~2人のセラピストが主導し，定期的に一定の時間セッションをもつ．グループ討論を通じて，患者の自己理解と自己受容を深め，他者とのかかわりを促進し，変化していく力を強めることを目的とする．「今，ここ」の問題を取り扱い，洞察的なアプローチは避けるべきである[13][I]．リーダーの適度な主導性，侵襲的でない話題，グループ全体のリラックスし

た雰囲気などが治療効果をもつ．

b. レクリエーション療法

　感情を直接的に表出することによって緊張の解放をはかる治療法で，本来的に健康的な活動をすることで病的な行動を抑えたり，治療者に適切な指示が適度な刺激となって患者の注意力の調整がされるといったメカニズムが働いている[14]．侵襲的でなく急性期から適応されるが，競争的で刺激が過剰であったり，逆に単調で何度も繰り返され刺激が過小なプログラムは治療効果が乏しい．

c. 作業療法

　休養と安静を要する時期には適応でないが，極期を過ぎ回復に向かう時期で適応となる．作業療法士との1対1の治療関係や作業活動により，生活リズムの回復，現実へのかかわりによる精神症状の軽減をはかり，慢性化の予防がめざされる[15]．

d. 社会生活技能訓練

　対人行動を通じての生活技能の改善をめざす治療で，リハビリテーションに属する治療であるが，急性期でも適応可能である．症状の認知・服薬の必要性・診察時の予約の必要性・救急時の行動などの領域の学習ができる[16]．

3. 家族への接触

　急性期は，治療者と家族が接触する機会が多く，関係づくりのよい機会である．家族との接触には，可能な限りチームアプローチをとる．
　急性期に家族と接触する目的は，①患者の日常生活・治療歴などの情報を収集する，②病状説明など情報を提供する，③以上の中で関係づくりをはかり回復期以降の治療が円滑に進むようはかることにある．共感的な接し方が関係づくりに役立つ．
　急性期で入院に至った場合のような危機的な時期には，家族は援助を受け入れやすい．またほとんどの家族は多くのニーズをもち，病気に関する情報を切実に求めている[17]．病状の説明には，病名・原因・症状・予測される経過・治療を含める．この時期は，家族も精神的に動揺しており，説明は記憶

に残りにくい[1]．説明には，図表やスライド，ビデオなどの視覚的な素材やわかりやすいテキストブックなどを用いる[18]．入院後なるべく早い時期に治療計画を立てることが重要で，家族資源，家族ケアの特徴などを参考にして現実的な目標を立てる．

　急性期は，家族教室などのプログラムを導入する時期としては悪くなく，特に学習意欲の高いケースなどではよい適応となる．また家族の自助グループへの紹介も，この時期に行ってよい．

● 文献
1) Leff J, Vaughn C: Expressed Emotion in Families. The Guilford Press, New York, 1985（三野善央, 他訳：分裂病と家族の感情表出. pp171-207, 金剛出版, 1991）[E]
2) Martin DJ, Garske JP, Davis MK: Relation of the therapeutic alliance with outcome and other variables: a meta-analytic review. J Consult Clin Psychol 68:438-450, 2000 [C]
3) 野田文隆：東京武蔵野病院精神科リハビリテーション・サービスとは？ 野田文隆, 他（責任編集）：誰にでもできる精神科リハビリテーション. pp25-35, 星和書店, 1995 [E]
4) Ciompi L: The Soteria-concept. Theoretical bases and practical 13-year-experience with a milieu-therapeutic approach of acute schizophrenia. 精神経誌 99:634-650, 1997 [C]
5) Gunderson JG, et al: Effects of psychotherapy in schizophrenia: II. Comparative outcome of two forms of treatment. Schizophr Bull 10:564-584, 1984 [B]
6) 宮内 勝：分裂病と個人面接―生活臨床の新しい展開. pp4-69, 金剛出版, 1996 [E]
7) 中井久夫：精神科治療の覚書. pp269-312, 日本評論社, 1982 [E]
8) 中谷真樹：治療における法的側面―インフォームド・コンセントを中心に. 中根允文, 他（編）：臨床精神医学講座3 精神分裂病II. pp301-330, 中山書店, 1997 [E]
9) Cramer JA, et al: Enhancing medication compliance for people with serious mental illness. J Nerv Ment Dis 187:53-55, 1999 [B]
10) Robinson DG, et al: Predictors of treatment response from a first episode of schizophrenia or schizoaffective disorder. Am J Psychiatry 156:544-549, 1999 [C]
11) 江熊要一：分裂病者に対する私の接しかた―診察場面を中心にして. 精神医学 11:235-248, 1969 [E]
12) Altenor A: Seclusion and restraints. Psychiatr Serv 51:1318, 2000 [E]
13) Kanas N, et al: The effectiveness of group psychotherapy during the first three weeks of hospitalization: a controlled study. J Nerv Ment Dis 168:487-492, 1980 [B]
14) Corrigan PW, et al: Recreational therapy and behavior management on impatient units: is recreational therapy therapeutic? J Nerv Ment Dis 181:644-646, 1993 [E]
15) 山根 寛：分裂病障害に対する作業療法. 精神科治療学（増刊号）15:209-213, 2000 [E]
16) Kopelowicz A, et al: Teaching psychiatric inpatients to re-enter the community: a brief method of improving the continuity of care. Psychiatr Serv 49:1313-1316,

1998 [B]

17) Kuipers L, et al: Family Work for Schizophrenia: A Practical Guide. pp6–9, Gaskel, London, 1992（三野善央, 他訳：分裂病のファミリーワーク. 家族を治療パートナーにする実践ガイド. pp17–25, 星和書店, 1995）[E]
18) 後藤雅博：効果的な家族教室のために. 後藤雅博（編）：家族教室のすすめ方 心理教育的アプローチによる家族援助の実際. pp9–26, 金剛出版, 1998 [E]

（井上新平）

III. 回復期治療

A 回復期の症状の評価

1. 症状評価の位置づけ

a. 回復期の治療と症状評価

　急性期に引き続く回復期は，ストレスを最小限にして状態の安定化をはかると同時に社会復帰に向けての準備をする時期である．このために，発病や再発の契機と考えられるストレス要因を明確にして，疾患の理解，服薬の意義，経過と予後に与える要因，対処行動などを患者と家族に教育し，社会生活に向けての現実的で無理のない目標を設定する．ストレスの軽減を優先すると社会復帰が遅れ，社会復帰を優先すると再燃の危険性が高くなるので，両者を両立させるためにきめ細かな症状評価が求められる．特に，生活が変化する時期にはきめ細かな症状評価が必要である．

b. 長期転帰の予測

　急性期症状がある程度回復しても，意欲，感情，認知の障害が悪化する一群があり[1,2]，この場合はより積極的な精神科リハビリテーションや目標設定の変更が必要となる．意欲や感情の障害に関しては，見せかけの陰性症状(抗精神病薬による過鎮静や錐体外路症状，不安・抑うつ，幻覚や妄想に伴う行動，対処行動としての引きこもり，施設症)などを除外しながら，厳密な陰性症状評価が求められる[3]．この点で抗精神病薬の副作用の監視も症状評価と同時に必要になってくる．最近では，日常生活能力や社会的および職業的機能の転帰に対して，陽性症状や陰性症状よりも注意，記憶，実行機能，さらに最近では社会認知などといった認知機能の障害がより強い影響力をもっている可能性が指摘されており[4,5]，認知機能の神経心理学的評価や精神生理学的評価が将来重要視されるだろう．

2. 症状と評価尺度

a. 精神症状の評価

　急性期の症状評価を継続し治療効果を判断する．頻回に症状評価を行う場合は，簡易精神症状評価尺度 Brief Psychiatric Rating Scale(BPRS)[6,7]が便利である．詳細は急性期の症状評価で述べた．他に，陽性症状や陰性症状をより詳細に評価するために，Positive and Negative Syndrome Scale(PANSS)[8]，Scale for the Assessment of Positive Symptoms(SAPS)[9]，Scale for the Assessment of Negative Symptoms(SANS)[10]などが利用できる．しかし，再燃・再発の予測には，不安，緊張，食欲低下，集中力低下，睡眠障害，抑うつ，社会的引きこもりなどの非特異的な前駆症状が重要になるので，きめ細かい観察が必要となる[11,12]．

b. 主観的症状評価

　主観的な症状評価尺度は少ないが，例えば，多くの患者の訴えに基づいて作成されたボン大学基底症状評価尺度 Bonn Scale for the Assessment of Basic Symptoms(BSABS)がある[13]．回復期や安定期でも思考，知覚，行動（運動），体感症状に関する訴えが高頻度にみられる[14]．

c. 社会的機能および行動の評価

　この時期は日常生活能力が社会復帰の可能性を左右するため，症状評価に加えて行動評価も重要である．例えば，社会機能評価尺度である Rehabilitation Evaluation Hall and Baker(REHAB)[15]では，失禁，暴力，自傷，性的問題行動，無断離院・無断外出，怒声・暴言，独語・空笑などの逸脱行動と，病棟内交流，病棟外交流，余暇，活動，会話，食事，身辺整理，金銭管理などの全般的行動を評定する[16]．より全体な社会的機能の評価にはDSMのV軸に導入されている機能の全体的評価尺度 Global Assessment of Functioning(GAF)[17]がある．

d. 薬物の副作用評価

　薬物による錐体外路性の副作用の評価には，Simpson-Angus Rating Scale(SARS)[18]，Abnormal Involuntary Movement Scale(AIMS)[19]，Drug-

Induced Extrapyramidal Symptom Scale(DIEPSS)[20], Extrapyramidal Symptom Rating Scale(ESRS)[21]などがある.

● 文献

1) McGlashan TH, Fenton WS: Subtype progression and pathophysiologic deterioration in early schizophrenia. Schizophr Bull 19:71-84, 1993 [C]
2) Weickert TW, Goldberg TE, Gold JM, et al: Cognitive impairment in patients with schizophrenia displaying preserved and compromised intellect. Arch Gen Psychiatry 57:907-913, 2000 [C]
3) Carpenter Jr WT, Heinrichs DW, Wagman AMI: Deficit and nondeficit forms of schizophrenia: The concept. Am J Psychiatry 145:578-583, 1988 [C]
4) Goldberg TE, David A, Gold JM: Neurocognitive deficits in schizophrenia. In Hirsch SR, Weinberger DR (eds): Schizophrenia. pp168-184, Blackwell Science, Oxford, 2002 [C]
5) Pinkham AE, Penn DL, Perkins DO, et al: Implications for the neural basis of social cognition for the study of schizophrenia. Am J Psychiatry 160:815-824, 2003 [E]
6) Overall JE, Gorham DR: The brief psychiatric rating scale. Psychol Reps 10:799-812, 1962 [C]
7) Kolakowska T: Brief Psychiatric Rating Scale: Glossaries and Rating Instructions. Department of Psychiatry, Oxford University, Oxford, 1976 [C]
8) Kay SR, Opler LA, Fiszbein A: Positive and negative syndrome scale(PANSS) rating manual. Albert Einstein College of Medicine, New York, 1986 [C]
9) Andreasen NC: Scale for the Assessment of Positive Symptoms(SAPS). Department of Psychiatry, University of Iowa College of Medicine, Iowa, 1984 [C]
10) Andreasen NC: Scale for the Assessment of Negative Symptoms(SANS). Department of Psychiatry, University of Iowa College of Medicine, Iowa, 1981 [C]
11) Herz M: Prodromal symptoms and prevention of relapse in schizophrenia. J Clin Psychiatry 46:22-25, 1985 [D]
12) 粟田主一, 松岡洋夫：分裂病の前駆症候と警告症候. 精神科治療学 13:431-438, 1998 [E]
13) Gross G, Huber G, Klosterkötter J, et al: BSABS: Bonner Skala für die Beurteilung von Basissymptomen (Bonn Scale for the Assessment of Basic Symptoms). Springer, Berlin, 1987 [C]
14) 刑部和人, 宮腰哲生, 山崎尚人, 他：精神分裂病に特異的な主観的症状について：Bonn大学基底症状評価尺度(BSABS)による検討. 精神医学 40:729-735, 1998 [C]
15) Baker R, Hall JN: REHAB: A new assessment instrument for chronic psychiatric patients. Schizophr Bull 14:97-110, 1988 [C]
16) 山下俊幸, 藤 信子, 田原明夫：精神科リハビリテーションにおける行動評定尺度『REHAB』の有用性. 精神医学 37:199-205, 1995 [C]
17) American Psychiatric Association: Diagnostic and Statistical Manual of Mental Disorders, 3rd ed-Revised(DSM-III-R). APA, Washington DC, 1987 [E]
18) Simpson GM, Angus JW: A rating scale for extrapyramidal side effects. Acta Psychiatr Scand 212(Suppl):11-19, 1970 [C]

19) Guy W: ECDEU Assessment manual for Psychopharmacology revised ed. US Dept of Health, Education, and Welfare, Washington DC, 1976 [C]
20) Inada T: Evaluation and Diagnosis of Drug-Induced Extrapyramidal Symptoms: Commentary on the DIEPSS and Guide to its Usage. Seiwa Shoten, Tokyo, 1996 [C]
21) Chouinard G, Ross-Chouinard A, Annable L, et al: The extrapyramidal symptoms rating scale. Can J Neurol Sci 7:233, 1980 [C]

〔松岡洋夫〕

B 治療の場の選択

　回復期治療の目的は，急性期に引き続き精神症状の回復をはかり，現実への適応性を高める準備をし，患者・家族との治療関係をさらに高めていくことである．この時期は，一過性に不安・焦燥感，強い依存と退行，抑うつ・自殺念慮と企図などが現れ，本人・家族，治療者ともども動揺することがあるので，治療者の一貫した態度が必要である．また急性期からの回復につれて，社会適応をはかるべく環境からの刺激を徐々に強めていく．回復期の治療経過，特に回復後早期の再発はその後の転帰に大きな影響を与える[1]．
　入院治療を継続する場合，病棟を安定した心理的環境となるように整える．その中で個人療法・集団療法・薬物療法などを組み合わせる．具体的には，精神症状の改善に伴って作業療法やレクリエーション療法を取り入れた開放病棟を治療の場として選択する[2][I]．閉鎖的で刺激に乏しい環境での長すぎる入院は施設症[3]をもたらしうるので注意する．患者の意見表出を保障し自立を促進する治療共同体理念に基づく取り組みが有用である[4]．適切な入院期間については一様に決められないが，短すぎる入院はスタッフの疲弊をもたらす可能性がある[5]．
　入院治療の場合，退院先の家庭の環境，特にその心理的環境を整える．家族の態度変化は退院後早期の症状再燃の防止に役立つ[6][I]．
　退院後のデイケア利用がゆるやかな地域への移行として有用である[7][II]．デイケアは，精神症状の改善やその後の再入院の回数と再入院日数を減らすことに貢献する[8]．再発予防効果は，退院後2年以内で顕著である[9]．

● 文献

1) 宮 真人, 渡会昭夫, 小川一夫, 他：精神分裂病者の長期社会適応経過（精神分裂病の長期経過研究第一報). 精神神経学雑誌 86:736-767, 1984 ［C］
2) Fan Z, Huang J, Wu Q, Jiang S: Comparison of standard locked-ward treatment versus open-ward rehabilitation treatment for chronic schizophrenic patients. A one-year controlled trial in Canton. Br J Psychiatry Suppl 24:45-51, 1994 ［C］
3) Wing JK, et al: Institutionalism and Schizophrenia. Cambridge University Press, London, 1970 ［D］
4) 野田文隆：東京武蔵野病院精神科リハビリテーション・サービスとは？ 野田文隆, 他（責任編集）：誰にでもできる精神科リハビリテーション. pp25-35, 星和書店, 1995 ［E］
5) 高橋武久, 北原明彦, 鷲塚輝久, 他：夜間休日救急対応の総合病院精神科閉鎖病棟における短期入院化の試み 平均在院日数 28 日以下の可能性. 総合病院精神医学 13:8-15, 2001 ［E］
6) Leff J, Kuipers L, Berkowitz R: A controlled trial of social intervention in the families of schizophrenic patients. Br J Psychiatry 141:121-134, 1982 ［B］
7) 池淵恵美, 他：包括的リハビリテーションの中で―特にSSTとの関係. 後藤雅博（編）：家族教室のすすめ方 心理教育的アプローチによる家族援助の実際. pp107-117, 金剛出版, 1998 ［E］
8) 前田正治, 前田久雄, 富田　伸, 他：精神分裂病に対するデイケアの効果 デイケア通所者と外来患者との比較研究. 厚生省精神・神経疾患研究9年度研究報告書 精神分裂病の病態, 治療・リハビリテーションに関する研究. pp77-82, 1998 ［C］
9) Yoshimasu K, Kiyohara C, Ohkuma K: Efficacy of day care treatment against readmission in patients with schizophrenia: A comparison between out-patients with and without day care treatment. Psychiatry Clin Neurosci 56:397-401, 2002 ［D］

（井上新平）

C 薬物・身体療法

　急性期が過ぎると精神病症状（おもに陽性症状）によって損なわれていた現実検討力がしだいに回復し，自我機能が再統合される．精神症状や社会的機能が改善して安定する時期で，通常3〜6か月続く[1]．この時期の治療目標は，ストレスを最小限に保ちながら精神病症状の寛解を促し，その再燃を防ぐとともに社会生活を営むのに必要な適応力を養うことである[2]．この時期に退院して地域社会に戻るときは，まだ十分安定していないので社会参加を急ぎすぎないようにする．

　支持的に接しながら，患者に疾患や経過，治療計画をよく説明し，薬物の自己管理など治療への理解と協力を促すのが大切な時期である[2,3]．

1. 症状の増悪防止

　従来型抗精神病薬，新規抗精神病薬を問わず，急性期に少ない副作用で十分な治療効果があった抗精神病薬は同じ服用量で維持し，約6か月は経過を観察する必要がある[1,2][I]．早急に抗精神病薬を変更あるいは減量すると症状が再燃しやすいので，安定期に入ってから行うのが一般的である[2]．ただし，副作用があれば迅速に抗精神病薬を調整して対応し，アドヒアランスの低下を招かないように努める．

2. 二次性の陰性症状

　陰性症状には一次性のものと非特異的な因子による二次性のものとがある[4]．多くの精神薬理学的な研究は両者を厳密に区別していないが，抗精神病薬（おもに従来型抗精神病薬）による二次性の陰性症状が考えられる場合には，次のように選択する．
(1) 従来型抗精神病薬を新規抗精神病薬に変更する．
　　従来型抗精神病薬の薬物療法を受けた回復期の患者で，陰性症状が社会生活機能を低下させていると考えられるときには，次のことを考慮して新規抗精神病薬に変更する[I]．
　　① 従来型抗精神病薬は過鎮静，錐体外路性副作用，認知障害を起こしやすいが，新規抗精神病薬にはそのリスクが少ない[2-4]．
　　② 新規抗精神病薬は，認知障害を改善する可能性が従来型抗精神病薬よりも大きい[1,2,5,6]．
　　③ 新規抗精神病薬には抑うつ症状の改善を期待することができる[7,8]．
(2) 新規抗精神病薬を，他の新規抗精神病薬に変更してみる[1,2,7]．
(3) 従来型抗精神病薬で治療中にパーキンソニズムがみられたときは，次の理由で新規抗精神病薬に変更する[I]．
　　① オランザピン，クエチアピン，アリピプラゾールは錐体外路系副作用が少ない[1,2,9,10]．
　　② リスペリドンの低用量(2～4mg/日)は錐体外路系の副作用が少ない[11]．
　　③ clozapineは黒質線条体ドーパミン神経系のD_2受容体遮断作用が弱

い[12,13]ので，錐体外路系の副作用が少ない[13,14]．
遅発性ジスキネジアを生じた場合は，軽度の場合には新規抗精神病薬に変更し，重度のときには海外では clozapine が第一選択となる[2]．

3. 不安・抑うつ状態

従来型抗精神病薬を新規抗精神病薬に変更するか[2]，あるいは抗うつ薬を併用[2,15]する．

● 文献
1) Falkai P, Wobrock T, Lieberman J, et al: World Federation of Societies of Biological Psychiatry(WFSBP) guidelines for biological treatment of schizophrenia, Part 2: Long-term treatment of schizophrenia. World J Biol Psychiatry 7:5–40, 2006 [E]
2) 松岡洋夫, 佐藤光源：米国精神医学会治療ガイドライン 統合失調症(第 2 版). 佐藤光源, 樋口輝彦, 井上新平(監訳)：米国精神医学会治療ガイドライン コンペンディアム. pp278–409, 医学書院, 2006 [E]
3) National Institute for Clinical Excellence: Guidance on the use of newer(atypical) antipsychotic drugs for the treatment of schizophrenia (NICE2002). London [E]
4) Zarate XA, Daniel DG, Kinon BJ, et al: Algorithms for the treatment of schizophrenia. Psychopharmacol Bull 31:501–503, 1995 [E]
5) Keefe RS, Silva SG, Perkins DO, et al: The effects of atypical antipsychotic drugs on neurocognitive impairment in schizophrenia: A review and meta-analysis. Schizophr Bull 25:201–222, 1999 [E]
6) Melzer HY, McGurk SR: The effect of clozapine, risperidone, and olanzapine on cognitive function in schizophrenia. Schizophr Bull 25:233–255, 1999 [C]
7) Mueller-Siecheneder F, Muller MJ, Hillert A, et al: Risperidone versus haloperidol and amitriptyline in the treatment of patients with a combined psychotic and depressive syndrome. J Clin Psychopharmacol 18:111–120, 1998 [C]
8) Tollefson GD, Beasley CM, Tran PV, et al: Olanzapine versus haloperidol in the treatment of schizophrenia and schizoaffective disorders. Am J Psychiatry 154:457–467, 1997 [C]
9) Kasper S, Muller-Spahn F: Review of quetiapine and its clinical applications in schizophrenia. Exper Opin Pharmacother 1:783–801, 2000 [E]
10) Copolov DL, Limk CG, Kowalcyl B: A multicentre, double-blind, randomized comparison of quetiapine (ICI 204, 636, 'Seroquel') and haloperidol in schizophrenia. Psychol Med 30:95–105, 2000 [B]
11) Lane HY, Chou WC, Chou JCY, et al: Risperidone in acutely exacerbated schizophrenia: Dosing strategies and plasma levels. J Clin Psychiatry 61:209–214, 2000 [C]
12) Farde LF, Nordstrom AL, Wiesel FA, et al: Positron emission tomographic anal-

ysis of central D1 and D2 dopamine receptor occupancy in patients treated with classical neuroleptics and clozapine: Relation to extrapyramidal side effects. Arch Gen Psychiatry 49:538-544, 1992 [C]
13) Fitton A, Heel R: Clozapine: A review of its pharmacological properties and therapeutic use in schizophrenia. Drugs 40:722-747, 1990 [E]
14) Kurz M, Hummer M, Oberbauer H, et al: Extrapyramidal side effects of clozapine and haloperidol. Psychopharmacology 118:52-56, 1995 [C]
15) McEvoy JP, Scheifler PL, Frances A (大野 裕 訳): Treatment of schizophrenia (精神分裂病の治療 1999). J Clin Psychiatry 60(Suppl 11), ライフサイエンス, 2000 [E]

(佐藤光源)

D 心理社会的療法

　回復期は特徴的な精神状態がみられやすく，臨界期[1]，寛解後疲弊病期[2]，転回期[3]，精神病後うつ状態（postpsychotic depression; PPD）[4]など多くの名称がつけられている．病状変化は一様ではなく，一過性の強い不安や焦燥感，強い依存と退行，抑うつ，自殺念慮や企図などを特徴とする．これらは，病的世界から現実世界への移行に伴う精神過程で生じるものと理解できる．
　回復期の心理社会的療法の目的は，以下の通りである．
(1) 引き続き精神症状の回復の動きを助けるように心理的・物理的環境を整える．
(2) 現実への適応を高めるための本格的なプログラムに徐々に導入する．
(3) 引き続き患者・家族との治療関係を強めていく．
　第一の点について．急性期に引き続き陽性症状の改善を促し，さらに陰性症状の出現を防ぎ，あるいは最小限に抑えるために治療環境を整える．急性期よりも物理的・心理的刺激を強め，過小刺激のために起こる引きこもりなどの陰性症状の出現を防いでいく．また過大な刺激は，逆に再発につながる危険性がある．患者にとっての最適な刺激を探ることがこの段階で要請される．
　第二の点について．この時期は，患者は徐々に病的体験から現実に関心が向いてくる．自分が置かれている状況がみえてくるにつれて，早く現実に戻ろうという焦りが生じたり，逆にストレスを回避すべく引きこもったりする．この時期に，現実適応の方策を示すこと，つまり精神科リハビリテーションについての計画を示し，適度なスピードで導入をはかっていくことが重要で

ある.

　第三の点について．急性期が過ぎて患者・家族ともに徐々に現実に目が向いてくる．場合によっては早期に医療の手を離れようとしたりすることもある．そのため引き続き治療関係を強め，長期的見通しを示しながら現在の治療に集中させていく必要がある．

1. 個人療法

　多くの患者は，急性期が過ぎたあとの疲労と消耗を体験している状態にある．患者の4人に1人は精神病後うつ状態にある[4]．言語的な表現が乏しく引きこもりがちだったり，退行が目立ったり，現実適応を焦ったりといった特徴がある．

a. 基本的アプローチ

　引き続き支持的・共感的態度で接していく．急性期から引き続く一貫した態度により，治療者の存在感が明確になり患者に安心感を与える．病識獲得をめざすような洞察的接近は引き続き避けるべきである[5][I]．

b. 取り扱う事項

　身体の状態について話題にする[6]．睡眠覚醒のリズムが徐々に整ってくるのを確かめる．急性期との違いに患者の注意を向け，改善の認識をもってもらうのもよい．眠気やだるさは薬の副作用との関連もあるが，回復期特有の現象であること，将来回復することを説明することで患者の安心感を得ることもある．

　生活行動について話題にする[3]．朝の覚醒が悪いこと，日中の眠気が強くごろごろしていることが多いこと，活動性が減退していることなどがよく自覚される．一方で，回復の自覚も生まれやすかったり，早く元気になろうと過剰適応気味にプログラムに参加したりする患者もいる．治療者は，回復期でエネルギーを蓄える時期であるので，早く活動的になろうと焦らないことの大切さを説明する．患者の回復過程は一様でなく[3]，個々のケースに応じた対応が必要である．

　精神状態について話題にする[6]．特に，不安・恐怖などの感情や異常体験がどのように変化しているのかを聞き，よりよい変化を共感的に受けとめる．

また，焦燥感や不安感が表明されたときは，回復途上にあり一時的な現象であろうと説明し安心感を得るように働きかける．妄想や幻覚などの異常体験については，あまり口にされなくなることが多い．そのような場合は，あえて認識を変更するような態度をとったり回想させたりするべきではない[6]．精神的苦痛に対して，患者はしばしばコーピング行動をとり[7]，行動の中には飲酒などの不健康で自己破壊的な行動も含まれる．治療者は，患者のコーピング行動を認識し，その自己治療的な回復過程を支援することができる[8][III]．自殺についての話題は，必要に応じて出すべきである．自殺念慮が認められれば，薬物療法の再検討を行い，同時にそのことを積極的に話題にして理解をはかっていく．場合によれば閉鎖的処遇を考慮する．

　薬を含む治療内容について話題にする[6]．この時期，服薬の習慣ができつつあるが，薬を服用することについて患者の構えは，薬に依存的になっている場合もあれば，しぶしぶ服薬している状態もある．薬についての情報が依然として乏しいと思われる場合には，引き続き処方されている薬に関する情報を提供する．

　リハビリテーションの話題を出すべきか否かについては，意見が分かれている[9]．早期に現実生活への適応をはかることは過剰な刺激を加え容易に再発に結びつくという慎重論がある一方で，リハビリテーションを早期に開始しないと慢性化に結びついてしまうという積極論がある．いずれにしても，患者に将来の治療方法についてあらかじめ情報を提供することには意義がある．

c. 接触する頻度とタイミング

　入院治療の場合，症状の改善と現実の認知の回復とともに，診察を徐々に定期化していく．外来治療の場合，診察の間隔を開けていく．これは，話したいことをまとめる，次の診察まで待つ，その間に与えられた課題に取り組むといった行動上の練習になる．

d. 生活指導

　急性期に引き続き1対1のかかわりを中心にし，日常の身辺行動がほぼ自立することを目標とする．この時期は，急性期に確立した依存的な関係に変化がみられ，強く依存してきたかと思うと逆に疎遠な態度をとったりして，一定の心理的距離をとりにくいことがある．患者の自律的な行動を評価し，その行動を強化する．スタッフにも，家族と似たような患者の行動に対する批

判的な態度が存在し，患者の経過に影響を与えることがある[10, 11]．患者の病的にみえる行動に対しては，病状回復が遅れているのか，治療者との関係から生じているのかといった分析が必要である．

2. 集団療法

a. 集団精神療法

急性期に比べてより構造化された形態のグループ形成が可能になる．服薬・退院などの特定の話題をめぐる問題解決型のグループも可能である．サイコドラマの特色は，社会適応を高めることよりも，自主性を高め自己主張ができるようになることにある[12]．

b. レクリエーション療法

効果についての実証的研究は症例研究レベルにとどまっている．患者の示す奇異で不適切な行動を減らし社会的に容認される行動を増やすことができる．それはレクリエーションの種類や規模，あるいは報酬の有無に関係しない[13]．

c. 作業療法

作業療法士との1対1の治療関係や作業活動により，生活リズムの回復，現実へのかかわりによる精神症状の軽減をはかり，慢性化の予防がめざされる[9]．

d. 社会生活技能訓練

急性期に引き続き適応可能であり，症状の認知・服薬の必要性・診察時の予約の必要性・救急時の行動などの領域の学習ができる[14]．

3. 家族への対応

急性期に引き続き，病歴や日常生活についての情報収集を補い，治療反応の予測や社会適応レベルの予測に資する．家族による患者の病状回復の予測，社会生活上の期待，家族との人間関係についての期待などを明らかにしておくことが重要で，このような情報を得ることで，家族は治療の輪の中に参加

しているという意識をもつことができる．

　病状の説明を継続して行う．その際，急性期→回復期→安定期の流れの中で現在どの辺にあるかといった説明，回復期の特徴についての全般的な説明，患者の病状についての説明を行う．方法は急性期のそれに準じる．

　入院治療の場合，外出・外泊のタイミングをはかることが重要である．早すぎると過剰な刺激を受けて病状が悪化する可能性があるし，遅すぎると患者の意欲をそぎ家族の態度も消極的になる可能性がある．患者の要望・家族の要望・治療者(特に看護スタッフ)の意見を総合して決定する．実行する際には，目的をあらかじめ説明し，それが達成されたかどうかを評価する．

　構造化された種々の家族セッションや家族教室などのプログラムを導入したり，家族の自助グループを紹介することも，この時期の適応になる．

● 文献

1) 中井久夫：精神分裂病状態からの寛解過程—描画を併用せる精神療法をとおしてみた縦断的観察．宮本忠雄(編)：分裂病の精神病理 2. pp157–217, 東京大学出版会, 1974 [E]
2) 永田俊彦：精神病院における治療状況と分裂病者の寛解過程について．精神医学 18:951–957, 1976 [E]
3) 吉松和哉：精神分裂病の入院治療 すべての治療スタッフのために 第2版. pp105–121, 医学書院, 1993 [E]
4) McGlashan TH, et al: Postpsychotic depression in schizophrenia. Arch Gen Psychiatry 33:231–239, 1976 [E]
5) Gunderson JG, et al: Effects of psychotherapy in schizophrenia: II. Comparative outcome of two forms of treatment. Schizophr Bull 10:564–584, 1984 [B]
6) 中井久夫：精神科治療の覚書. pp269–312, 日本評論社, 1982 [E]
7) Falloon IR, et al: Persistent auditory hallucinations: coping mechanisms and implications for management. Psychol Med 11:329–339, 1981 [D]
8) 竹島 正：自己治療．井上新平, 他(編)：臨床精神医学講座 20 精神科リハビリテーション・地域精神医療. pp239–247, 中山書店, 1999 [E]
9) 山根 寛：分裂病障害に対する作業療法．精神科治療学(増刊号)15:209–213, 2000 [E]
10) Moore A, et al: Staff patient relationships in the care of the long-term adult mentally ill. Soc Psychiatry Psychiatr Epidemiol 27:28–34, 1992 [D]
11) Ball RA, et al: Expressed emotion in community care staff: a comparison of patient outcome in a nine month follow-up of two hostels. Soc Psychiatry Psychiatr Epidemiol 27:35–39, 1992 [C]
12) 磯田雄二郎：集団精神療法．井上新平, 他(編)：臨床精神医学講座 20 精神科リハビリテーション・地域精神医療. pp171–180, 中山書店, 1999 [E]
13) Corrigan PW, et al: Recreational therapy and behavior management on impatient units: is recreational therapy therapeutic? J Nerv Ment Dis 181:644–646, 1993 [E]

14) Kopelowicz A, et al: Teaching psychiatric inpatients to re-enter the community: a brief method of improving the continuity of care. Psychiatr Serv 49:1313–1316, 1998 [B]

(井上新平)

IV. 安定期治療

A 安定期の症状の評価

1. 症状評価の位置づけ

　安定期には，症状評価としては再発の早期兆候の監視が重要となる．通常は定期的通院の際に，患者または家族からの報告と，積極的な症状や副作用の評価を行う．アドヒアランスの維持は特に重要となるが，副作用や服薬方法への配慮とともに患者の満足度，患者と医師のあいだの信頼関係が大切になる．将来，患者ごとに長期経過を予測することが可能となれば，再発予防のための治療方法および治療期間の設定や，陰性症状や認知障害の改善のための早期介入も個々に決めることが可能になるだろう．

2. 症状と評価尺度

a. 症状評価

　急性期および回復期と同様に簡易精神症状評価尺度 Brief Psychiatric Rating Scale(BPRS)[1,2] が便利である．詳細は急性期の症状評価で述べた．他に，陽性症状や陰性症状をより詳細に評価するために，Positive and Negative Syndrome Scale(PANSS)[3]，Scale for the Assessment of Positive Symptoms(SAPS)[4]，Scale for the Assessment of Negative Symptoms(SANS)[5] などが利用できる．しかし，再燃・再発の予測には，不安，緊張，食欲低下，集中力低下，睡眠障害，抑うつ，社会的引きこもりなどの非特異的な前駆症状が重要になるので，きめ細かい観察が必要となる[6,7]．

b. 社会的機能および主観的症状の評価

　日常生活能力，職業的および社会的機能の評価には，入院であればRehabilitation Evaluation Hall and Baker(REHAB)[8]，外来であればより全体的な社会的機能の評価としてDSMのV軸に導入されている機能の全体的評価尺

度 Global Assessment of Functioning(GAF)[9] が有用である．その他にも，Social Adjustment Scale(SAS)，Katz Adjustment Scale-Relative's Form(KAS-R)，WHO の Psychiatric Disability Assessment Schedule(DAS)，Quality of Life Interview(QLI)，Quality of Life Scale(QLS)がある[10]．最近では患者の主観的評価の重要性が指摘されているが，それは病態の理解のみならず患者の対処行動を導くのに有用だからである[11]．主観的な症状評価としては，思考，知覚，行動(運動)，体感症状，自律神経症状などが評価できるボン大学基底症状評価尺度 Bonn Scale for the Assessment of Basic Symptoms(BSABS)[12] が有用である．

c. 認知機能および副作用の評価

回復期の症状評価でも述べたが，日常生活能力や社会的および職業的機能の長期的転帰は，陽性症状や陰性症状よりも注意，記憶，実行機能，社会認知などの認知機能の障害によって規定される可能性が指摘されており[13,14]，今後は，知能(Wechsler Adult Intelligence Scale-revised; WAIS-R)，記憶(Wechsler Memory Scale-revised; WMS-R)，前頭葉機能(Wisconsin Card Sorting Test; WCST)の神経心理検査や，注意機能検査としての Continuous Performance Test(CPT)などの生理検査も組み入れ，リハビリテーションの際の目標設定や評価に応用されることが期待される．なお，錐体外路性の副作用の監視は，回復期の症状評価を参照されたい．

● 文献

1) Overall JE, Gorham DR: The brief psychiatric rating scale. Psychol Reps 10:799–812, 1962 [C]
2) Kolakowska T: Brief Psychiatric Rating Scale: Glossaries and Rating Instructions. Department of Psychiatry, Oxford University, Oxford, 1976 [C]
3) Kay SR, Opler LA, Fiszbein A: Positive and negative syndrome scale(PANSS) rating manual. Albert Einstein College of Medicine, New York, 1986 [C]
4) Andreasen NC: Scale for the Assessment of Positive Symptoms(SAPS). Department of Psychiatry, University of Iowa College of Medicine, Iowa, 1984 [C]
5) Andreasen NC: Scale for the Assessment of Negative Symptoms(SANS). Department of Psychiatry, University of Iowa College of Medicine, Iowa, 1981 [C]
6) Herz M: Prodromal symptoms and prevention of relapse in schizophrenia. J Clin Psychiatry 46:22–25, 1985 [D]
7) 粟田主一, 松岡洋夫：分裂病の前駆症候と警告症候．精神科治療学 13:431–438, 1998 [E]
8) Baker R, Hall JN: REHAB: A new assessment instrument for chronic psychiatric

patients. Schizophr Bull 14:97–110, 1988［C］
9) American Psychiatric Association: Diagnostic and Statistical Manual of Mental Disorders, 3rd ed-Revised(DSM-Ⅲ-R). APA, Washington DC, 1987［E］
10) 大島 巌：精神障害の概念とその評価方法．井上新平，他(編)：臨床精神医学講座 20 精神科リハビリテーション・地域精神医療, pp153–163, 中山書店, 1999［E］
11) Liddle PF, Barnes TR: The subjective experience of deficits in schizophrenia. Compr Psychiatry 29:157–164, 1988［E］
12) Gross G, Huber G, Klosterkötter J, et al: BSABS: Bonner Skala für die Beurteilung von Basissymptomen (Bonn Scale for the Assessment of Basic Symptoms). Springer, Berlin, 1987［C］
13) Goldberg TE, David A, Gold JM: Neurocognitive deficits in schizophrenia. *In* Hirsch SR, Weinberger DR (eds): Schizophrenia. pp168–184, Blackwell Science, Oxford, 2002［E］
14) Pinkham AE, Penn DL, Perkins DO, et al: Implications for the neural basis of social cognition for the study of schizophrenia. Am J Psychiatry 160:815–824, 2003［E］

（松岡洋夫）

B 治療の場の選択

　安定期治療の目的は，精神症状の有無にかかわらず安定した精神状態を維持し，利用しうる社会資源を活用して QOL を高め，再発の早期発見と対処をはかることである．この時期は医療サービスに加えて保健福祉サービスを活用し，ネットワークの中で治療を継続することが重要である．

　良好な治療関係をベースとした通院治療を継続する[1]［I］．良好でない治療関係は服薬中断のリスク要因の1つである[1]．

　家族への支援によりその心理的環境を整える活動を継続する．家族と同居する患者の場合，家族との直接接触時間が長いと，再発準備性が高まることがあるので，家庭の外での活動の場も考慮する[2]［I］．

　デイケアには，病状の安定化や危機介入などの医療的な役割(再発予防に貢献)の他に，対人機能訓練や就労促進などの社会復帰支援的な役割[3,4]，さらに生活支援的な役割[5]がある．患者の回復程度により，上記の役割のいずれかに比重がかかる．1日10時間のサービスが提供されるデイナイトケアは能力障害の強い患者の地域ケアに有力である．デイケアがどのような役割を果たすにせよ，安定した心理的環境がベースになる[6]．

社会復帰施設の中で，生活訓練施設(援護寮)・福祉ホーム・グループホームは社会復帰支援と生活支援の機能を有している．また，授産施設と福祉工場は社会復帰支援の機能が，小規模作業所は生活支援な機能が強い．作業所はデイケアとともに再入院のリスクを下げる[7]．特に単身生活者には，このような活動の場や生活支援サービスのニーズが強い[8]．

社会的理由により入院治療を継続せざるをえない場合，病棟環境をできる限り家庭に近いものに整える．患者の自由度を挙げ，服薬自己管理，金銭自己管理などを奨励する．また，レクリエーションの運営などを患者の手にゆだねる．高齢者の場合，退院困難にみえるケースでも老人福祉施設などが利用しうる[9]．社会的理由による入院患者に対する自治体の支援活動も利用しうる[10]．

● 文献

1) Lacro JP, Dunn LB, Dolder CR, et al: Prevalence of and risk factors for medication nonadherence in patients with schizophrenia: a comprehensive review of recent literature. J Clin Psychiatry 63:892–909, 2002 [C]
2) Leff J, Vaughn C: Expressed Emotion in Families. The Guilford Press, New York, 1985 (三野善央, 他訳：分裂病と家族の感情表出. pp171–207, 金剛出版, 1991) [D]
3) 宮本 歩, 金城淳恵, 長尾喜代治, 他：デイケアにおける精神分裂病患者に対する就労援助. 精神医学 43:1093–1096, 2001 [E]
4) 熊谷直樹, 友沢万里子, 渡邊知子, 他：精神分裂病患者の就労支援における Social Skills Training(SST)の応用：デイケア治療と統合して就労支援に SST を施行し, 雇用に至った一症例の検討. 精神科治療学 14:67–73, 1999 [E]
5) 中谷真樹：病院デイケアの現状と展望—民間精神病院の立場から. デイケア実践研究 1:34–38, 1997 [E]
6) 武田俊彦：デイケアでの集団療法. Schizophrenia Frontier 3:213–217, 2002 [E]
7) 渡辺美鈴, 河野公一, 西浦公朗, 他：精神科の訪問看護を受けている精神障害者の再入院に影響を与える要因について. 厚生の指標 47:21–27, 2000 [D]
8) 大島 巌, 内藤 清, 徳永純三郎：神奈川県川崎市における単身分裂病者の生活実態と福祉ニーズ：市内全精神科医療機関を対象とした調査から. 病院・地域精神医学 41:50–56, 1998 [D]
9) 末次基洋, 古賀享子, 伊東志津子：福岡県立大宰府病院における退院促進の経過について(続報). 九州神経精神医学 45:190–196, 1999 [E]
10) 吉原明美：社会的入院患者の退院促進に向けた大阪府の取り組み(シンポジウム精神医療システムの改革：その理念とエビデンス). 精神医学 47:1353–1361, 2005 [D]

〈井上新平〉

C 薬物・身体療法

a. 安定期の薬物選択

　安定期の治療目標は，症状の再燃・再発を防いで軽快または寛解状態または軽快した状態を維持し，陰性症状を含む残遺症状を改善して社会的な機能水準を高めることである．そのためには，改善した状態を維持するのに必要な量の抗精神病薬を長期にわたって継続するとともに，個々の患者の置かれている心理社会的なストレス状況とその対処方法に介入する必要がある．ストレスフルなライフイベントや危機的な心理状況を速やかに把握できるように医師・患者・家族関係を良好に保ち，抗精神病薬の継続と心理社会的介入をバランスよく組み合わせて提供することが大切である[1-3]．

　再発予防のための薬物療法は長期にわたるので，心理社会的な教育プログラムへの参加や日常生活を制限するような副作用を軽減し，患者が求める剤型を選びながら，治療アドヒアランスを良好に保つ必要がある．

b. 薬物療法の継続期間

　再発予防には，抗精神病薬の服薬継続が明らかに有効である．抗精神病薬を服用しなかった場合には1年以内に60〜70％，2年以内に90％が再発するが，安定期に抗精神病薬の服用を継続していれば再発頻度を30％以下に抑えることができる[1,2]．

　抗精神病薬，特に新規抗精神病薬の再発予防効果[2-4]を示す研究成果がかなり集積されており，従来型精神病薬よりも優れた QOL の改善を期待できる可能性がある[5,6]．服薬を遵守できない場合には患者・家族とよく話し合い，口腔内崩壊錠や内用液への変更や徐放製剤の選択を考慮する必要がある．

　薬物療法をいつまで継続すればよいのかしばしば問題になるが，発症脆弱性の程度，過去の再発状況，患者が置かれている心理社会的状況などを考慮しながら個別に判断することになる．その際に，次のことが参考になる．

　初発エピソードで寛解に至った場合は，薬物療法を1ないし2年維持して中断する[1,3]か，あるいは永続的に継続[1]する．再発エピソードの場合には2ないし5年間[3]，あるいは永続的に薬物療法を継続[1]し，頻回に再発している場合には5年以上[3]または永続的[1]に継続するように推奨されている．

　なお，症状の再発時に標的を当てて抗精神病薬を再開する間欠的薬物療法

は，抗精神病薬を持続する維持療法よりも再発予防効果が劣るという報告がある[3,4]．

c. 抗精神病薬の中止または減量

抗精神病薬の中止または減量は，徐々に行う必要がある(例えば，1か月に10％ずつ減量する)[1]．また，その際には患者・家族への教育が必要で，再発の早期徴候やその対応(早期受診や定期的な受診など)について説明して再発予防に備える．

d. 心理社会的療法の選択

薬物療法を維持するだけでなく，家族介入や生活技能訓練，認知行動療法などさまざまな心理社会的療法が再発を防ぐのに有効なことはよく知られており[7]，両者のバランスのよい併用が優れた再発予防効果をもつことが知られている[8]．個々の患者の心理社会的な状況を十分に把握しながら，その患者に適した心理社会的療法を選択する必要がある．

● 文献

1) 松岡洋夫, 佐藤光源：米国精神医学会治療ガイドライン 統合失調症(第2版). 佐藤光源, 樋口輝彦, 井上新平(監訳)：米国精神医学会治療ガイドライン コンペンディアム. pp278–409, 医学書院, 2006 [E]
2) Leucht S, Harris MJ, McAdams LA, et al: Relapse prevention in schizophrenia with new generation antipsychotics: a systematic review and exploratory meta-analysis of randomized, controlled trials. Am J Psychiatry 160:1209–1222, 2003 [A]
3) Falkai P, Wobrock T, Lieberman J, et al: World Federation of Societies of Biological Psychiatry(WFSBP) guidelines for biological treatment of schizophrenia, Part 2: Long-term treatment of schizophrenia. World J Biol Psychiatry 7:5–40, 2006 [E]
4) Schooler NR, Keith SJ, Severe JB, et al: Relapse and rehospitalization during maintenance treatment of schizophrenia: the effects of dose reduction and family treatment. Arch Gen Psychiatry 54:453–463, 1997 [A]
5) Franz M, Lis S, Pluddemann K, et al: Conventional versus atypical neuroleptics: subjetive quality of life in schizophrenic patients. Br J Psychiatry 170:422–425, 1997 [C]
6) Revicki DA, Gensudo LA, Hamilton SH, et al: Olanzapine versus haloperidol in the treatment of schizophrenia and other psychotic disorders: quality of life and clinical outcomes of a randomized clinical trial. Qual Life Res 8:417–426, 1999 [E]

7) Dixon L, Adams C, Lucksted A: Update on family psychoeducation for schizophrenia. Schizophr Bull 26:5–20, 2000
8) Montero I, Ascencio A, Hernandez I, et al: Two strategies for family intervention in schizophrenia: a randomized trial in a Mediteranean environment. Schizophrenia Bull 27:392–397, 2001 [E]

(佐藤光源)

D 心理社会的療法

安定期の心理社会的療法の目的は,以下の通りである.
(1) 病状の安定を維持しつつ最良の社会適応をはかる.
(2) 患者本人の病気への理解を深め自我の強化をはかる.
(3) 家庭環境が情緒的に安定するように家族を支援する.
(4) 地域の社会資源を利用し,社会生活のQOLを高める.
(5) 再発の予防あるいは早期発見・早期介入に備える.

第一の点について.安定期は回復期に比べてストレス耐性が高まり,社会的機能も高まってくる.したがって,訓練的要素の強い種々の特定的なプログラムを導入することができる.

第二の点について.急性期と回復期を経て病状が安定すると,感情的にも安定した状態で自らの経過を振り返ることができるようになる.患者の中には,精神内界に起こったことへの関心を示すケースもあり,病気への理解を深めるにはよい時期である.

第三の点について.家族の態度は再発に関係したり精神的安定につながったりといった具合に,強い影響力をもっている.この時期は家族が病気の理解を深めて病状の安定化につなげるのに適している.急性期に入院に至った場合,退院後の一定期間は家族とともに過ごす時間が多く,このことが妥当する.

第四の点について.すべての人の地域生活でQOLへの配慮が大切である.そのために,福祉的な諸制度が活用され,治療・ケアのためのチームづくりが必要になる.

第五の点について.病状が安定していても,服薬を怠ったり社会的な刺激を受けたりすることで再発に至る可能性は高い.そのために,再発防止や早期発見・早期介入をめざしたプログラムの導入が求められる.

1. 個人療法

　回復期の疲弊・消耗・混乱・抑うつなどを経て安定期に入ると，多くの患者は，本来のパーソナリティを取り戻し健康感が増した状態になる．症状的には，陽性症状や陰性症状が残存する場合もあり，また寛解状態に至る場合もあり，短期経過は多様である[1]．患者の中には自らの精神状態に強い関心を示す人がいる一方で，学業，家事，仕事などの社会生活行動に関心が向かう人もおり，関心の向かう方向も多様になる．

　この時期は引き続き支持的・共感的態度で接する．一方，ケースによっては探索的な接近も可能である．病名の告知，病状説明などが臨床的課題になることも多く，いずれにしても大なり小なり探索的な対応が迫られる．

a. 基本的アプローチ

　引き続き支持的・共感的態度で接していく．急性期・回復期から引き続いて一貫した態度により，治療者の存在感がさらに明確になり患者に安心感を与えることができる．場合により疾患に対する認知を扱うような方法を採用する．

b. 面接で取り扱う事項

　精神状態・生活行動・服薬行動・現在受けているリハビリテーションプログラムなどが主要な話題になる．

1) 精神状態について

　良好な治療関係の中で患者から語られる内的体験をもとに精神症状をモニターする．時にはBPRS，PANSSなどの精神症状評価尺度を使用することで，長期的な変化がわかり，別の治療者とも情報を共有できる．このような包括的評価は，半年～1年ごとに行うと病状の変化を把握しやすい．その際，副作用のチェックをすることにより，薬物療法を含めた治療の効果を総合的に判断できる．包括的な症状評価とは別に，再発の早期徴候，前駆症状などの患者に特徴的な症状の有無に注意する．患者や家族がその症状を認知できれば，再発の早期発見は容易になる[2]．

2）病名の告知

そのような症状認知の教育をするためにも，病状の説明や病名の説明が必要になる[Ⅲ]．社会生活技能訓練や心理教育などの心理社会的リハビリテーションプログラムは，病名を知ることが前提である．実際，統合失調症への病名変更後，本人への告知率はかなり上がっている[3]．

3）生活行動について

収集すべき情報には，家庭内生活・職場や学校での生活・その他の生活についての活動レベル，家族・友人などとの付き合い，社会資源の利用などがある．生活行動の変化をめざすには，1対1のセッション（診察室でのロールプレイなど）以外に，社会生活技能訓練で取り組むと有効である[4]．生活環境が変化するときは，それへの適応状態を注意深くモニターする．生活上の出来事と病状変化とは関連がある[5]．就職・復職，就学・復学，結婚・妊娠と出産などに注意する．生活環境の変化が本人の志向性と合うかどうかも行動の動機づけ上重要である[6]．

4）服薬について

服薬アドヒアランスの関連要因に，治療の必要性や服薬のメリットについての患者の認識がある[7]．服薬は患者にとって最も強い関心の1つであり，面接ごとに話題にし，副作用の出現に注意する．服薬に関する教育は患者の副作用への不安を軽減し処方薬や主治医に対する信頼を高める[8]．

5）リハビリテーションについて

安定期における精神科医の重要な役割は，社会復帰施設や関連施設との連絡調整を行うコーディネータとしての役割である．必要な情報は精神保健福祉センターなどで得られる．どのようなプログラムを，どの時点で選択するかは臨床判断に負うところが大きい．患者・家族の希望や他のスタッフの意見を取り入れることは重要である．導入時には，プログラムを導入する目的，得られそうな効果，プログラムが患者に負荷しそうなストレス，だいたいの利用期間などを明示し，患者・家族の理解を得る．プログラム導入後は，当該プログラムのスタッフと定期的に連絡を取り合う．プログラムの一時休止，中止，中断，終了などの重要なポイントでは，関係者と密接に相談すべきで

ある.

c. 診察する頻度とタイミング

外来での診察の頻度は2～4週に1回が標準的であるが,精神症状が変化したとき,生活行動が変化したとき,処方を変更したとき,リハビリテーションプログラムを導入したときなどでは,診察の間隔を短くし,時に週2回にすることもある.精神療法を定式化し,退院後3期に分けてそれぞれの治療目標と治療技法を特定した試みもある[9].

2. 集団精神療法・レクリエーション療法・作業療法

急性期・回復期に比べて,より構造化された形態での実施が可能であり,患者への負荷を強めて効果を上げることができる.

3. 家族への対応

回復期に引き続き情報を求める.特に,家庭で過ごす場合の心配な症状や服薬についての心配,活動性などの情報である.また治療方針を伝達し了解を得る.特に薬物療法や心理社会的療法の変更があるときには詳しく説明し協力を求める.その他に家族関係に関する事柄について必要に応じて話題にする.家族が患者に対して批判的であったり情緒的に巻き込まれたりしている状況があれば,また希望があれば後述の心理教育的家族療法の適応になる.

この時期,家族の自助グループへの紹介も適応になる.

4. 心理社会的治療施設やプログラム

a. 社会復帰病棟

社会復帰病棟での活動が治療共同体の理念に基づく場合,社会生活技能訓練や心理教育などの特定的な治療を組み合わせることで,施設症[10]に陥りがちな患者の意欲が増し,退院が促進される[11].

b. デイケア

デイケアの役割は,症状安定,危機介入,対人機能訓練,就労促進,疾患

学習，レクリエーション，家族教育など極めて多様である．デイケアに期待する役割は施設ごとに異なっている．

病状の安定化について，デイケアは退院患者を受け入れ，地域生活へのゆるやかな移行をはかるうえで重要な役割を果たしている[12]．再発や再入院防止の効果については，外来患者に比べて再発率が低い[13,14]．また，デイケアは対人関係技能の改善にも寄与している[15]．

c. 居住プログラム

生活訓練施設（援護寮），福祉ホーム，グループホーム，公営住宅単身入居などがある．どの施設を利用するかは，患者の意向，精神症状，ADL（activity of daily living），家族の意向を考慮し治療チームで決定する．プログラムが備えているサービスは，日常生活援助，服薬援助，通院援助，利用者間のコミュニケーション促進，地域の社会資源利用の援助など多様である．援護寮入所後の転帰には入所時の症状や社会機能が影響し[16]，福祉ホームは精神症状・社会機能の改善に役立つ[17]．居住プログラム利用者の多くが単身生活への移行や家庭復帰を果たす[18]．

d. 職業リハビリテーションにかかわる施設とプログラム

就労へのニーズは患者・家族とも非常に強く，安定期の重要課題である．その効果は，個人・家族・社会全体にとっての経済的な効果，患者・家族の満足感，それに伴う精神状態の安定など幅広い．職業リハビリテーションにかかわる施設・制度としては，①福祉的就労にかかわる小規模共同作業所，通所授産施設，福祉工場など，②社会適応訓練制度（職親制度），③公共職業安定所・障害者職業センターで取り組まれている就労訓練や援助事業などがある．どのメニューを選択するかは，本人・家族を交えての治療チームで決定する．成果は就労とその維持で判定されるが，要因として，受けられる職業リハビリテーションのメニューと質，薬物療法・精神療法の動向，居住する地域の就労状況，家族や友人のサポートなど数多い．本人側の因子としては過去の職業適応性が重要である[19]．また一般の雇用状況に大きく影響されるので，成果の比較研究は容易ではない[20]．

e. 生活支援にかかわる施設とプログラム

地域生活を営む患者が抱える多様なニーズに対応する．専門的な機関とし

ては地域生活支援センターがあり，一般の医療・保健・福祉機関も役割を担う．生活支援の方法としてケアマネジメントが用いられる．その過程は受理，査定，計画策定，介入，追跡，評価の各段階に分かれ，① ホームヘルプなどの在宅サービスの利用の援助，② 社会資源の活用援助，③ 就労援助，④ 入退院や通院の援助，⑤ ピアカウンセリング・地域交流促進，などの目的や領域で利用者とかかわる．包括型地域生活支援プログラム(後述)以外のケアマネジメントでも，家族満足感，利用者満足度，サービス利用などについて効果がある[21][I]．わが国でも効果が認められつつある[22]．

5. 特定の心理社会的療法

a. 社会生活技能訓練

　急性期・回復期に比べて適応が広がる．特定状況における行動の変容を重ね社会的な機能の改善がめざされる．方法として基本訓練モデル・問題解決技能訓練・課題領域別モジュールがあり，目的によって使い分けられるが，基本訓練モデルが技術的に基本となる．これは会話技能を主とする基本的な生活行動の改善を集団場面での行動リハーサルなどを通じて行うもので，望ましいコミュニケーション様式に焦点を当て，ロールプレイを中心とする技法を用いて，技能の改善をめざす．問題解決技法は，患者が解決を求めている課題のグループでの解決をめざす．問題の明確化，可能な解決法の提示，各解決法の検討（長所と短所の明示），問題提案者による解決法の選択，実行と総括の過程からなる．課題領域別モジュールは特定の技能領域の学習パッケージで，① 服薬自己管理，② 症状自己管理，③ 地域生活への再参加などがある．小集団で取り組み，ビデオ・ワークブックなどの教材利用，グループでのロールプレイなどの方法により順次学習していく．

　これらの技法を用いて患者は種々の技能を獲得し，自己主張が増し，中等度の社会機能の改善と軽度の精神症状の改善が得られる[23][I]．また薬物療法と組み合わせることが重要であるが，さらに心理教育，認知的リハビリテーション，援助付き雇用などの他の心理社会的療法との組み合わせで互いに益する効果が得られる[24]．

b. 心理教育的家族療法

　安定期の家族療法の目的は，家庭内のストレスを減らして家庭内適応をは

かり，引き続いて家庭外の生活(職業，社会復帰施設利用など)に順調に移行していくことにある．特に，批判や巻き込まれの感情表出(expressed emotion; EE)が強い家族と同居する患者の再発率は高く[25]，家族療法の適応になる．方法としては，認知行動療法的方法，力動的方法，システミックな方法などがとられるが，共通しているのは，EEを中心的に取り扱おうとしている点である．そのため，受容的雰囲気，家族への心理教育，コミュニケーション促進，問題解決，危機介入といった要素が共通しており，心理教育的家族療法と一括される．方法として，疾患の原因を家族に求めるような家族療法は避けるべきである．

心理教育的家族療法には中等度の再発防止効果があり[I][26]，教育的部分が重要である[27]．家族療法の形態による差はあまりみられない．

c. 包括型地域生活支援プログラム

地域で生活するためには広範な援助が必要な患者，頻回入院の患者，その他従来のサービスでは地域生活の維持ができない患者を対象とし多様な効果が期待できる[28][I]．多職種チーム編成で医療・生活支援・技能訓練などのサービスを提供する．職員1人当たり受持ち患者数が従来のケアマネジメントに比べて少なく，緊急対応も含めてチームとして24時間をカバーする．効果は，①病院の利用の減少に最もよく表れ入院期間を減らすことに成功している，②当然費用の低減にもつながっている，③利用者のQOL向上は①，②よりも効果がやや落ちるがまずまずである，④職業機能の向上や精神症状の改善・地域社会での適応については③よりもさらに効果が落ちる[29]．利用者や家族の満足度が高いプログラムで，わが国でも同様の効果が確認され今後の展開が期待される[30]．

d. 援助付き雇用

職業技能の改善をめざしたプログラムで，就労をめざす患者に利用される[28][I]．従来の職業リハビリテーションは，訓練・職業能力向上 → 職場配置という段階的方策をとってきたが，逆に職場配置 → 訓練・職業能力向上という順序のほうが効果的という実践の蓄積が背景にある．①一般と同様の職場への迅速な斡旋，②職種は患者の希望に沿っている，③仕事をしながらの支援，時間の制限がない個別的サポート，④職業的サービスとメンタルヘルスサービスの統合などを特徴とする．就職率，雇用期間，収入において従来よ

りも効果がある[31]．わが国では包括型地域生活支援プログラムの一環として取り組まれ，試みが始まっている[32]．

e. 認知行動療法

統合失調症の認知行動療法は，持続的な精神病症状である幻覚や妄想をおもなターゲットとして行われる[33][I]．支持的，共感的な治療関係の中で特定の症状をターゲットにする，症状は不合理なものでなく患者が作り上げてきた対処機構に焦点を当てる，などが要点である[34]．治療効果は，標的とされる難治性の精神病症状の改善，治療効果の持続，治療脱落の少なさなどである[33]．わが国での試みも始まっている[35]．

f. 認知的リハビリテーション

認知における個々の過程への介入を試みるもので，トレーニングの方法としてコンピュータ提示された認知タスクの反復練習，指示・正の強化などによる行動学習技法，誤りなし学習（課題を要素に分解して段階的に進めるなど）などがある．注意・実行機能・記憶の改善効果の般化や社会機能の改善効果がみられ[23]，わが国でも実践が始まっている[36]．

● 文献

1) 安永 浩：経過論．木村 敏，他（編）：精神分裂病—基礎と臨床．pp515–527，朝倉書店，1990 [E]
2) Eckman TA, Wirshing WC, Marder SR, et al: Technique for training schizophrenic patients in illness self-management: a controlled trial. Am J Psychiatry 149:1549–1555, 1992 [B]
3) 大野 裕，西村由貴：精神分裂病の呼称変更と意思の病名告知に関する研究．(第99回日本精神神経学会総会シンポジウム) 精神経誌 106:313–316, 2004 [E]
4) Brown MA, Munford AM: Life skills training for chronic schizophrenics. J Nerv Ment Dis 171:466–470, 1983 [B]
5) Bebbington P, Wilking S, Jones P, et al: Life events and psychosis: initial results from the Camberwell Collaborative Psychosis Study. Br J Psychiatry 162:72–79, 1993 [C]
6) 江熊要一：生活臨床概説—その理解のために．精神医学 16:623–629, 1974[E]
7) Perkins DO, Johnson JL, Hamer RM, et al: HGDH Research Group: Predictors of antipsychotic medication adherence in patients recovering from a first psychotic episode. Schizophr Res 83:53–63, 2006 [C]
8) Hornung WP, Klingberg S, Feldmann R, et al: Collaboration with drug treatment by schizophrenic patients with and without psychoeducational training: results

of a 1-year follow-up. Acta Psychiatr Scand 97:213-219, 1998 [B]
9) Hogarty GE, Kornblith SJ, Greenwald D, et al: Personal therapy: a disorder-relevant psychotherapy for schizophrenia. Schizophr Bull 21:379-393, 1995 [B]
10) Wing JK, et al: Institutionalism and Schizophrenia. Cambridge University Press, London, 1970 [D]
11) 野田文隆：東京武蔵野病院精神科リハビリテーション・サービスとは？ 野田文隆, 他(責任編集)：誰にでもできる精神科リハビリテーション. pp25-35, 星和書店, 1995 [E]
12) 池淵恵美, 他：包括的リハビリテーションの中で——特に SST との関係. 後藤雅博(編)：家族教室のすすめ方 心理教育的アプローチによる家族援助の実際. pp107-117, 金剛出版, 1998 [E]
13) Oka K, Maeda M, Hirano T, et al: Multicenter study on the effects of day care therapy on schizophrenia: a comparison of day care patients with outpatients. Psychiatry Clin Neurosci 53:505-510, 1999 [D]
14) 武田俊彦, 他：慢性分裂病患者に対するデイケアの再入院防止効果. 精神経誌 94:350-362, 1992 [C]
15) 大山博史, 他：精神分裂病の生活障害に及ぼす精神科デイ・ケアの効果. 臨床精神医学 26:907-917, 1997 [C]
16) Sakiyama S, Iida J, Minami Y, et al: Factors of good outcome after discharge from support house(engoryou) for schizophrenia. Psychiatry Clin Neurosci 56:609-615, 2002 [C]
17) Chan H, Inoue S, Shimodera S, et al: Residential program for long-term hospitalized persons with mental illness in Japan: Randomized controlled trial. Psychiatry Clin Neurosci 61:515-521, 2007 [B]
18) 寺田一郎：精神障害者社会復帰施設の動向. 精神保健研究 46:21-27, 2000 [D]
19) Möller HJ, von Zerssen D, Werner-Eilert K, et al: Outcome in schizophrenic and similar paranoid psychoses. Schizophr Bull 8:99-108, 1982 [C]
20) Cook JA, Razzano L: Vocational rehabilitation for persons with schizophrenia: recent research and implications for pracitce. Schizophr Bull 26:87-103, 2000 [E]
21) Marshall M, Gray A, Lockwood A, et al: Case manegement for people with severe mental disorders. Cochrane Database Syst Rev, CD000050, 1998 [A]
22) 西尾雅明：ケアマネジメント・アウトカム評価研究. 平成 18 年度厚生労働科学研究報告書「障害者ケアマネジメント評価および技術研修に関する研究」(主任研究者：野中猛). 2006 [C]
23) Pfammatter M, Junghan UM, Brenner HD: Efficacy of psychological therapy in schizophrenia: conclusions from meta-analyses. Schizophr Bull 32(Suppl 1): S64-80, 2006 [A]
24) Kopelowicz A, Liberman RP, Zarate R: Recent advances in social skills training for schizophrenia. Schizophr Bull 32(Suppl 1):S12-23, 2006 [A]
25) Butzlaff RL, Hooley JM: Expressed emotion and psychiatric relapse: a meta-analysis. Arch Gen Psychiatry 55:547-552, 1998 [A]
26) Pharoah F, Mari J, Rathbone J, et al: Family intervention for schizophrenia. Cochrane Database Syst Rev 18;(4):CD000088, 2006 [A]
27) Shimodera S, et al: Expressed emotion and psychoeducational intervention for relatives of patients with schizophrenia: a randomized controlled study in Japan. Psychiatry Res 94:221-227, 2000 [B]

28) Lehman AF, Kreyenbuhl J, Buchanan RW, et al: The Schizophrenia Patient Outcomes Research Team(PORT): updated treatment recommendations 2003. Schizophr Bull 30:193-217, 2004 [A]
29) Mueser KT, Drake RE, Bond GR: Recent advances in psychiatric rehabilitation for patients with sever mental illness. Harvard Review of Psychiatry 5:123-137, 1997 [A]
30) 西尾雅明, 伊藤順一郎, 鎌田大輔, 他：パイロット・アウトカム研究. 厚生労働省科学研究補助金(こころの健康科学事業)「重症精神障害者に対する包括的地域生活支援プログラムの開発に関する研究」研究報告書(主任研究者伊藤順一郎), 2006 [B]
31) Crowther R, Marshall M, Bond G: Vocational rehabilitation for people with severe mental illness. Cochrane Database Syst Rev 2001;(2):CD003080, 2001 [A]
32) 西尾雅明：ACT 入門. 金剛出版, 2004 [E]
33) Pilling S, Bebbington P, Kuipers E, et al: Psychological treatments in schizophrenia: I. Meta-analysis of family intervention and cognitive behaviour therapy. Psychological Medicine 32:763-782, 2002 [A]
34) American Psychiatric Association: Practice Guidelines for the Treatment of Psychiatric Disorders Compendium 2004. Washington DC & London, 2004（佐藤光源, 他 監訳：米国精神医学会治療ガイドライン コンペンディアム. pp335-336, 医学書院, 2006）[E]
35) 原田誠一：統合失調症の治療 理解・援助・予防の新たな視点. 金剛出版, 2006 [E]
36) 岩田和彦, 池淵恵美：統合失調症の認知機能に焦点をあてたリハビリテーション. (第100回日本精神神経学会総会シンポジウム) 精神経誌 107:37-44, 2005 [D]

（井上新平）

E 治療の終了

　脆弱性-ストレス-対処モデル(vulnerability-stress-coping model; VSC model)は統合失調症の臨床経過を理解するのに有用である[1,2]. 薬物療法を中断したのちにみられる高い再発率や初発エピソードと再発エピソードの病像の類似性からしても, その基盤にある脳の発症脆弱性は長期にわたって持続すると考えられている[2,3]. 米国精神医学会の治療ガイドラインも, 統合失調症は生涯にわたって治療期間を限ることのできない, 継続的な治療が必要な疾患であるという基本認識に基づいて作成されたものである[4]. 本治療ガイドラインも脆弱性-ストレスモデルを基本にしており, 脳における長期持続性の発症脆弱性は現時点でそれを治癒させる方法は確立されていないという認識に準拠している.

　このため, 安定期に達したあとで治療を終了するための一般的な基準を作

るのは困難である．治療のうち疾患への薬物反応性だけを取り上げても，それは発病後の未治療期間，過去の再発頻度，症状の慢性化など発症脆弱性の程度に影響する諸因子によって異なっている．また，統合失調症に罹患した人の生活環境(特にストレスフルな対人関係やライフイベント)や自尊心，葛藤が再発や症状の慢性化に密接に関与しており，それによって長期経過が大きく左右される．統合失調症には薬物療法に加えてこうした心理社会的な介入や生活支援などが含まれるのが特徴であり，その終了については主治医の個別的な判断が優先される．

1. 薬物療法の中止について

　安定期が長期にわたると，診療場面でしばしば抗精神病薬の漸減・中止が話題になる．

　米国精神医学会の治療ガイドライン[4]では，次のようなことが推奨されている[Ⅱ]．すでに陽性症状がみられなくなった安定期の患者には，数か月かけて維持量の1/5を目途にゆるやかな漸減を行う．服薬量の漸減と薬物療法の中止を試みる場合には通院間隔を短くし，患者の精神状態や生活場面におけるストレス状況を十分に観察する．また，患者と家族に精神病エピソードの再発徴候を解説して理解を深め，再発・再燃へ早期に介入できる態勢を作る．陽性症状を伴った精神病エピソードがまだ1回しかみられず，その後1年間の維持療法中も症状が消失している場合には，中断期間を置いてよい[Ⅲ]．ただし，自殺企図や危険な暴力行為，攻撃行動の既往がある患者の場合には期間を限定しないで維持療法を続けることを推奨している[Ⅲ]．また，2回以上の精神病エピソードを繰り返した患者では長期的な薬物療法の継続が必要である[4,5][Ⅱ]．

2. 再発の早期徴候と行動計画

　薬物療法を中止する際に大切なことは，良好な医師−患者関係と当事者(患者・家族)への疾患・治療教育，特に再発の早期徴候の発見とそのときの対応の仕方について解説することであり，それをわかりやすく具体的に伝える必要がある．再発の早期徴候としては，睡眠障害，集中障害，食欲低下，抑うつ[6]，あるいは思考障害，妄想的な考え，過活動，睡眠障害，抑うつ[7]，が指

摘されている．特に不眠が精神病エピソード再発の前兆としてみられやすく，陽性症状の増悪に先だって現れやすい[8]．

薬物療法を中止する際には，あらかじめ主治医から早期徴候がみられた場合の具体的な行動計画を相談しておく必要があり，そのためにも良好な医師−患者関係が必要である．

3. 間欠的な薬物療法

安定期が続く患者に服薬量の漸減を行ったのち，薬物療法を中断するか，低用量で維持するか迷うことが少なくない．初回エピソードだけの場合を除き，複数の再発エピソードを経験している患者には早期徴候だけを標的にする間欠的な薬物療法はすすめられないというのが一般的である[9, 10][II]．初回エピソードでは，時間をかけた減量，以上に述べた留意点を踏まえたうえでの間欠的な薬物療法や低用量の維持療法は否定されていない．

● 文献

1) Gaebel W, Janner M, Frommann N, et al: Prodromal states in schizophrenia. Compr Psychiatry 41:76–85, 2000 [E]
2) 佐藤光源, 松岡洋夫：心理社会ストレスと脆弱性仮説. 松下正明(総編集)：臨床精神医学講座 2, 精神分裂病 I. pp117–129, 中山書店, 1999 [E]
3) Nuechterlein KH, Dawson ME, Ventura J, et al: The vulnerability stress model of schizophrenic relapse. Acta Psychiatr Scand Suppl 382:58–64, 1984 [E]
4) 松岡洋夫, 佐藤光源：米国精神医学会治療ガイドライン 統合失調症(第 2 版). 佐藤光源, 樋口輝彦, 井上新平(監訳)：米国精神医学会治療ガイドライン コンペンディアム. pp278–409, 医学書院, 2006 [E]
5) Gaebel W, Janner M, Frommann N, et al: First vs multiple episode schizophrenia: two-year outcome of intermittent and maintenance medication strategies. Schizophr Res 53:145–159, 2002 [C]
6) Herz MI, Melville C: Relapse in schizophrenia. Am J Psychiatry 137:801–805, 1980 [E]
7) Dencker SJ, Malm U, Lepp M: Schizophrenic relapse after drug withdrawal is predictable. Acta Psychiatr Scand 73:181–185, 1986 [D]
8) Chemerinski E, Ho BC, Flaum M, et al: Insomnia as a predictor for symptom worsening following antipsychotic withdrawal in schizophrenia. Compr Psychiatry 43:393–396, 2002 [E]
9) Gaebel W: Is intermittent, early intervention medication an alternative for neuroleptic maintenance treatment? Int Clin Psychopharmacol 5:11–16, 1995 [D]
10) Herz MI, Glacer WM, Moster MA, et al: Intermittent vs. maintenance medica-

tion in schizophrenia. Two-year results. Arch Gen Psychiatry 48:333–339, 1991 [D]

（佐藤光源）

F 再発防止と再発への早期介入

1. 基本的な方針

　安定期には，その人らしい性格特性や社会生活が戻ってくる．生活，ひいては人生の豊かさが治療上の大きな課題となる時期であるが，再発のリスクがあることもまた，常に念頭に置く必要がある．大きな生活上のストレスはもちろんであるが，周囲からはちょっとした生活上の変化にみえても，大きな再発を招くことがあり，この現象は生物学的脆弱性とともに，個人の気質と生育過程に規定された人格特性がかかわっていることが知られている[1][Ⅱ]．こうした「もろさ」が，統合失調症を大きく特徴づけている．そして再発の結果，生活能力の低下やさらなるストレス耐性の低下を招く悪循環がある．豊かさの追求と，ストレスや生活上の変化を必要最小限に押さえるという，一見相反する課題が治療者には課せられていることになる．この節では再発防止と再発の早期介入に的を絞って述べる．

2. 薬物療法

a. 維持療法

　再発防止のうえから維持療法は重要で，副作用と再発の危険とを勘案して維持量を調節する[2][Ⅰ]．その際低用量維持の技術が必要となる．患者にとって服薬継続しやすいこと，アカシジアなど副作用による生活障害への悪影響が少ないこと，心理社会的療法の効果を増幅すること，長期的な副作用を減らすことができることなどがその理由である[Ⅱ]．標準的な維持量とより低用量の場合と比較して，再発率が同等で，しかも副作用が少なく服薬アドヒアランスが高いとの報告がある[3]．PORT[4]による治療勧告では，維持量はクロルプロマジンに換算して1日量300～600 mgの範囲が望ましいとしている．一方では低用量の場合には，症状の増悪がより起こりやすいとの指摘も

あるため，低用量維持とともに，再発前駆症状のモニターと早期介入の組み合わせを行うことが望ましい[5][I]．症状が安定しうる用量や，再発前駆症状モニターが可能であるかを，症例ごとに検討することが大切である．症状悪化時のみ投薬を行う，間欠投与もしくは狙い打ち療法は，再発防止の点では成功していない[6][I]．通常の臨床場面で維持療法を行っていくうえでの有用を比較した "the Clinical Antipsychotics Trials of Intervention Effectiveness (CATIE)" 研究[7]では，ペルフェナジン，オランザピン，リスペリドン，クエチアピン，ziprasidone に無作為に割り付けて調査しているが，オランザピンが投薬の継続性と効果の点で優れており，他の新規抗精神病薬はペルフェナジンと比べて効果および投薬の継続性は優っていなかった．しかしオランザピンでは体重増加が明らかであった．CATIE 研究ではさらに 18 か月の追跡期間の QOL を精神症状や副作用などから評価しているが，5 種類の薬物の間に有意な差異はなく，一方で医療にかかる経費についてはペルフェナジンが安価であった[8]．脱落率の多さなどから確定的な結論は出せないものの，維持療法に際しての薬剤選択は，個々人での効果，副作用，生活の質，費用などを総合的に判断して決定していくべきものと思われる[II]．

b. デポ剤の使用

より副作用の少ない薬剤を選択するなどの工夫により，服薬アドヒアランスは向上することが期待されているものの，継続的な服薬が難しい例では，デポ剤の使用が選択肢の 1 つとなる[9][I]．デポ剤は経口抗精神病薬との比較において，再発率や副作用の点で差がないとのレビューがあり，規則的な服薬に困難な例などに適用となる．デポ剤使用の前提として，十分な情報提供を行い，同意と協力のもとで行うことが必要である．

3. 心理社会的療法・援助プログラム

a. 個人精神療法

急性期より引き続き，主治療者が個人精神療法の中で，さまざまな体験を話し合い，生活の変化や方向性を検討していくことが望ましい．この枠組みの中で，疾病教育や治療の情報提供を行うことができ，同時に病状の変化や再発前駆症状や服薬状況をモニターすることが可能になる．個々人固有の再発に結びつくストレッサーについてはことに，個人精神療法の大切な主題と

なる[10]．安定期にはさまざまな心理社会的療法が併用されることが多いが，それぞれのストレスの度合いや治療の標的を調整したり，家族や他の治療者との連携をはかることも，主治療者の重要な役割である[11]．心理教育，認知行動療法を基盤とした個人精神療法によって，有意に再発率が低かったとの報告がある[12]．

治療関係の視点で考慮する必要があるものに服薬アドヒアランスの問題がある．服薬を規則的に行いえない非遵守は，抗精神病薬を投薬された患者の50％近くに起こりうるとされる[13]．Barnesら[14]は，服薬遵守の重要な要因は治療関係であると述べ，服薬の利益をきちんと合意することを強調し，心理教育と同時に，治療チームが生活の多方面への援助を行うことが有用と述べている．患者と家族や援助者が，精神症状の変化に気づいたときに，すぐに援助を求められるように緊急連絡先を明らかにしておくなどの治療計画を立てておく必要がある．支持的な治療の早期実施と必要な薬物増量によって，再発の危険性を減少させうる[I]．ストレス要因の同定とその対応や環境調整も重要である．前駆症状が出現しているときには，診察間隔を短くし，家族などにも協力を求める．

b. 家族への心理教育

1980年代に英米を中心に心理教育的家族支援プログラムの効果研究が活発に行われ，明らかに再発防止（もしくは遅延）効果が実証されている[15][I]．その後日本を含む世界各地でもこの結果は追試されている．Pennら[16]は1970年代からの対照群をおいた効果研究をレビューしたが，14研究のうち8研究で家族療法の方が有意に再発率が低下しており，その効果は1～2年継続する傾向がみられた．PORTによる治療勧告[4]でも，家族への心理教育が強く推奨されている[I]．その内容としては，「少なくとも9か月間，疾病教育，家族のサポート方法の獲得，危機介入，問題解決技法を行う」，「高い感情表出（high EE）である家族に限定しない」，「家族病因説に基づく介入は行うべきではない」としている．単一家族で行うのか，複数の家族グループで行うのかなど，実施形態については効果の差は明確ではない[17]．むしろ家族のニーズにより選択すべきものと思われる．

家族の心理教育は再発防止の観点で語られることが多いが，家族の負担感の軽減と生活の質の向上，患者の社会的機能の改善などが指摘されている[18]．家族はしばしば患者との対応に疲れ果てていたり，周囲から責められると感

じていたり，将来の絶望感に打ちひしがれている場合が多く，家族の視点からの援助が重要であろう．

c. 患者への心理教育，認知行動療法

患者を対象とした心理教育は，再発予防のために疾患についての適切な知識や対応を身につけることなどを目的としている[II]．ここでは「脆弱性-ストレスモデル」や生物学的視点から統合失調症の情報提供を行う．障害とともに生活していくためのさまざまな対処技能の開発・学習にも焦点を置く場合には，認知行動療法が用いられる[19][II]．また持続的な幻聴への自己対処の獲得を狙うもの[20]や，再発の前駆症状について学習し，それをセルフモニターする練習なども，認知行動療法の技術を用いて行われる[21]．後者の場合には，危機介入体制―家族の協力や24時間救急体制なども必須である．

服薬アドヒアランス不良は病識欠如としてとらえられることが多いが，身体疾患においても約40％とほぼ同率に認められ[22]，教育の重要性が指摘されている．プログラムは集団で行われ，明るく温かい雰囲気の中で個々人の関心に配慮し，話し合いも重視する．実施回数はプログラムによって1回から20回以上，参加人数も数名から数十名と差異が大きいが，効果の差は明確ではない．参加者のニーズによって使い分けるべきものと考えられる．

d. 包括型地域生活支援プログラム，ケアマネジメント

持続的に障害があり重症度の高い例では，頻回の再発・入院や訪問看護など医療サービスの需要が高く，長期入院のリスクも大きい．これに服薬アドヒアランス不良，衝動行為などの問題が加わるとなおさらである．こうしたケースに対しては，包括型地域生活支援プログラム(assertive community treatment; ACT)または積極的ケースマネジメント(intensive case management; ICM)が有用であり，入院期間の短縮が報告されている[23][I]．ACTは，生活の場に出向いての援助，多職種からなるチーム，継続的なケア，スタッフ1人当たりケースが10人前後，毎日24時間・週7日間のサービス，短時間で頻回の援助が特徴である．米国で始まったが，オーストラリア，英国などに広がっている．Marksら[24]は「地域ケアが通常の入院と外来よりも多くのメリットがあるためには，スタッフが十分訓練され継続的に意欲をもってかかわり，入院についての責任も地域スタッフが受け持つことや，財政的・経済的な強い援助が必要」と述べている．

わが国でも近年先駆的な試みが行われ，入院期間の短縮などの成果がみられている．また ACT の考え方を応用して，多職種チームによる訪問を中心とした地域ケアの工夫が報告されるようになっている．地域ケアへの転換をめざすわが国において，医療体制の変革とともにその技術を応用することが期待される．

e. デイケア

デイケアは入院治療と劣らない濃厚なプログラムを提供できると同時に，生活環境と切り離されないところから過度の退行を防ぎ，生活に必要な能力開発や援助が容易である．デイケアの効果として，全般的な社会的機能の改善，陰性症状の改善，適応水準の向上，再発率の低下などが報告されている[25][II]．ACT の対象者と比較すると重症度は高くないが，持続的なリハビリテーションが必要な人や，仲間との集団体験が社会生活能力の改善に役立つ人などがよい適応となろう．再発防止のためのさまざまなプログラムの実施母体となり，仲間との体験共有が可能であり，またスタッフとの継続的なかかわりも，再発防止をやりやすくしている．

4. 包括的な再発防止プログラム

服薬の維持とさまざまな心理社会的介入を組み合わせた，再発防止プログラムが報告され，効果を上げている[26][I]．低用量維持療法と前駆症状への介入を組み合わせたもの[27]，患者本人への心理教育，認知療法，家族への援助を組み合わせたものなどである[28,29]．いずれにしても再発防止に当たっては，単独の治療手法のみではなく包括的な治療計画が必要である．再発防止プログラムを作る際に効果研究は大きな手がかりとなるが，特定のプログラムを一律に実施するのではなく，個別の介入計画が原則であり，特に心理社会的介入は，個々の必要性によることが望ましい．

● 文献

1) 臺 弘(編)：分裂病の生活臨床. 創造出版, 1978 [C, E]
2) Kuehnel TC, Liberman RP, Marshall BD, et al: Optimal drug and behavior therapy for treatment-refractory, institutionalised schizophrenics. *In* Liberman RP (ed): Effective Psychiatric Rehabilitation: New Directions or Mental Illness

Services. pp67-77, Josey Bass, San Francisco, 1992 [E]
3) Hogarty GE, McEvoy JP, Munetz M, et al: Dose of fluphenazine, familial expressed emotion, and outcome in schizophrenia. Arch Gen Psychiatry 45:797-805, 1988 [B]
4) Lehman AF, Steinwachs DM, and the co-investigators of the PORT project: At issue: Translating research into practice: The schizophrenia patient outcomes research team(PORT) treatment recommendations. Schizophr Bull 24:1-10, 1998 [A]
5) Marder SR, Wirshing WC, Van Putten T, et al: Fluphenazine vs placebo supplementation for prodromal signs of relapse in schizophrenia. Arch Gen Psychiatry 51:280-287, 1994 [B]
6) Schooler NR: Maintenance medication for schizophrenia: strategies for dose reduction. Schizophr Bull 17:311-324, 1991 [E]
7) Lieberman JA, Stroup S, McEvoy J, et al: Effectiveness of antipsychotic drugs in patients with chronic schizophrenia: primary efficacy and safety outcomes of the Clinical Antipsychotics Trials of Intervention Effectiveness(CATIE) schizophrenia trial. N Engl J Med 353:1209-1223, 2005 [B]
8) Rosenheck RA, Leslie DL, Sindelar J, et al: Cost-effectiveness of second-generation antipsychotics and perfenazine in a randomized trial of treatment for chronic schizophrenia. Am J Psychiatry 163:2080-2089, 2006 [B]
9) Adams CE, Fenton MK, Quraishi S, et al: Systematic meta-review of depot antipsychotic drugs for people with schizophrenia. Br J Psychiatry 179:290-299, 2001 [A]
10) 宮内　勝：分裂病と個人面接―生活臨床の新しい展開. 金剛出版, 1995 [E]
11) 池淵恵美：個人精神療法と心理社会的治療の関わり. 精神科臨床サービス 2:252-258, 2002 [E]
12) Hogarty GE, Kornblith SJ, Greenwald D, et al: Three-year trials of personal therapy among schizophrenic patients living with or without family, I: description of study and effects on relapse rates. Am J Psychiatry 154:1504-1513, 1997 [B]
13) Bebbington PE: The content and context of compliance. International Clinical Psychopharmacology 9(Suppl 5):41-50, 1995 [D]
14) Barnes TRE, McEvedy CJB, Nelson HE: Management of treatment resistant schizophrenia unresponsive to clozapine. Br J Psychiatry 169(Suppl 31):31-40, 1996 [E]
15) Keith SJ, Matthews SM, Schooler NR: A review of psychoeducational family approaches. In Tamminga CA, Schulz SC (eds): Schizophrenia Research. Advances in Neuropsychiatry and Psychopharmacology. Vol.1, pp247-254, Raven Press, New York, 1991 [A]
16) Penn DL, Mueser KT: Research update on the psychosocial treatment of schizophrenia. Am J Psychiatry 153:607-617, 1996 [A]
17) Schooler NR, Keith SJ, Severe JB, et al: Relapse and rehospitalization during maintenance treatment of schizophrenia. Arch Gen Psychiatry 54:453-463, 1997 [B]
18) Kuipers E: The management of difficult to treat patients with schizophrenia,

using non-drug therapies. Br J Psychiatry 169(Suppl 31):41–51, 1996 [E]
19) Goldman CR, Quinn FL: Effects of a patient education program in the treatment of schizophrenia. Hosp Comm Psychiatry 39:282–286, 1988 [B]
20) Kuipers E, Garety P, Fowler D, et al: London - East Anglia randomised controlles trial of cognitive-behavioural therapy for psychosis. I: effects of the treatment phase. Br J Psychiatry 171:319–327, 1997 [B]
21) Eckman TA, Wirshing WC, Marder SR, et al: Technology for training schizophrenics in illness self-management: A controlled trial. Am J Psychiatry 149:1549–1555, 1992 [B]
22) Young JL, Zonana HV, Shepler L: Medication noncompliance in schizophrenia: codification and update. Bull Am Academy Psychiatry Law 14:105–122, 1986 [D]
23) Muser KT, Bond GR, Drake RE, et al: Models of community care for severe mental illness: a review of research on case management. Schizophr Bull 24:37–74, 1998 [A]
24) Marks IM, Connolly J, Muijen M, et al: Home-based versus hospital-based care for people with serious mental illness. Br J Psychiatry 165:179–194, 1994 [B]
25) Linn M, Caffey E, Klett J: Day treatment and psychotropic drugs in the after-care of schizophrenic patients. Arch Gen Psychiatry 36:1055–1066, 1979 [B]
26) Herz MI, Lamberti JS: Prodromal symptoms and relapse prevention in schizophrenia. Schizophr Bull 21:541–551, 1995 [E]
27) Marder SR, Wirshing WC, Mintz J, et al: Two-year outcome of social skills training and group psychotherapy for outpatients with schizophrenia. Am J Psychiatry 153:1585–1592, 1996 [B]
28) Hogarty GE, Anderson CM, Reiss DJ, et al: Family psycho-education, social skills training and maintenance chemotherapy in the aftercare treatment of schizophrenia. II.: Two year effects of a controlled study on relapse and adjustment. Arch Gen Psychiatry 48:340–347, 1991 [B]
29) Hornung WP, Holle R, Schulze-Monking H, et al: Psychoeducational-psychotherapeutic treatment of schizophrenic patients and their caregivers. Results of a 1-year catamnestic study. Nervenarzt 66:8280834, 1995 [B]

(池淵恵美)

第3章

治療法の解説

I. 薬物・身体療法

A 従来型抗精神病薬

　1952年にDelayやDenikerらによってクロルプロマジンが統合失調症の治療に導入されて以来，半世紀以上が経過した．この間に，フェノチアジン誘導体だけでなく，ブチロフェノン誘導体や他のさまざまな化合物が開発され，それまでのインスリンショック療法や電気けいれん療法(electroconvulsive therapy; ECT)，あるいは持続睡眠療法にとってかわり統合失調症治療の主流を占めるようになった．従来の治療法と比較して，薬物療法は，精神症状の単なる一過性の改善を持続的なものにした点において，また急性期における外来治療を可能にした点において画期的であった．すなわち，精神科病棟の開放化やデホスピタリゼーションを促し，患者の生活の質(quality of life; QOL)を改善させ，社会復帰をより現実的なものとしたのである．

　しかしながら，従来型抗精神病薬は，幻覚・妄想症状などの陽性症状に対する効果が強力である反面，無為・自閉などの陰性症状に対する効果が不十分であり，また高率に錐体外路性副作用(extrapyramidal side effects; EPS)を発現したり，認知機能を低下させるなどの副作用を有していた．このため，1980年代後半から，これらの欠点を補うべく，新規抗精神病薬が次々に開発されていった．

　現在，統合失調症の薬物治療はいわゆる新規抗精神病薬を第一選択とする時代に移行しつつあり[1,2]，従来型抗精神病薬の使用頻度は明らかに低下してきている．しかしながら，従来型抗精神病薬の存在意義がまったく失われた

表16　従来型抗精神病薬(経口薬)の種類および臨床用量

一般名	商品名	臨床用量* mg/day	一般名	商品名	臨床用量* mg/day
フェノチアジン系			ベンザミド系		
(脂肪族系)			スルピリド	ドグマチール	150～1200
クロルプロマジン	コントミン	50～450	スルトプリド	バルネチール	300～1800
レボメプロマジン	レボトミン	25～200	ネモナプリド	エミレース	9～60
(ピペリジン系)			チアプリド	グラマリール	25～150
プロペリシアジン	ニューレプチル	10～60	ジフェニルブチルピペリジン系		
(ピペラジン系)			ピモジド	オーラップ	1～9
フルフェナジン	フルメジン	1～10	インドール系		
ペルフェナジン	PZC	6～48	オキシペルチン	ホーリット	40～300
プロクロルペラジン	ノバミン	15～45	チエピン系		
ブチロフェノン系			ゾテピン	ロドピン	75～450
ハロペリドール	セレネース	0.75～6	イミノジベンジル系		
ブロムペリドール	インプロメン	3～36	カルピプラミン	デフェクトン	75～225
チミペロン	トロペロン	0.5～12	クロカプラミン	クロフェクトン	30～150
スピペロン	スピロピタン	0.5～4.5	モサプラミン	クレミン	30～300
モペロン	ルバトレン	10～30			
ピパンペロン	プロピタン	50～600			

*添付文書より

わけではない．本稿では，従来型抗精神病薬に焦点をしぼり，これらの薬理効果と副作用，実際の治療法について総括する．

1. 標的症状と治療効果

　まず本稿における従来型抗精神病薬とは，わが国で1996年以降に発売された新規抗精神病薬6剤(リスペリドン，クエチアピン，ペロスピロン，オランザピン，アリピプラゾール，ブロナンセリン)を除く抗精神病薬を指すこととする．わが国で使用可能な従来型抗精神病薬の一般名，商品名，用量などを**表16**および**表17**に示す．

a. 標的症状

　基本的に抗精神病薬は，抗精神病作用を有し，常用量において催眠作用や麻酔作用を有さず，かつ身体依存も精神依存も示さないという特徴をもつ．その意味において，かつては精神安定剤(トランキライザー)と総称されてい

表 17 従来型抗精神病薬(注射薬)の種類，用法および臨床用量

一般名	商品名	用法	臨床用量* mg/day
クロルプロマジン	コントミン	筋注	10～50
レボメプロマジン	レボトミン	筋注	25
エナント酸フルフェナジン**	アナテンゾール	筋注	2.5～25/10～20 日間隔
デカン酸フルフェナジン**	フルデカシン	筋注	12.5～75/4 週間隔
ハロペリドール	セレネース	筋・静注	5～10
デカン酸ハロペリドール**	ハロマンス	筋注	50～150/4 週間隔
チミペロン	トロペロン	筋・静注	4～8

* 添付文書より，**デポ剤（エナント酸フルフェナジンは 2009 年 5 月現在製造中止）

た．具体的には，統合失調症患者における幻覚・妄想などいわゆる精神病症状に対する適応があるが，他に躁病における興奮・多動，うつ病や神経症における不安・緊張に対しても投与されることがある．

1) 抗精神病作用

最も明らかな薬理作用は，統合失調症の幻覚，妄想，思考障害，作為体験など，急性期の陽性症状に対する効果である．すべての抗精神病薬は，程度に差はあれ多少なりともドーパミン D_2 受容体遮断作用を有しており，これが抗精神病作用の主要な薬理学的機序と考えられている[3]．すなわち，高力価の抗精神病薬ほど強力な抗精神病作用が期待される．

2) 鎮静作用

精神運動興奮に代表されるような興奮，衝動性，攻撃性，不安・焦燥に対して鎮静作用を期待して用いられることも多い．これらの作用は，おもに低力価の抗精神病薬が有するアドレナリン α_1 受容体遮断作用が関与するといわれる．

3) 精神機能賦活作用

無為，自閉，感情鈍麻など，慢性期のいわゆる陰性症状に対する効果は，従来型抗精神病薬は新規抗精神病薬と比較して弱いとされるが，中力価の抗精神病薬の中には明らかな賦活作用を有するものもある[4]．

b. 治療効果

　抗精神病薬が統合失調症に対して有効であるという研究は，1960年代に数多く報告されている．Kleinらによる抗精神病薬とプラセボとの比較試験のレビューでは，従来型抗精神病薬のいずれもが明らかにプラセボに優る抗精神病作用を有していることが示されている[5]．

　低力価フェノチアジン系薬剤としては，脂肪族系化合物であるクロルプロマジンとレボメプロマジン，ピペリジン系化合物であるプロペリシアジンがあるが，これらは概してアドレナリン α_1 受容体およびヒスタミン H_1 受容体遮断作用が強く，明確な鎮静作用を有するため，攻撃性や興奮に対して好んで用いられる．また抗コリン作用も強いため，EPSが起きにくいという長所をもつ．逆に高力価フェノチアジン系薬剤としては，ピペラジン系化合物であるフルフェナジン，ペルフェナジン，プロクロルペラジンがあり，これらは少量投与で賦活作用を示すことが知られており，α_2 受容体遮断作用が関与しているとの報告がある[6]．

　一方，抗精神病薬の1日用量とドーパミン D_2 受容体遮断作用の強さの相関関係が見出されて以来[3]，抗幻覚・妄想作用は薬物の D_2 受容体親和性と密接な関係があると考えられている．このため，ハロペリドール，ブロムペリドール，チミペロン，スピペロン，モペロンをはじめとするブチロフェノン系薬剤は，抗幻覚・妄想作用を期待して用いられることが多い．ハロペリドールの用量–反応曲線は"bell-shaped(釣鐘型)"を示し，明確な therapeutic window が存在する．Kirch ら[7]や Van Putten ら[8]によると，その有効血中濃度は $5\sim12\,\text{ng/ml}$ とされる．ピパンペロンは，ブチロフェノン系薬剤としては弱い D_2 受容体遮断作用と強いセロトニン $5\text{-}HT_{2A}$ 受容体遮断作用を有することが知られており，EPS惹起作用が弱く賦活効果を併せ持つなど"非定型的"性質を示す特異な薬剤とみなされている．

　特に選択的な D_2 受容体遮断作用を有するスルピリド，スルトプリド，ネモナプリドのベンザミド系薬剤は，過鎮静をきたすことなく抗精神病作用を発揮する薬剤として使用される．チアプリドは抗精神病作用は弱いが，脳梗塞後遺症に伴う攻撃的行為・精神興奮・徘徊・せん妄に効果があるとされる．D_2 受容体遮断作用が強いほどEPS惹起作用が強く，高プロラクチン血症を呈する危険性も高いことはいうまでもない．

　ジフェニルブチルピペリジン系化合物であるピモジドは，比較的強い D_2

受容体遮断作用とCaチャンネル拮抗作用を併せ持つ特徴的な薬剤である[9]．統合失調症だけでなく自閉性障害やTourette障害に対しても有効とされるが，QT延長などの心電図異常をきたしやすいことが知られており，特に他剤との相互作用に注意する．

インドール系化合物のオキシペルチンは，レセルピンと同様に神経終末にある小胞内カテコールアミンを枯渇させる作用を有する．自発性減退や情動鈍麻などの陰性症状に対する効果が高いと考えられている．

チエピン系唯一の薬剤であるゾテピンは，D_2，$α_1$ 受容体遮断作用の他に，強い $5-HT_{2A}$ 受容体遮断作用を有しており，ピパンペロンと同様に従来型抗精神病薬の中では"非定型的"性質を有する薬剤といえる．

わが国で開発されたカルピプラミン，クロカプラミン，モサプラミンのイミノジベンジル系薬剤は抗うつ薬のイミプラミン類似の構造を有する化合物である．比較的強い $α_2$ 受容体および $5-HT_{2A}$ 受容体遮断作用を有しており，賦活作用が強いという特徴をもっている[6]．

2. 副作用

a. 中枢神経系

1）精神症状

a）鎮静

抗精神病薬の副作用の中では最も共通して認められるものである[10]が，アドレナリン $α_1$ 受容体とヒスタミン H_1 受容体遮断作用が関与するため，低力価抗精神病薬において強く発現する傾向がある．

精神運動興奮を呈する患者に対する初期治療においてはむしろ治療的となりうるが，耐性が生じることも多いといわれる．長期的には認知機能の低下やQOLの低下に直結するため，抗精神病薬の投与量を最小限としたり，新規抗精神病薬など他剤への変更を検討する必要がある．

特に抗精神病薬による過鎮静に思考困難などの認知機能障害，意志発動性低下，感情の平坦化，無快感症などを伴い，二次性陰性症状を呈するような場合を，神経遮断薬惹起性欠損症候群（NIDS）と呼ぶことがある[11]．

b）認知機能障害

おもに抗コリン作用によって生ずる記銘力障害が問題となり[12,13]，なかでもムスカリン m_1 受容体遮断作用が関与するといわれる．薬剤の減量，新規抗

精神病薬を含む他剤への変更が原則であるが，選択的セロトニン再取り込み阻害薬(selective serotonin reuptake inhibitor; SSRI)やアセチルコリンエステラーゼ阻害薬であるドネペジルの併用を推奨するガイドラインもある[14]．また当然のことであるが，予防的措置として抗コリン性抗パーキンソン薬を無用に長期併用することを避けることも重要である．

c) 発作性知覚変容発作

発作性に自己違和感的な病的体験を自覚する病態であり，特に夕方に視覚を中心とした知覚変容体験や幻覚妄想様体験として発現する．統合失調症自体の病的体験との異同が議論の対象となっているが，抗精神病薬の副作用の1つと考えられており，薬剤の減量，他剤への変更を要することが多い．対症療法としてベンゾジアゼピン系薬物が有効なことがある[15]．

d) 抑うつ状態

そもそも統合失調症が抑うつ状態を合併しやすい疾患であることはいうまでもないが，特に従来型抗精神病薬により抑うつ症状をきたす可能性があることも認識する必要がある．Haussarら[16]は，クロルプロマジンが統合失調症治療に導入された1952年からの4年間の間に自殺者が3倍に増加したと報告し，抗精神病薬と抑うつ状態の関係について示唆している．統合失調症後抑うつ(postpsychotic depression)は，急性の精神病様症状が消退したのちに抑うつ状態を呈する病態のことを称するが，抗精神病薬がこれに関与している可能性は否定できない．治療としてはSSRIなどの抗うつ薬を併用することが推奨されている[17]が，必ずしも効果は高くなく，また薬物相互作用によりかえって抗精神病薬の血中濃度を上昇させる危険性があることにも留意しなければならない[18]．

一方，いわゆる"目覚め現象(awakenings)"は，新規抗精神病薬の登場により注目された概念である．認知機能の急激な改善に伴い，病的体験の疎隔化とそれによる病識と現実検討能力の改善が得られるが，その結果として，患者自身の耐え難い現実への直面化が進展し，これまで歩んできた人生に対する悔恨や自らが置かれた社会的境遇に対する絶望感にさいなまれるというものである[19]．これに対しては，薬物療法だけでなく，支持的精神療法，患者や家族に対する心理教育やサポート体制の確立などが有益となる[20]．

2) 急性錐体外路症状

抗精神病薬は他の一般薬と比較して特に重篤な副作用が多いとは必ずしも

いえないが，その中にあって EPS は重篤な転帰をとりうる特異な副作用の1つといえる．基本的には，黒質線条体ドーパミン神経系における D_2 受容体遮断作用によるため，すべての抗精神病薬にある程度共通の副作用ということができ，その発現率は抗精神病薬服用者の50～70％に及ぶ[21-24]．急性錐体外路症状としては，以下の3つが挙げられる．

a) パーキンソニズム

薬剤性パーキンソニズムは，抗精神病薬によって筋固縮，無動・寡動，振戦という特発性パーキンソン病類似の症状を呈するものであり[25]，従来型抗精神病薬による発現率はおよそ20～30％である[26-28]．薬剤投与後およそ4～10週をピークに発現し，高齢者，女性，非喫煙者で頻度が高いとされる[29]．Rabbit 症候群は口唇や舌などの口周囲に限局して生ずる律動性の振戦であり，薬剤投与後数か月を経て発現する傾向にある．遅発性ジスキネジアと比較して5Hz 前後とやや早い動きを特徴とし，抗精神病薬の減量や抗コリン薬が有用といわれる[30]．

病態発現の機序としては，ドーパミン・アセチルコリン系不均衡やドーパミン・セロトニン系不均衡が考えられており，これらを是正するような薬物がパーキンソニズムの予防または軽減のために用いられる．

b) アカシジア

アカシジアは，自覚的には"じっとしていられない落ち着きのなさ"や"足のむずむず・そわそわ感"と表現される病態であり，静坐不能症ともいわれる．他覚的には徘徊や貧乏ゆすりなどの運動過多として観察されることが多いが，しばしば不安・焦燥・易刺激性などの精神症状として表出されることもあるため，鑑別を要する[31]．EPS の中で最も出現頻度が高く，従来型抗精神病薬ではおよそ25～40％である[32]．

他のEPS に対する治療と同様に，まず検討すべきなのは抗精神病薬の減量もしくは低力価薬剤や新規抗精神病薬への変薬である．対症療法の第一選択薬としては，抗コリン性抗パーキンソン薬を推奨するもの[1,33,34]と β 遮断薬を推奨するものとがある[35]．アカシジアは，パーキンソニズムなどの他のEPS が存在する場合には抗コリン薬が効果的である反面，パーキンソニズムが目立たない場合には効果が半減し，β 受容体遮断薬やベンゾジアゼピン系薬剤のほうが有効であることが分かっている[36-38]．また上記薬剤が無効の場合には，シプロヘプタジン[39]やミアンセリン[40]などのセロトニン 5-HT_2 受容体遮断薬，プロメタジン[41]などの抗ヒスタミン薬，クロニジン[42]などの α_2

作動薬，アマンタジン[43]などのドーパミン作動薬の有用性が指摘されている．

c） 急性ジストニア

急性ジストニアは，四肢，体幹，頭頸部の筋群に間欠性あるいは持続性の筋固縮と痙直が生ずる不随意運動で，患者にとって最も苦痛な副作用の1つである．抗精神病薬投与後，数時間から数日くらいの間に発現しやすく，眼球上転，眼瞼けいれん，舌突出，痙性斜頸，頸後屈などの形態でみられることが多い[44]．喉頭部に生じると，気道が閉塞して窒息に陥ることがあるので看過できない．さらに，被暗示性に富み心理的ストレスにより増悪する特徴を有しているため，ヒステリーと誤診しないよう注意する必要がある[45]．頻度は従来型抗精神病薬でおよそ10〜20％であるが，30歳以前の若年者，男性，高力価薬剤の投与，高用量，筋肉内注射，同系薬剤によるジストニアの既往が危険因子となる[25,46-48]．

抗精神病薬血中濃度の急激な低下に伴い発現することから，シナプス後D_2受容体遮断に対して代償性に生ずるシナプス前ドーパミン神経の活動亢進が発現機序として考えられている[49]．さらに，σオピオイド受容体がジストニア発現に関与しているとする報告もある[50]．

治療としては，まず原因薬剤の減量・中止もしくは低力価薬剤や新規抗精神病薬への変更を考慮すべきであるが，即効性が期待できるのは，ビペリデンなどの抗コリン薬の筋注やプロメタジン，ジフェンヒドラミンなどの抗ヒスタミン薬の筋注または静注である．これが無効な場合は，ジアゼパムなどのベンゾジアゼピン系薬剤を静注してもよい．抗パーキンソン薬の予防的投与は本来推奨されるべきものではないが，高力価薬剤を投与する場合など発現可能性が高い場合には容認される傾向にある[25,51]．

3） 遅発性錐体外路症状

a） 遅発性ジスキネジア

従来型の抗精神病薬を長期服用中の患者に認められる，持続的かつ難治性の不随意運動である．舌，顎，体幹，四肢にみられるが，75％以上は口顔面に集中しており，口をモグモグ動かしたり，舌を捻転させたり，咀嚼様運動を伴う口周囲ジスキネジアもしくはbucco-linguo-masticatory（BLM）症候群の形態をとる[52]．1年間抗精神病薬を服用した場合の発症率は少なくとも10〜20％[28,53]で，25〜30％[52,54]とする報告もある．また前方視的研究によれば，累積発症率は1年で5％，2年で10％，3年で15％，4年で19％という[55]．高

齢女性に多く，他に早期の EPS の発症，糖尿病の合併，感情障害の合併，抗精神病薬の用量と曝露期間(すなわち累積投与量)が危険因子となる[52,56-59]．なお，不随意運動が呼吸筋に生ずると呼吸性ジスキネジアとなり，致命的な呼吸不全を起こすことがある[60]．

発現機序としては，以前から指摘されているシナプス後ドーパミン受容体の過感受性説の他に，フリーラジカルによる神経毒性説や GABA 神経系の機能低下説などがあるが，いずれも確定的ではない．

有効性が確立している治療法はいまだ存在しない．換言すれば，いかに予防するかが最大の治療的要件となる．特に高力価の従来型抗精神病薬を漫然と高用量で投与し続けることは慎まなければならない．実際に，遅発性ジスキネジアが発現してしまった場合には，まず抗精神病薬の減量もしくは中止を検討する．新規抗精神病薬は遅発性ジスキネジアの発現率が低いとされており，従来型から新規抗精神病薬への変更も意義があると思われる．従来型抗精神病薬の追加あるいは増量は一時的にジスキネジアを軽減することが知られているが，根本的な解決にはならず，結局は病態のさらなる増悪をきたすことになるため推奨されない[61]．新規抗精神病薬のプロトタイプといわれる clozapine は，遅発性ジスキネジアを惹起せず，また現に発症している遅発性ジスキネジアを改善させうる唯一の抗精神病薬である[62]．これに準ずる抗精神病薬としては，クエチアピン[63]とオランザピン[64]がある．対症療法として最も頻用される薬物は抗酸化作用を有するビタミン E(α トコフェロール)である[65-67]．さらに，バルプロ酸などの GABA 作動薬，ベラパミルなどの Ca 拮抗薬[68]，プロプラノロールなどの β 受容体遮断薬[69]，シプロヘプタジンなどの $5\text{-}HT_2$ 受容体遮断薬[70]，クロナゼパムなどのベンゾジアゼピン系薬剤[71]，コレシストキニン(CCK-8)類似化合物であるセルレチド[72]，低用量インスリン[73]が有効であったという報告が少数存在する．

b) 遅発性ジストニア

1982 年，Burke ら[74]は抗精神病薬の慢性投与時に生ずる持続性の筋緊張状態を報告し，遅発性ジストニアの概念を提唱した．その診断基準は下記の通りである．

(1) 慢性ジストニアの存在
(2) ジストニアに先行する抗精神病薬投与
(3) 臨床的または検査所見からの続発性ジストニアの除外
(4) ジストニアの家族歴が存在しない．

若年男性に多くみられ，頻度は従来型抗精神病薬ではおよそ1〜2%である[75]．急性ジストニアと大きく異なるのは，多くの場合で抗コリン薬への反応性に乏しく，難治性であることである．病態として最も多くみられるのは痙性斜頸であるが，他に，躯幹の持続的な側彎により身体が斜めになってしまう"Pisa症候群"，眼瞼けいれんや口部・下顎部のジストニアからなる"Meige症候群"がある．

治療としては，まず抗精神病薬の減量および中止を検討すべきであるが，時に抗コリン薬の大量投与が有効なことがある[75]．また，ダントロレンの経口投与やボツリヌス毒素の局所注射[76]が奏効することがある．

c）遅発性アカシジア

抗精神病薬の長期投与時に減量・中止を契機として生じ，抗コリン薬や他の抗パーキンソン薬によって改善しない持続性の不随意運動である[77]．急性アカシジアと同様の"じっとしていられない(restless)"状態を呈するものの，1か月以上持続し，運動過多が常同的であることから，精神症状との鑑別がより困難であるという[78]．病態の特徴や治療反応性から，遅発性ジスキネジアの亜型または前駆症状と考えられている[79]．治療の第一は抗コリン薬の減量であるが，クロナゼパム[80]やクロニジン[81]の有効性を指摘する報告がある．

4）けいれん発作，脳波異常

抗精神病薬により脳波異常が出現することやけいれん閾値が低下することは，以前からよく知られている．高力価薬物よりも低力価薬物のほうがけいれんをきたしやすいが，なかでもclozapine[82]や，ゾテピン[83]が高率である．いずれも用量依存性が明らかであるため，投与量を必要最小限に設定することが重要である．脳波異常では，徐波化をきたすことが多いが，突発性異常波が認められることもある[84]．けいれん発作が出現した際には，フェニトインやバルプロ酸ナトリウムなどの抗けいれん薬の併用を要する．

5）悪性症候群（neuroleptic malignant syndrome; NMS）

1960年にDelayら[84]によって初めて報告されて以来，抗精神病薬に伴う副作用として最も重篤で時に致死的であるため，常に注意を要するものとなっている．頻度は0.02〜3.23%[85,86]と報告されており，かつての致死率は10〜20%といわれていたが，最近では4%まで低下してきている[87]．通常は抗精神病薬開始後4週以内に発症し，抗精神病薬投与下における筋強剛と発熱を

背景に，発汗，嚥下困難，頻脈，血圧上昇などの多彩な自律神経症状や意識障害，筋酵素系(CPKなど)高値などを呈する．しかし，Levenson[88]やPope[89]，Caroff[86]などによる複数の診断基準が頻用されているうえに，必ずしも診断基準に合致しない不全型の存在により，非定型例での確定診断は単純とはいえなくなっている．発症の危険因子として留意すべきなのは，病前の栄養障害や脱水，電解質異常を伴うような全身状態不良の他，焦燥・興奮・疲弊を伴う精神状態，抗精神病薬の急激な増量や高力価薬物の大量投与，抗パーキンソン薬やベンゾジアゼピン系薬剤の急激な減量もしくは中止などである[85-88]．

病態の発現機序として，ドーパミン・セロトニン不均衡仮説や骨格筋異常仮説が考えられているがいまだ明らかではない．治療上最も重要なことは，原因薬物の即時中止と補液であり，次いでダントロレンを1日量1mg/kgにて静脈内投与(経口投与も可)もしくはブロモクリプチンを1日量7.5mgから経口投与する[87]．Schneiderhanら[87]によれば，前者は1日量10mg/kgまで増量でき，後者は1日量60mgまで増量できるという．アマンタジン(100〜300mg)の有効性も知られており[86]，また第一選択とはなりえないがECTも有用である[90]．さまざまな身体合併症を伴うことが多いが，最も注意すべきなのは横紋筋融解症に続発する腎不全，誤嚥性肺炎，重篤な不整脈や心不全，呼吸不全である[33,87]．

b. 自律神経系

1) 抗コリン作用

口渇，鼻閉，便秘・麻痺性イレウス，排尿障害，羞明・眼圧上昇，頻脈などが出現する[91,92]．これらは自覚症状として不快感を呈するため，服薬アドヒアランスの低下の要因となりやすく注意を要する．特に低力価の抗精神病薬は抗コリン作用が強く，これらの副作用の出現頻度が高い．その一方で，高力価の抗精神病薬もEPS対策として抗コリン性抗パーキンソン薬を併用すると，当然，抗コリン性副作用を生ずることになる．留意すべきは重度の便秘に伴い出現する麻痺性イレウスで，時に致死的となるため，早急な対応を要する．

2) 抗アドレナリン作用

低血圧や起立性低血圧，ふらつきは，特に高齢者において転倒事故による骨折の原因となるため，注意を要する．重度の起立性低血圧は時に失神に至

c. 心血管系

　クロルプロマジンなどの低力価薬物をはじめとして，すべての抗精神病薬はキニジン様作用を有しているため心毒性を呈しうる．定期的な心電図検査は重要であり，QT 間隔や PR 間隔の延長，T 波の平坦化などの変化に注目する．特に QTc 延長はトルサード型心室性頻拍（torsade de pointes）を惹起し，突然死の原因となるため，危険性の少ない高力価薬剤への変更などの対応を要する[91,92]．また，薬物代謝酵素であるチトクローム P450 との関連で，薬物相互作用により抗精神病薬の血中濃度を大幅に上昇させる危険性がある薬剤に併用禁忌とされるものがあることに留意する．

d. 内分泌・代謝系

1）性機能障害

　ドーパミン D_2 受容体遮断作用による高プロラクチン血症は，多様な性機能障害を惹起する[33,92]．なかでも無月経や女性化乳房，性欲低下，射精障害，インポテンツは患者からの訴えが得られにくいこともあり，常に念頭に置いておく必要がある．

　また，持続勃起症は性的興奮とは関係なく有痛性・持続性に陰茎勃起が生ずる病態であり，アドレナリン α_1 受容体遮断作用が関与するといわれる．発症後直ちに原因薬剤を中止し，泌尿器科的な処置を施さないと高率にインポテンツに移行することが知られており，注意を要する[93]．

2）食欲亢進，体重増加

　ほとんどすべての抗精神病薬により食欲亢進と体重増加をきたすことが知られているが，従来型抗精神病薬よりは clozapine やオランザピンをはじめとする新規抗精神病薬のほうがその影響が大きいとされる[94]．これにはドーパミン D_2 受容体遮断作用やヒスタミン H_1 受容体遮断作用だけでなく，セロトニン 5-HT_{2C} 受容体遮断作用も関与しているかもしれない[33,94]．服薬アドヒアランスの低下に直結するとともに，心疾患や糖尿病発症の危険性を高める副作用でもあるため，患者に十分に説明をしたうえで投与を開始すべきである．また，体重増加の兆しが認められた際には，早期に運動療法や食事療法を検討し，場合によっては原因薬剤の変更を考慮する必要がある．現時

点で体重増加を明らかに抑制する治療法は確立していない.

3）多飲，水中毒，SIADH

　統合失調症患者の慢性期においてよくみられる多飲は，心因性多飲，強迫的多飲とも呼ばれ，低ナトリウム血症や低浸透圧血症を合併することが知られている．重症例では意識障害，けいれん発作を伴う水中毒を惹起し，時に致命的となりうる．松田[95]によると，一般に精神科病院入院患者の10〜20％に多飲がみられ，4〜12％が低ナトリウム血症を呈し，3〜4％に水中毒が発生しているという．またその一部には，抗利尿ホルモン不適合分泌症候群（SIADH）が関与していることも示唆されている[96]．

　予防と早期発見が重要であり，多飲患者の発見には，日常の飲水行動の観察，頻回の体重測定，血清ナトリウム値や尿比重の測定が有用である[95]．数ある抗精神病薬の中では，唯一，clozapineが多飲患者に有効であることが知られている[97]．実際に水中毒を発症した場合には，直ちに飲水制限を行うとともに補液による電解質補正が必要となるが，急速な血清ナトリウム値の上昇は橋中心髄鞘融解（central pontine myelinolisis）を誘発するため注意が必要である．

e. 消化器症状

　特にフェノチアジン系薬剤による肝機能障害が起こりやすく，直接ビリルビンやアルカリホスファターゼの上昇を伴う胆汁うっ滞型肝障害を呈することが知られている[91]．原因薬剤を中止し，肝庇護剤の投与や肝機能障害をきたしにくいブチロフェノン系薬剤への変更などを検討する．

f. 皮膚症状

　フェノチアジン系のような低力価の抗精神病薬は光過敏性を有しており，重度の日焼けやSLE様皮疹の原因となりうる．また，大量投与においては色素沈着を起こすことがある[28]．

g. 眼症状

　クロルプロマジンで角膜混濁や網膜色素変性が生ずることが知られており[28]，高用量を長期服用している患者では定期的な眼科受診が望ましい．

h. 血液学的副作用

Clozapine による無顆粒球症がおよそ 1% と高率に出現することで有名であるが[98]，従来型抗精神病薬でもフェノチアジン系薬剤を中心に生じることが知られている[99]．対処が遅れると致死的であるため，発症した際には直ちに原因薬剤を中止し，血液内科の受診を要する．

i. 妊娠時の弊害

妊娠時の催奇形性の問題は明らかではないが，少なくとも妊娠初期の段階では原則的に中止することが望ましい．ただし臨床的にはすべての抗精神病薬を中止することは困難なことが多く，治療上の有益性に鑑みて判断すべきである．なお，抗精神病薬は母乳に移行することが知られているため，通常は授乳は行わない[28]．

3. 実際の治療法

a. 従来型抗精神病薬の使用機会

次項で詳述されるように，現在，統合失調症のほとんどの病態に対して新しい新規抗精神病薬が第一選択となっている[2,100]．例えば，米国のエキスパートコンセンサスガイドラインによれば，従来型抗精神病薬の使用が優先される状況の患者は極めて限られており，すでに従来型で状態が安定している患者，興奮などにより筋肉注射を要する患者，アドヒアランス不良で持効性注射製剤（デポ剤）を要する患者のわずか3種類である[2]．本稿では，従来型抗精神病薬の使用機会とその使用法について，これまでの報告から考えてみることとする．

1）急性期の薬物療法

従来，統合失調症急性期の薬物療法としては，幻覚・妄想が主体の場合には高力価が，興奮を呈して鎮静が必要とされる場合には低力価が投与され，これらは状況に応じてしばしば併用されてきた．しかし，現在のところ，従来型抗精神病薬が新しい新規抗精神病薬に優るという十分なエビデンスは存在しない．少なくともこれまで未治療の急性期に関しては，陽性症状・陰性症状の程度にかかわらず，新規抗精神病薬が第一選択となる．これは，主作用

が従来型抗精神病薬と比較して劣らないだけでなく，EPS や認知機能に対する影響を回避するという目的からである[101]．

一方，統合失調症の治療開始に当たっては，初発・再発エピソードにかかわらず，未治療期間の長さ，すなわち精神病症状に曝露される期間の長さが予後を左右することが知られていることから，可及的速やかな治療導入が望まれる[102,103]．当然，疎通性が保たれ，経口薬の服用が遵守可能な患者であれば，過去の薬歴や治療反応性を参考にして，新規抗精神病薬を中心に治療計画を立てることになろう．しかし，攻撃性や暴力を伴うような精神運動興奮を呈し，注射剤の適用となるような病態に対しては，新規抗精神病薬の注射剤がいまだ上市されていないため，従来型抗精神病薬の優先的使用が認められている[2,104]．もっとも欧米では，精神運動興奮に対しても，第一選択としてロラゼパムの筋注などベンゾジアゼピン系薬物を使用する風潮がある[105,106]．

ところで，急性期の治療法としてよく知られるものに急速飽和法がある．Polak ら[107]は 1971 年に，急性期の統合失調症患者に対してハロペリドールなどの高力価の抗精神病薬を 30～60 分ごとに筋肉内注射することを数日間連続して行い，精神症状の急速な改善をめざす方法を提唱し，これを rapid tranquilization と呼んだ．しかし，Coffman ら[108]は統合失調症，精神病像を伴う躁病および非定型精神病の患者を対象に，フルフェナジンを用いて経口投与と急速飽和法における効果について，二重盲検法で比較した結果，症状の改善度に有意差が存在しないこと，EPS が急速飽和法において多く認められることを指摘し，その有用性は必ずしも高くないと結論づけている．さらに，治療抵抗性の統合失調症を対象に行った Quitkin らの研究[109]では，経口投与によるフルフェナジンの大量投与群（1,200 mg/日）と常用量群（30 mg/日）の無作為に分けられた 2 群において，6 週間の治療経過を二重盲検的に調査している．その結果，臨床改善度の高さにおいても，副作用の出現頻度の低さにおいても常用量群が大量群と比較して優れていることが指摘された．同様に Baldessarini らの研究[110]でも，高用量（1 日量 800 mg）のクロルプロマジンは中等量（1 日量 500～700 mg）と比較して有効性，即効性のいずれの点においても優位性が示されず，ここでも大量投与の優位性は否定されている．

攻撃性や暴力が著明で抗精神病薬の経口投与がどうしても困難な緊急時の治療アルゴリズムを，上記の報告とモーズレイハンドブックのガイドライン[111]を参考に，本邦で使用可能な薬物に改変して図 4 に呈示する．

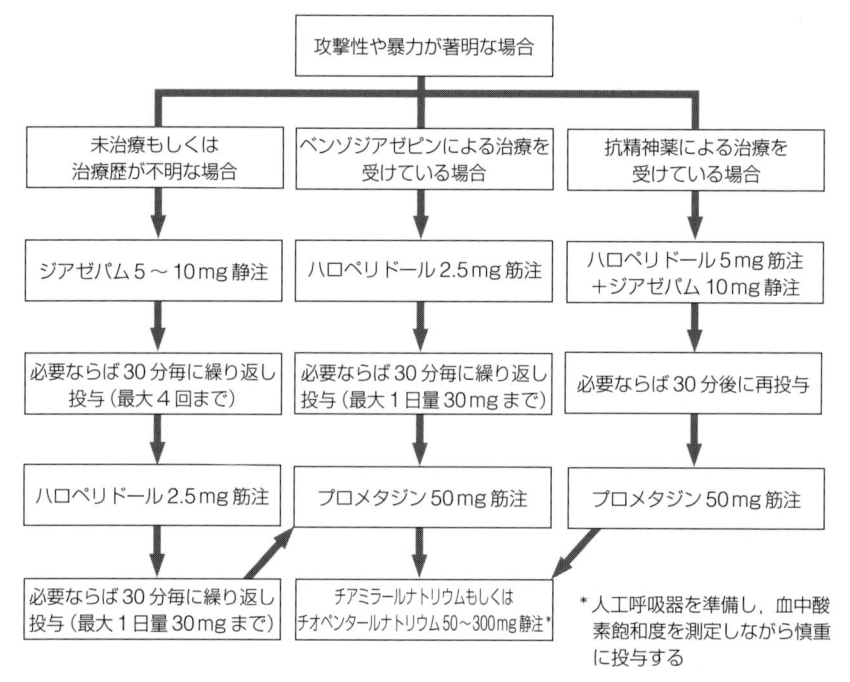

```
                    ┌─────────────────────┐
                    │ 攻撃性や暴力が著明な場合 │
                    └──────────┬──────────┘
         ┌─────────────────────┼─────────────────────┐
         ▼                     ▼                     ▼
┌─────────────────┐  ┌─────────────────┐  ┌─────────────────┐
│ 未治療もしくは   │  │ ベンゾジアゼピンによる │  │ 抗精神薬による治療を │
│ 治療歴が不明な場合 │  │ 治療を受けている場合  │  │ 受けている場合    │
└────────┬────────┘  └────────┬────────┘  └────────┬────────┘
         ▼                    ▼                    ▼
┌─────────────────┐  ┌─────────────────┐  ┌─────────────────┐
│ ジアゼパム       │  │ ハロペリドール    │  │ ハロペリドール5mg筋注│
│ 5～10mg静注      │  │ 2.5mg筋注        │  │ ＋ジアゼパム10mg静注│
└────────┬────────┘  └────────┬────────┘  └────────┬────────┘
         ▼                    ▼                    ▼
┌─────────────────┐  ┌─────────────────┐  ┌─────────────────┐
│ 必要ならば30分毎に │  │ 必要ならば30分毎に │  │ 必要ならば30分後に │
│ 繰り返し投与     │  │ 繰り返し投与     │  │ 再投与          │
│ (最大4回まで)    │  │ (最大1日量30mgまで)│  │                 │
└────────┬────────┘  └────────┬────────┘  └────────┬────────┘
         ▼                    ▼                    ▼
┌─────────────────┐  ┌─────────────────┐  ┌─────────────────┐
│ ハロペリドール    │  │ プロメタジン     │  │ プロメタジン     │
│ 2.5mg筋注        │  │ 50mg筋注         │  │ 50mg筋注         │
└────────┬────────┘  └────────┬────────┘  └─────────────────┘
         ▼                    ▼
┌─────────────────┐  ┌─────────────────────────┐
│ 必要ならば30分毎に │  │ チアミラールナトリウムもしくは │
│ 繰り返し投与     │  │ チオペンタールナトリウム      │
│ (最大1日量30mgまで)│  │ 50～300mg静注*              │
└─────────────────┘  └─────────────────────────┘
```

* 人工呼吸器を準備し，血中酸素飽和度を測定しながら慎重に投与する

図4　緊急時のアルゴリズム
〔Goldberg D, et al: The Maudsley Handbook of Practical Psychiatry, 4th ed. Oxford University Press, New York, 2002 より改変〕

2) 寛解期の維持療法

　多くの研究が，初回エピソードに対する治療により急性期症状が改善したのち，最低6か月は薬物を減量することなく，また少なくとも数年間にわたって治療を中断することなく維持することを推奨している[1]．例えば，薬物療法開始後1年間の再燃率は，治療継続された患者においてはおよそ30%程度でおさまったのに対し，プラセボに変薬されたり，治療中断された患者においては65～75%に達したという[112,113]．またGilbertらによるレビュー[114]でも，平均9.7か月の観察期間において，抗精神病薬を継続していた患者の再燃率が16%であったのに対して，治療中断した患者の再燃率は53%であり，これらいずれもが最初の数年間の治療継続が必須であることを強力に示唆している．

　寛解期の維持用量については，前述のBaldessariniら[110]によれば，33の

無作為試験の比較において，クロルプロマジン換算で1日量400 mg程度の低用量群が1日量5,200 mgの高用量群よりも臨床的に改善度が高く，また副作用も低頻度であった．さらに，Patients Outcomes Research Team（PORT）のガイドラインでも，クロルプロマジン換算で1日量300〜600 mgが寛解期の維持量として妥当であることを報告している[115]．ただし，いずれの報告においても，1日量300 mg以下の少量では再燃率が高くなることも警告しており，最終的には中等量での維持が好ましいとの結論に達している．

一方，従来型抗精神病薬の代表格であるハロペリドールの至適用量についても，近年，意外なほどの低用量が効果的であるという報告が相次いでいる．McEvoyらは，106人の統合失調症もしくは統合失調感情障害患者（Research Diagnostic Criteria）を対象に行った至適用量の調査で，急性期のハロペリドールの"neuroleptic threshold（神経遮断閾値）"は平均3.7 mg/日であったと述べている[116]．さらに，Kapurらは統合失調症および統合失調感情障害患者（DSM-III-R）を対象に行ったPET研究において，ハロペリドールの抗精神病作用を期待するのにD_2体占有率が70％で十分であるとするならば，ハロペリドールの投与量は1日量2〜5 mg（血中濃度：1〜2 ng/ml）が妥当であるとの結論を導いており，McEvoyらの意見を支持している[117]．

寛解維持後の抗精神病薬の減量法については，十分なエビデンスは存在しないが，最少維持量に達するまで6か月ごとに20％ずつの減量[1]，または数か月間にわたって2〜4週間ごとに漸減することが推奨されている[2]．複数のエピソードが存在する場合，もしくは持続性の精神症状が認められ統合失調症の診断が確定している場合には，期間を限定しない長期間にわたる維持療法が好ましいとされる[2, 115]．

b. 持効性抗精神病薬

米国精神医学会による1996年の治療指針は，EPS以外の原因による不良アドヒアランスに対してはデポ剤の使用を推奨し，1999年に公表されたテキサスグループ（The Texas Medication Algorithm Project; TMAP）によるアルゴリズム[41]でも，新規抗精神病薬に対するアドヒアランスが不良の場合はデポ剤への移行を推奨している．またPORTの勧告では，不良アドヒアランスの他に，病識の欠如している患者や疾患を否定する患者，もしくはデポ剤の使用を希望する患者に対してその適用を推奨している[115]．さらに，Janicakは薬物動態の問題により経口による薬物吸収が不良である患者に対

しての適応も支持している[91].

デポ剤は維持療法時のよい適応となりうる．例えば Hogarty らは，フルフェナジンの経口とデポ剤による治療経過を二重盲検的に 2 年間観察し，デポ剤投与が経口投与よりも再発危険性が低いことを示した[118]．さらに Janicak は，Davis らのレビュー[119]を参考に，経口投与とデポ剤投与の無作為割り付けによって行われた再発危険性に関する研究をまとめ，デポ剤による治療を受けた患者で有意に再発率が低いと結論づけている[91].

現在わが国で使用可能なデポ剤は，エナント酸フルフェナジン，デカン酸フルフェナジンおよびデカン酸ハロペリドールの 3 種類である．エナント酸フルフェナジンは投与後 2～5 日で最高血中濃度に達し，半減期は 3.5～5 日である[92]．このため，およそ 2 週間ごとの投与が推奨される．一方，デカン酸フルフェナジンは投与後 24 時間以内に最高血中濃度に達したのち，速やかに低下し，その後は緩徐にプラトーへと至ることが知られている．半減期は 14 日以上で，連続投与の場合は半減期が延長して数か月に達するとされ，4 週間ごとの投与が推奨される[92]．デカン酸ハロペリドールは投与後 3～9 日で最高血中濃度に達し，半減期は 18～21 日である[92]．クロルプロマジン 100 mg との等価換算量は，デポ剤 1 日量にしておのおの 0.93 mg，0.46 mg，1.1 mg とされ，必要最少量から開始する[92]．特にデカン酸製剤は定常状態に達するのに数か月を要するため，過剰投与の結果重篤な EPS をきたすことのないように十分注意する必要がある．具体的には，デカン酸フルフェナジンなら 12.5 mg から試験的に開始し，2～5 週ごとの投与で維持量 6.25～100 mg に調整する[33,92,120]．またデカン酸ハロペリドールなら 25 mg から試験的に開始し，4 週ごとの投与で維持量 12.5～300 mg に調整する[33,92,120].

おわりに

現時点では，新規抗精神病薬が従来型抗精神病薬のデポ剤と比較して有効性や服薬アドヒアランスにおいて優れているというエビデンスが不十分であるため[19,121]，維持療法期においては，デポ剤としての従来型抗精神病薬がなお優先的に使用されうる[2,33]．急性期の攻撃性や暴力を伴うような状況下においては，一部のガイドラインは従来型抗精神病薬の注射製剤の使用を優位にあげてはいるものの[2,18]，ベンゾジアゼピン系薬剤の一時併用を推奨するガイドラインも存在し[105,106]，第一選択薬であることの妥当性を示すエビデンスはいまだ乏しい印象があることは否めない．

従来型抗精神病薬は，新規型抗精神病薬と比較して副作用の面ではEPSの出現頻度において明らかに劣り，また体重増加や糖尿病発現の危険性以外には優位性を示さない[100]．さらに，治療抵抗性統合失調症に対する治療成績をはじめ，主効果の面でも優れているというエビデンスは見当たらない．従来型抗精神病薬の利点としては，いくつかの注射製剤が存在することと保険適応下で薬物血中濃度が測定できる薬剤があるという点が挙げられるが，現在開発中のオランザピンやアリピプラゾールの注射製剤もしくはリスペリドンやpaliperidoneの持効性注射剤が上市されれば，従来型抗精神病薬の使用機会はさらに少なくなることが予想される．

● 文献

1) American Psychiatric Association: Practice Guideline for the Schizophrenia. APA, Washington DC, 1997（日本精神神経学会 監訳：米国精神医学会治療ガイドライン―精神分裂病．医学書院, 1999）[E]
2) McEvoy JP, et al: The Expert Consensus Guideline Series. Treatment of Schizophrenia. 1999. J Clin Psychiatry 60(Suppl 11): 1999 [E]
3) Seeman P, et al: Antipsychotic drug doses and neuroleptic/dopamine receptors. Nature 261:717-719, 1976 [E]
4) Deniker P, et al: Impact of neuroleptic chemotherapies on schizophrenic psychoses. Am J Psychiatry 135:923-927, 1978 [E]
5) Klein DF, et al: Diagnosis and Drug Treatment of Psychiatric Disorders. Huntington, NY, Krieger, 1969 [A]
6) 長谷川和夫, 他：抗精神病薬の脱抑制作用と α_2-Adrenergic Receptor: ^{3}H-Clonidineおよび^{3}H-Yohinbine Binding Siteに対する親和性．精神薬療基金研究年報 13:95-101, 1981 [E]
7) Kirch DG, et al: Serum haloperidol concentration and clinical response in schizophrenia. Schizophr Bull 14:283-289, 1988 [C]
8) Van Putten T, et al: Haloperidol plasma levels and clinical response. A therapeutic window relationship. Am J Psychiatry 149:500-505, 1992 [B]
9) Gould RJ, et al: Antischizophrenic drugs of the diphenylbutylpiperidine type act as calcium channel antagonists. Proc Natl Acad Sci USA 80:5122-5125, 1983 [E]
10) Davis JM, et al: Antipsychotic drugs. In Kaplan HI, Sadock BJ (eds): Comprehensive Textbook of Psychiatry, 5th ed, vol 2. pp1591-1626, Williams & Wilkins, Baltimore, 1989 [E]
11) Lewander T: Neuroleptics and the neuroleptic-induced deficit syndrome. Acta Psychiatr Scand 89(Suppl):8-13, 1994 [E]
12) Eitan N, et al: Effects of antipsychotic drugs on memory functions of schizophrenic patients. Acta Psychiatr Scand 85:74-76, 1992 [E]
13) Arana GW, et al: Anticholinergics and amantadine. In Kaplan HI, et al (eds):

Comprehensive Textbook of Psychiatry, 6th ed, vol 2. pp1919–1923, Williams & Wilkins, Baltimore, 1995 [E]
14) Taylor D, et al: The Bethlem & Maudsley NHS Trust 1999. Prescribing Guidelines. Martin Dunitz, London, 1999 [E]
15) 山口直彦：分裂病者の訴える知覚変容を主とする"発作"症状について. 精神科治療学 1:117–125, 1986 [E]
16) Haussar AE: Effect of tranquilizers on medical morbidity and mortality in a mental hospital. JAMA 179:682–686, 1962 [C]
17) McEvoy JP, et al: The Expert Consensus Guideline Series. Treatment of Schizophrenia. J Clin Psychiatry 57(Suppl 12B):1–58, 1996 [E]
18) Briken P, et al: Atypical neuroleptics in the treatment of aggression and hostility in schizophrenic patients. [German] Fortschritte der Neurologie-Psychiatrie 70:139–144, 2002 [C]
19) Weiden P, et al: Atypical antipsychotic drugs and long-term outcome in schizophrenia. J Clin Psychiatry 57(Suppl 11):53–60, 1996 [C]
20) Weiden PJ, et al: Long-term considerations after switching antipsychotics. J Clin Psychiatry 59(Suppl 19):36–49, 1998 [C]
21) Kane JM: Schizophrenia. N Engl J Med 334:34–41, 1996 [C]
22) Ayd FJ Jr: A survey of drug-induced extrapyramidal reactions. JAMA 75:1054–1060, 1961 [C]
23) Casey DE: Neuroleptic drug-induced extrapyramidal syndromes and tardive dyskinesia. Schizophr Res 4:109–120, 1991 [E]
24) Chakos MH, et al: Incidence and correlates of acute extrapyramidal symptoms in first episode of schizophrenia. Psychopharmacol Bull 28:81–86, 1992 [E]
25) Lavin MR, et al: Neuroleptic-induced parkinsonism. In Kane JM, et al (eds): Adverse Effects of Psychotropic Drugs. pp175–188, Guilford, New York, 1992 [E]
26) Goetz CG, et al: Drug-induced extrapyramidal disorders: a neuropsychiatric interface. J Clin Psychopharmacol 1:297–303, 1981 [E]
27) Bollini P, et al: Antipsychotic drugs: is more worse? A meta-analysis of the published randomized control trials. Psychol Med 24:307–316, 1994 [E]
28) Marder SR, et al: Antipsychotic Medications. In Schatzberg AF, et al (eds): Textbook of Psychopharmacology. pp247–261, American Psychiatric Press, Washington DC, 1995 [E]
29) Decina P, et al: Cigarette smoking and neuroleptic-induced parkinsonism. Biol Psychiatry 28:502–508, 1990 [C]
30) Villeneuve A: Rabbit syndrome; a peculiar extrapyramidal reaction. Can Psychiatr Assoc J 17(Suppl 2):69–72, 1972 [E]
31) Weiden PJ, et al: Clinical nonrecognition of neuroleptic-induced movement disorders: a cautionary study. Am J Psychiatry 144:1148–1153, 1987 [C]
32) Braude WM, et al: Clinical characteristics of akathisia: A systematic investigation of acute psychiatric inpatient admissions. Br J Psychiatry 143:139–150, 1983 [C]
33) Taylor D, et al: The Maudsley Prescribing Guidelines, 6th ed. Martin Dunitz, London, 2001 [E]

34) Ebadi M, et al: Pathogenesis, prevention, and treatment of neuroleptic-induced movement disorders. Pharmacol Rev 47:575-604, 1995 [C]
35) Arana GW, et al: Handbook of Psychiatric Drug Therapy. Lippincott Williams & Wilkins, Philadelphia, 2000 (井上令一, 他 監訳：精神科薬物療法ハンドブック. メディカル・サイエンス・インターナショナル, 2001) [E]
36) Adler LA, et al: Differential effects of propranolol and benztropine in patients with neuroleptic-induced akathisia. Psychopharmacol Bull 23:519-521, 1987 [C]
37) Friis T, et al: Sodium valproate and biperiden in neuroleptic-induced akathisia, parkinsonism and hyperkinesias: a double-blind cross-over study with placebo. Acta Psychiatr Scand 67:178-187, 1983 [B]
38) Gagrat D, et al: Intravenous diazepam in the treatment of neuroleptic-induced acute dystonia and akathisia. Am J Psychiatry 135:1232-1233, 1978 [C]
39) Weiss D, et al: Cyproheptadine treatment in neuroleptic-induced akathisia. Br J Psychiatry 167:483-486, 1995 [C]
40) Poyurovsky M, et al: Beneficial effect of low-dose mianserin on fluvoxamine-induced akathisia in an obsessive-compulsive patient. Int Clin Psychopharmacol 10:111-114, 1995 [C]
41) Miller AL, et al: The Texas Medication Algorithm Project(TMAP) Schizophrenia Algorithms. J Clin Psychiatry 60:649-657, 1999 [E]
42) Adler LA, et al: Clonidine in neuroleptic induced akathisia. Am J Psychiatry 144:235-236, 1987 [C]
43) Miller CH, et al: Managing antipsychotic-induced acute and chronic akathisia. Drug Safety 22:73-81, 2000 [C]
44) Rupniak NM, et al: Acute dystonia induced by neuroleptic drugs. Psychopharmacologia 88:403-419, 1986 [E]
45) Marsden CD: Dystonia: the spectrum of the disease. In Yahr MD (ed): The Basal Ganglia. pp351-367, Raven Press, New York, 1976 [E]
46) Swett C: Drug-induced dystonia. Am J Psychiatry 132:532-534, 1975 [E]
47) Sramek JJ, et al: Anticholinergic agents for prophylaxis of neuroleptic-induced dystonic reactions: a prospective study. J Clin Psychiatry 47:305-309, 1986 [C]
48) Keepers GA, et al: Use of neuroleptic-induced extrapyramidal symptoms to predict future vulnerability to side effects. Am J Psychiatry 148:85-89, 1991 [C]
49) Kolbe H, et al: Neuroleptic-induced acute dystonic reactions may be due to enhanced dopamine release onto supersensitive post-synaptic receptors. Neurology Minneapolis 31:434-439, 1981 [E]
50) Walker JM, et al: Evidence for role of haloperidol-sensitive σ-'opiate' receptors in the motor effects of antipsychotic drugs. Neurology 38:961-965, 1988 [E]
51) Winslow RS, et al: Prevention of acute dystonic reactions in patients beginning high potency neuroleptics. Am J Psychiatry 143:707-710, 1986 [E]
52) American Psychiatric Association: Diagnostic and Statistical Manual of Mental Disorders, 4th ed, Text Revision (DSM-IV-TR). APA, Washington DC, 2000 (髙橋三郎, 他訳：DSM-IV-TR 精神疾患の診断・統計マニュアル. 医学書院, 2002) [E]
53) American Psychiatric Association Task Force on Tardive Dyskinesia: Tardive Dyskinesia: A Task Force Report of the American Psychiatric Association.

American Psychiatric Press, Washington DC, 1992 [E]
54) Stanilla JK, et al: Drugs to treat extrapyramidal side effects. In Schatzberg AF, et al (eds): Textbook of Psychopharmacology. pp281-299, American Psychiatric Press, Washington DC, 1995 [E]
55) Kane JM, et al: Integrating incidence and prevalence of tardive dyskinesia. Psychopharm Bull 22:254-258, 1986 [C]
56) Kane JM, et al: Tardive dyskinesia. In Kane JM, et al (eds): Adverse Effects of Psychotropic Drugs. pp235-245, Guilford Press, New York, 1992 [E]
57) Mukherjee S, et al: Persistent tardive dyskinesia in bipolar patients. Arch Gen Psychiatry 43:342-346, 1986 [C]
58) Saltz BL, et al: Prospective study of tardive dyskinesia incidence in the elderly. JAMA 266:2402-2406, 1991 [C]
59) Ganzini L, et al: Tardive dyskinesia and diabetes mellitus. Psychopharmacol Bull 28:281-286, 1992 [A]
60) Yassa R, et al: Respiratory irregularity and tardive dyskinesia. A prevalence study. Acta Psychiatr Scand 73:506-510, 1986 [C]
61) Gardos G, et al: The treatment of tardive dyskinesia. In Bloom FE, et al (eds): Psychopharmacology. The Fourth Generation of Progress. pp1503-1511, Raven Press, New York, 1995 [E]
62) Lieberman JA, et al: The effects of clozapine on tardive dyskinesia. Br J Psychiatry 158:503-510, 1991 [C]
63) Vesely C, et al: Remission of severe tardive dyskinesia in a schizophrenic patient treated with the atypical antipsychotic substance quetiapine. Int Clin Psychopharmacol 15:57-60, 2000 [E]
64) Soutullo CA, et al: Olanzapine in the treatment of tardive dyskinesia: a report of two cases. J Clin Psychopharmacol 19:100-101, 1999 [E]
65) Adler LA, et al: Vitamin E treatment of tardive dyskinesia. Am J Psychiatry 150:1405-1407, 1993 [B]
66) Lohr JB, et al: Alpha-tocopherol in tardive dyskinesia [letter]. Lancet 1:913-914, 1987 [E]
67) Szymanski S, et al: A selective review of recent advances in the management of tardive dyskinesia. Psychiatr Ann 23:209-215, 1993 [C]
68) Borison RL, et al: Calcium channel antagonists: interaction with dopamine, schizophrenia and tardive dyskinesia. In Wolf ME, et al (eds): Tardive Dyskinesia: Biological Mechanisms and Clinical Aspects. pp217-231, APA, Washington DC, 1988 [E]
69) Bacher NM, et al: Low-dose propranolol in tardive dyskinesia. Am J Psychiatry 137:495-497, 1980 [E]
70) Fischel T, et al: Cyproheptadine versus propranolol for the treatment of acute neuroleptic-induced akathisia: A comparative double-blind study. J Clin Psychopharmacol 21:612-615, 2001 [B]
71) Casey DE, et al: Tardive dyskinesia. In Meltzer HY (ed): Psychopharmacology. The Third Generation of Progress. pp1411-1419, Raven Press, New York, 1987 [E]
72) Nishikawa T, et al: Effect of ceruletide on tardive dyskinesia: a pilot study

of quantitative computer analyses on electromyogram and microvibration. Psychopharmacology 90:5–8, 1986 [C]
73) Mouret J, et al: Low doses of insulin as a treatment of tardive dyskinesia: conjuncture or conjecture? Eur Neurol 31:199–203, 1991 [C]
74) Burke RE, et al: Tardive dystonia; late-onset and persistent dystonia caused by anti-psychotic drugs. Neurology 3:1335–1346, 1982 [E]
75) Hsin-Tung Pi E, et al: Medication-induced movement disorders. *In* Sadock BJ, et al (eds): Kaplan & Sadock's Comprehensive Textbook of Psychiatry, 7th ed. pp2265–2271, Lippincott Williams & Wilkins, Philadelphia, 2000 [E]
76) Shulman LM, et al: Improvement of both tardive dystonia and akathisia after botulinium toxin injection. Neurology 46:844–845, 1996 [E]
77) Weiner WJ, et al: Tardive akathisia. J Clin Psychiatry 44:417–419, 1983 [E]
78) Burke RE, et al: Tardive akathisia. An analysis of clinical features and response to open therapeutic trials. Mov Disord 4:157–162, 1989 [C]
79) Barnes TRE, et al: Akathisia variants and tardive dyskinesia. Arch Gen Psychiatry 42:874–878 , 1985 [E]
80) 國芳雅広, 他：遅発性ジスキネジアに対するクロナゼパムの効果について. 精神医学 32:1245–1247, 1990 [E]
81) 西川 正, 他：遅発性アカシジア及びその類似症状に対する治療. 精神科治療学 4:483–490, 1989 [E]
82) Toth P, et al: Clozapine and seizures; A review. Can J Psychiatry 39:236–238, 1994 [E]
83) Palmgren K, et al: The safety and efficacy of zotepine in the treatment of schizophrenia: Results of a one-year naturalistic clinical trial. Int J Psychiat Clin Prac 4:299–306, 2000 [C]
84) Delay J, et al: Un neuroleptique majeur non phenothiazinique et non reserpinique, L'haloperidol, dans le traitement des psychoses. Ann Med-Psychol 118:145–152, 1960 [E]
85) Keck PE, et al: Risk factors for neuroleptic malignant syndrome. Arch Gen Psychiatry 46:914–918, 1989 [E]
86) Caroff SN, et al: Neuroleptic malignant syndrome. Med Clin North Am 77:185–202, 1993 [E]
87) Schneiderhan ME, et al: An atypical course of neuroleptic malignant syndrome. J Clin Pharmacol 34:325–334, 1994 [E]
88) Levenson JL, et al: Neuroleptic malignant syndrome. Am J Psychiatry 142:1137–1145, 1985 [E]
89) Pope HG, et al: Frequency and presentation of neuroleptic malignant syndrome in a large psychiatric hospital. Am J Psychiatry 143:1223–1227, 1986 [E]
90) Davis JM, et al: Electroconvulsive therapy in the treatment of the neuroleptic malignant syndrome. Convulsive Therapy 7:111–120, 1991 [E]
91) Janicak PG: Handbook of Psychopharmacotherapy. Lippincott Williams & Wilkins, Philadelphia, 1999（仙波純一, 他訳：根拠にもとづく精神科薬物療法. メディカル・サイエンス・インターナショナル, 2000）[E]
92) Bezchlibnyk-Butler KZ: Clinical Handbook of Psychotropic Drugs (10th Revised ed). Hogrefe & Huber Publishers, Seattle, 2000 [E]

93) Chan J, et al: Perphenazine-induced priapism. DICP Ann Pharmacother 24:246-249, 1990 [E]
94) Taylor DM, et al: Atypical antipsychotics and weight gain? a systemic review. Acta Psychiatr Scand 101:416-432, 2000 [A]
95) 松田源一：精神分裂病患者の多飲行動. 臨床精神医学 18:1339-1346, 1989 [E]
96) Leadbetter RA, et al: Differential effects of neuroleptics and clozapine on polydipsia and intermittent hyponatremia. J Clin Psychiatry 55(Suppl B):110-113, 1994 [E]
97) de Leon Jd, et al: Treatment of polydipsia and hyponatremia in psychiatric patients. Can clozapine be a new option? Neuropsychopharmacology 12:133-138, 1995 [E]
98) Wagstaff AJ, et al: Clozapine; A review of its pharmacological properties and therapeutic use in patients with schizophrenia who are unresponsive to or intolerant of classical antipsychotic agents. CNS Drugs 4:370-400, 1995 [E]
99) Kane JM, et al: Adverse Effects of Psychotropic Drugs. Guilford Press, New York, 1992 [E]
100) Leucht S, et al: Efficacy and extrapyramidal side-effects of the new antipsychotics olanzapine, quetiapine, risperidone, and sertindole compared to conventional antipsychotics and placebo. A meta-analysis of randomized controlled trials. Schizophr Res 35:51-68, 1999 [A]
101) Pseukens J: Risperidone in the treatment of patients with chronic schizophrenia: multi-national, multi-centre, double-blind, parallel-group study versus haloperidol. Br J Psychiatry 166:712-726, 1995 [B]
102) Rabiner CJ, et al: Outcome study of first-episode psychosis, I: relapse rates after 1 year. Am J Psychiatry 143:1155-1158, 1986 [C]
103) Allen MH, et al: The Expert Consensus Guideline Series. Treatment of behavioral emergencies. Postgrad Med Special Report. 2001 [E]
104) Möller HJ, et al: Efficacy and side effects of haloperidol in psychotic patients: oral and versus intravenous administration. Am J Psychiatry 139:1571-1575, 1982 [B]
105) Bodkin JA: Emerging uses for high-potency benzodiazepines in psychotic disorders. J Clin Psychiatry 51(Suppl):41-46; discussion 50-53, 1990 [E]
106) Salzman C, et al: Benzodiazepines combined with neuroleptics for management of severe disruptive behavior. Psychosomatics 27:17-21, 1986 [E]
107) Polak P, et al: Rapid tranquilization. Am J Psychiatry 128:640-643, 1971 [E]
108) Coffman JA, et al: Clinical effectiveness of oral and parenteral rapid neuroleptization. J Clin Psychiatry 48:20-24, 1987 [B]
109) Quitkin F, et al: Very high dosage vs standard dosage fluphenazine in schizophrenia. Arch Gen Psychiatry 32:1276-1281, 1975 [B]
110) Baldessarini RJ, et al: Significance of neuroleptic dose and plasma level in the pharmacological treatment of psychoses. Arch Gen Psychiatry 45:79-90, 1988 [A]
111) Goldberg D, et al: The Maudsley Handbook of Practical Psychiatry, 4th ed. Oxford University Press, New York, 2002 [E]
112) Davis JM: Overview: maintenance therapy in psychiatry I: schizophrenia. Am

J Psychiatry 132:1237–1245, 1975 [A]
113) Kane JM: Treatment programme and long-term outcome in chronic schizophrenia. Acta Psychiatr Scand (Suppl)358:151–157, 1990 [C]
114) Gilbert PL, et al: Neuroleptic withdrawal in schizophrenia: review of the literature. Arch Gen Psychiatry 52:173–188, 1995 [C]
115) Lehman AF, et al: At issue: translating research into practice: the schizophrenia Patients Outcomes Research Team(PORT) treatment recommendations. Schizophr Bull 24:1–10, 1998 [E]
116) McEvoy JP, et al: Optimal dose of neuroleptic in acute schizophrenia. A controlled study of the neuroleptic threshold and higher haloperidol dose. Arch Gen Psychiatry 48:739–745, 1991 [C]
117) Kapur S, et al: The relationship between D2 receptor occupancy and plasma levels on low dose oral haloperidol: a PET study. Psychopharmacology 131:148–152, 1997 [E]
118) Hogarty GE, et al: Fluphenazine and social therapy in the aftercare of schizophrenic patients: relapse analysis of two year controlled study of fluphenazine decanoate and fluphenazine hydrochloride. Arch Gen Psychiatry 36:1283–1294, 1979 [B]
119) Davis JM, et al: The natural course of schizophrenia and effective maintenance drug treatment. J Clin Psychopharmacol 6:2s–10s, 1986 [A]
120) Taylor D, et al: Antipsychotic depot injections? suggested doses and frequencies. Psychiatr Bull 19:357, 1995 [E]
121) Muller P, et al: The risk of rehospitalisation during therapy with atypical and typical neuroleptics? A contribution to differential indication. [German] Psychiatrische Praxis 29:388–391, 2002 [C]

〈小山　司・高橋義人〉

B 新規（新世代型）抗精神病薬

　1952年クロルプロマジンの導入（わが国へは1955年）は統合失調症の薬物治療を可能にしたことで大きな衝撃を与え，さらに1958年ハロペリドールが合成され，1964年わが国へ導入されて一段と薬物療法は進展をみせた．1963年，これらの抗精神病薬の作用機序が脳内ドーパミン系の遮断によることが発見されて，統合失調症ドーパミン仮説の礎となった．その後，この仮説に基づいて多くの抗精神病薬が合成され，導入されたが，抗ドーパミン作用に基づく抗精神病作用と錐体外路作用を分離することができない，いわゆる定型抗精神病薬（従来型）の時代が少なくとも40年続いた．1969年に一部の国で承認されたclozapineに効果と副作用を分離する非定型性が認められて，の

ちの新規抗精神病薬(新世代型)の開発に大きな役割を果たした.
　この新規抗精神病薬を追求して最初に世に出たのがリスペリドンを中心とするセロトニン・ドーパミン拮抗薬(SDA)であり，さらに clozapin の流れを汲むオランザピンとクエチアピンが続いた．わが国への導入は 1996 年のリスペリドンが先鞭をつけ[1]，2001 年わが国創成のペロスピロン[2]，さらに，クエチアピン[3]，オランザピン[4]と続き，2006 年にはドーパミン受容体部分作動薬(DSS)やアリピプラゾールも承認された[5]．そして，2008 年わが国創成でドーパミン・セロトニン拮抗薬(DSA)ともいうべきブロナンセリンが登場して[6]，遅ればせながらわが国も新規抗精神病薬の時代に突入した.
　ここでは，新規抗精神病薬を総説的に解説しておきたい.

1. 標的病状と治療効果

a. 急性期エピソード

　統合失調症の病像(表 18)のうち ⑥ 自発性欠如，感情鈍麻が前景 II(慢性経過，症状固定)を除くすべての病像が急性エピソードとして対象となる．そして，急性期エピソードには初発エピソードと複数エピソードとしての急性増悪期とが含まれる．初発エピソードに対する治療は予後を規定する最も重要な因子となるだけに，適切な治療を行うべきである.

1) 経口投与が可能な場合

すべての病態に対して新規抗精神病薬で開始すべきである．欧米では，臨床試験の対象が急性増悪期の病例に限られていることが多く，初発例も含まれており，急性期の病例に新規抗精神病薬を用いることはごく自然のことで

表 18　統合失調症の病像

① 興奮状態
② 昏迷状態
③ 幻覚・妄想が前景
④ 妄想が前景
⑤ 自発性欠如，感情鈍麻が前景 I (新鮮な破瓜型)
⑥ 自発性欠如，感情鈍麻が前景 II (慢性経過，症状固定)
⑦ 神経症様状態が前景
⑧ うつ状態が前景

あった．一方，わが国での抗精神病薬の臨床試験では**表 18** の全病像のうちの ① と ② を除いてすべてが対象となり，実際には ⑥ が大半を占め，③ がこれに次いでいる．しかも，ほとんどが罹病期間 10 年以上の慢性例となってきたため，導入当初は新規抗精神病薬は陰性症状を中心とする慢性期のための薬物と考えられ，急性エピソードに用いることが躊躇されさえした．しかし，しだいに治療法が欧米化して進展し，現在では急性期の病例，特に初発例に対して新規抗精神病薬を単剤で始めることが主流となってきている．

　米国の統合失調症治療専門家によるエキスパートコンセンサスガイドラインシリーズ(以下，米国ガイドライン)の 1996 年版[7]では，急性エピソードへの一次選択治療薬(first-line drug)として高力価の従来型抗精神病薬(以下，従来型)と 1992 年に承認された新規抗精神病薬の第一号であるリスペリドンが挙げられている．従来型ではハロペリドールとフルフェナジンが最も多く用いられており，当時の水準として第一選択薬に挙げられるのは当然としても，リスペリドンが堂々と肩を並べているのも，Marder と Meibach[8]によるハロペリドールとの無作為割り付けの二重盲検比較試験の対象患者が急性増悪期の症例であり，効果と安全性が確認され，また，その後の使用経験を通して第一選択薬となりうると評価されているからである．当時，従来型が第一選択薬となるのは，① 副作用の発現がなく，薬物反応性がよかった再燃患者，② 筋注を要する患者，③ 早急の鎮静を，持効薬を含めて必要とする患者となっている．

　その後，米国では 1996 年にオランザピンが，1997 年にクエチアピンがそれぞれ急性増悪期に対する二重盲検比較試験を通して承認されるに至り[9,10]，米国ガイドラインの 1999 年版[11]ではエキスパートは統合失調症の急性エピソードに対して一次選択薬としてこれら新規抗精神病薬を強く推奨するに至っている．わずか 3 年間で米国ガイドラインから従来型が消えていった背景には**表 19** にみるように[12]，有効性と副作用から新規抗精神病薬がはるかに優れるとの事実が臨床試験と臨床経過から証明されたことにある．さらに 2000 年に ziprasidone，2002 年にアリピプラゾールがそれぞれしかるべき手順を経て承認されて，2003 年に改訂された米国ガイドライン[13]では初発および複数エピソードの初期薬物選択として，**表 20** のようにすべて新規抗精神病薬に入れ換わってしまっている．

　なお，2007 年に発表されたエキスパート・コンセンサスパネルで示された最新の急性エピソードへの抗精神病薬選択ロードマップを紹介しておく(**図 5,**

表 19 従来型抗精神病薬と新規抗精神病薬の比較

特徴	比較結果	コメント
有効性		
陽性症状	同じか新規抗精神病薬のほうがよい	clozapine は，陽性症状への効果が従来の抗精神病薬よりも優れていることが証明された唯一の新規抗精神病薬である
陰性症状	新規抗精神病薬のほうが優れる	経験豊富な医師の多くは，陰性症状に対する新規抗精神病薬の有効性はコントロール試験で示されたよりもさらによいと確信している
再発防止	新規抗精神病薬のほうがはるかによい（きちんと服薬している場合）	従来の抗精神病薬よりも，新規抗精神病薬による治療例で再入院が少ないことを示した研究結果がいくつかある
副作用		
急性 EPS の軽減	新規抗精神病薬のほうがはるかに優れている	治療用量の上限を投与しても EPS が生じにくいことが明確に示されている
遅発性ジスキネジア（TD）の予防	新規抗精神病薬のほうがおそらく優れている	なお結論は得られていないが，新規抗精神病薬の TD のリスクは従来の抗精神病薬のほぼ半分とされている
患者自身の好み	新規抗精神病薬のほうがはるかによい	患者は，新規抗精神病薬を好むことがずっと多い
無月経の改善	新規抗精神病薬のほうがはるかに優れている	従来の抗精神病薬と異なり，多くの新規抗精神病薬はプロラクチンを上昇させない
体重増加	新規抗精神病薬のほうに問題があり，かなり生じさせる	従来の抗精神病薬でも新規抗精神病薬でも体重増加はみられるが，新規抗精神病薬で問題になることが多い

〔Weiden PJ, et al: Breakthroughs in Antipsychotic Medications: A Guide for Consumers, Families, Clinicians. National Alliance for Mentally Ill. 1999 より一部省略〕

p.150)[14]．肥満，血糖値，脂質代謝への危惧を有する抗精神病薬が下位へ落ちて ziprasidone が上位へ繰り上がっているのが目につく．

ここで，米国で 2002 年に承認されてたちまち急性期の初期選択薬にのし上がったアリピプラゾールを簡単に説明しておく．アリピプラゾールは大塚製薬の創薬によるもので，DA 自己受容体作動作用と D_2 受容体拮抗作用を併せ持つ抗精神病薬としてわが国で治験に入り[15]，米国でも共同開発されてい

表20 初発および複数エピソードの初期薬物選択

臨床症状	一次選択治療薬		上位二次選択治療薬	
	初発エピソード	複数エピソード	初発エピソード	複数エピソード
陽性症状中心	リスペリドン アリピプラゾール オランザピン	リスペリドン アリピプラゾール ziprasidone オランザピン 持効性注射製剤 新規抗精神病薬 クエチアピン	ziprasidone クエチアピン	clozapine
陰性症状中心	リスペリドン アリピプラゾール	リスペリドン アリピプラゾール ziprasidone	ziprasidone オランザピン クエチアピン	オランザピン クエチアピン 持効性注射製剤 新規抗精神病薬 clozapine
陽性，陰性症状ともに顕著	リスペリドン アリピプラゾール ziprasidone	リスペリドン アリピプラゾール ziprasidone オランザピン	オランザピン クエチアピン	持効性注射製剤 新規抗精神病薬 クエチアピン clozapine

〔Kane JM, Leucht S, Carpenter D, et al: The Expert Consensus Guideline Series Optimizing Pharmacologic Treatment of Psychotic Disorders. J Clin Psychiatry 64(Suppl 12):1-100, 2003 より引用〕

たが，この dual action が DA 受容体部分作動作用であることが Burris ら[16]によって発見されて一躍注目を浴び，治験の進行の早い米国で Kane ら[17]や Putkin ら[18]の報告にみるように，2002年に FDA の承認を経た．アリピプラゾールの DA 受容体部分作動薬としての作用は dopamine system stabilizer (DSS)と呼ばれ[15]，抗精神病作用に優れながら安全性が高く，全世界ですでに新規抗精神病薬の第一線に立っている．わが国でも遅ればせながら，治験に成功して2006年に承認されて華々しいスタートを切った[5,19]．なお，海外では新規抗精神病薬の中でも安全性は第一と謳歌されながら，わが国での治験で体重増加と血糖値が十分に測定されておらず，現在，市販後の臨床試験が実施されている．

以上のように，初発エピソードを含めて急性エピソード全体に新規抗精神病薬の有効性と安全性が A レベルのエビデンスとして立証されている．

ここで数ある統合失調症薬物アルゴリズムの中で，本質的には同じもので

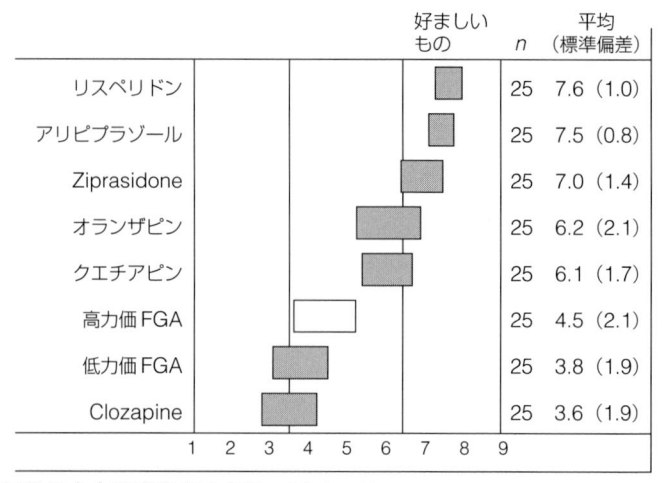

	好ましいもの	n	平均（標準偏差）
リスペリドン		25	7.6 (1.0)
アリピプラゾール		25	7.5 (0.8)
Ziprasidone		25	7.0 (1.4)
オランザピン		25	6.2 (2.1)
クエチアピン		25	6.1 (1.7)
高力価 FGA		25	4.5 (2.1)
低力価 FGA		25	3.8 (1.9)
Clozapine		25	3.6 (1.9)

図5　初発統合失調症患者の急性エピソード
正常な体重，脂質レベル，空腹時血糖値を呈する身体的に健康な若年男性患者の初発エピソードへの薬物の選択順位
〔Weiden PJ, Preskorn SH, Fahnestock SH, et al: Translating the Psychopharmacology of antipsychotics to individualized treatmant for severe mental illness: A roadmap. J Clin Psychiatry 68(Suppl 7):1-48, 2007〕

あるが，最も優れたものの1つでわれわれに受け入れやすいテキサス薬物アルゴリズムプロジェクト抗精神病薬アルゴリズム〔Texas Medication Algorithm Project(TMAP)Antipsychotic Algorithm for Schizophrenia, 2003〕を紹介しておく(**図6**)[20,21]．これは米国ガイドラインやPatient Ontcomes Research Team(PORT)プロジェクトに基づいて，米国テキサス州の精神科医や患者らのグループによる共同研究の成果として始められたもので，1996年，1999年，2003年と版を重ねてきたものである．ステージ3のclozapinが承認されていない，わが国では画竜点睛を欠いているが，近い将来の承認のもとに，このアルゴリズムがわが国での治療にもそのまま当てはまることになろう．これは米国ガイドラインの2003年版[13]と軌を一にするものであり，初発エピソードも含めて急性期から積極的に新規抗精神病薬で治療し，これが予後の改善，コンプライアンスやアドヒアランスの改善と再発の防止およびQOLの向上に直結しつつある[22]．

今日，治療者の指示に従って服薬を継続するコンプライアンスの用語に増して，患者が自ら積極的に治療の場に参加するとの意味をこめて，アドヒア

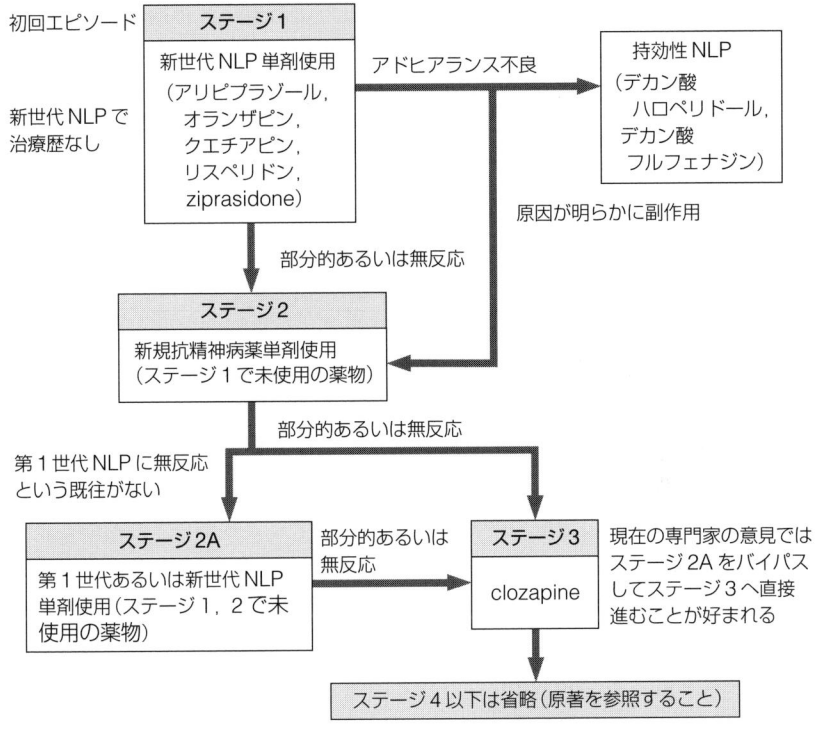

図6 テキサス薬物アルゴリズムプロジェクト抗精神病薬アルゴリズム

```
初回エピソード     ステージ1                                    持効性NLP
                 新世代NLP単剤使用   アドヒアランス不良        (デカン酸
新世代NLPで       (アリピプラゾール,                             ハロペリドール,
治療歴なし        オランザピン,                                 デカン酸
                 クエチアピン,                                 フルフェナジン)
                 リスペリドン,
                 ziprasidone)            原因が明らかに副作用

                        部分的あるいは無反応

                 ステージ2
                 新規抗精神病薬単剤使用
                 (ステージ1で未使用の薬物)

                        部分的あるいは無反応

第1世代NLPに無反応
という既往がない

                 ステージ2A          部分的あるいは      ステージ3         現在の専門家の意見では
                 第1世代あるいは新世代NLP  無反応                          ステージ2Aをバイパス
                 単剤使用(ステージ1, 2で未                clozapine       してステージ3へ直接
                 使用の薬物)                                             進むことが好まれる

                                              ステージ4以下は省略(原著を参照すること)
```

NLP：neuroleptics
〔Miller AL, Hall CS, Buchanan RW, et al: The Texas Medication Algorithm Project Antipsychotic Algorithm for Schizophrenia: 2003 Update. J Clin Psychiatry 65:500–508, 2004（http://www.dshs.state.tx.us/mhprograms/TIMA.shtm）および岩本邦弘，稲田俊也：統合失調症の薬物療法における aripiprazole の位置づけ．臨床精神薬理 9:223–236, 2006 より引用〕

ランスの用語が一般的となっている．TMAP はその代表的なものであり，これも新規抗精神病薬がもたらした治療法の前進と考えることができる．

2）薬剤の筋注や隔離を必要とする場合

表18 (p.146)の ①② および ③④ のかなりの症例では病識を欠くために経口投与が困難あるいは不可能で，薬剤の非経口投与や隔離が必要となりうる．1996年版，1999年版を通して，米国ガイドラインでは，新規抗精神病薬には注射製剤がないことから，従来型の例えばハロペリドールの筋注を利

用することがあるとしている．しかし，今日では新規抗精神病薬の注射製剤の開発が進められる中で，急性期の精神運動興奮への鎮静に対しても従来型の製剤を用いないで治療を進める方向付けが定着しつつある．

わが国では，ハロペリドールの筋注か静注，クロルプロマジンやレボメプロマジンの筋注が中心となってきていた．ともにベンゾジアゼピン(BZ)系のフルニトラゼパムやまれにミダゾラムの静注，さらにまれにバルビツレート系麻酔薬による入眠法から入るのがわが国の方式であった．しかし，欧米，特に米国では経口投与が困難な症例には，まずBZ系抗不安薬のロラゼパム 2 mg の筋注によって鎮静をはかる．30分間で効果不十分の場合には，さらに 2 mg を追加筋注し，1日3回まで実施する方法で目標とする鎮静が得られるとし，あくまで従来型の製剤の使用を避ける方法をとり，経口投与可能となった段階で新規抗精神病薬による治療を展開する方法を推奨している[23,24]．急性期に開始した抗精神病薬に対して患者がsyntonicに受け取るか，dysphoricに受け取るかがその後の治療の継続に大きく影響することから，最初の薬剤選択は極めて重要であるとの考え方である．

米国精神科救急協会による調査で，精神病性激越の抑制には経口投与を選ぶとの回答が78％にのぼり，82％が激越の治療の最終目標は鎮静・睡眠ではなく，患者を落ち着かせ，適正な評価と治療を行えるようにすることと答えている[25]．さらに，CurrierとSimpson[26]は緊急投与が必要な精神病性激越が認められる患者60名を対象に，リスペリドン内用液＋ロラゼパムの群と筋注のハロペリドール＋ロラゼパムの群に分けて実施した試験で，リスペリドン内用液＋ロラゼパム群はハロペリドールの筋注に代わる有効かつ安全な治療法であるとし，説得による経口投与をすすめている．なお，急性期の激越と陽性症状に対して，オランザピンとハロペリドールとの大規模な比較試験で，両症状ともにオランザピンが有意に優れるとの報告もある[27]．

さて，ロラゼパムの筋注製剤のないわが国では，説得による経口投与が不可能な場合にどう対応すべきかが問題となる．BZ系のジアゼパムの筋注製剤があるが，吸収が悪くて鎮静効果が期待できないことから，フルニトラゼパムの静注を考えるか，ハロペリドールの筋注で治療に入り，経口投与可能な段階で新規抗精神病薬の経口へつなげる方法しかなかったのである．たとえ，バルビツレート製剤による麻酔下での電気けいれん療法のあとでも経口投与は新規抗精神病薬を選ぶべきとされてきた．米国のオピニオンリーダーたちはあくまでハロペリドールの筋注は拒否的で，ロラゼパムの筋注製剤の

導入か新規抗精神病薬の注射製剤の開発を急ぐしかないとさえ考えられていた．そこで，米国ではオランザピンの筋注製剤を開発し，用量反応性に激越状態を改善させ(10 mg 至適)，効果においてハロペリドールに優るとも劣らず，EPS などの安全性で優れるとの成績を示し[28]，2004 年米国，英国中心に承認されている．

ところが，わが国でも 2003 年にリスペリドン内用液が承認されて上市されたのである[29]．米国では Currier ら[25]や Simpson ら[30]が精神科救急での急性期-激越症状に対する有用性を報告しているように，承認後間がないにもかかわらず，筋注や隔離が必要と考えられてきた症例に対しての有用性の報告が増えてきている[32-35]．実際に，急性の興奮状態で拒薬を示す症例にもねばり強く説得することでリスペリドン内用液を服用させると，比較的速やかに平穏化するとともに通常の経口薬の服用へ導入することができるというのである．さらに 2005 年には瞬時に溶けるオランザピン口腔内崩壊錠が導入されて，精神科救急の場でのこれらの製剤の臨床的有用性がクローズアップされ，従来型の注射製剤に取って代わりつつある[31]．

3) 急性エピソードから維持療法期へ

急性期の薬物療法は新規抗精神病薬によることは今まで述べた通りであり，当然のことながら維持療法も新規抗精神病薬が中心となる．寛解状態に達してこれを維持し，再発を防止するためには維持療法は不可欠である[36]．

リスペリドン群 179 例(2～8 mg/日)とハロペリドール群 188 例(5～20 mg/日)を対象に慢性期の統合失調症あるいは統合失調感情型の症例に二重盲検比較試験が行われて，1 年間の経過観察でリスペリドン群に有意に優れる再発防止率が得られている(図 7-a)[37]．一方，オランザピンでも Tran らが 3 つのオランザピンの臨床試験の中で，BPRS 40% 以上低下した症例を対象に 46 週までの維持療法の成績をまとめている(図 7-b)[38]．1 年後の再発率(再入院率)はオランザピン群 14.7%，ハロペリドール群 28% とオランザピン群が有意に優れる結果となっている($p=0.034$)．

ところで，Olfson ら[39]は naturalistic study として大規模な後方視的な調査を実施し，3 年間で集積した統合失調症患者でのデータベース解析を行っている．それによると，抗精神病薬の中断率をみると，新規抗精神病薬が従来型より有意に低く($p \leq 0.037$)，このうちアリピプラゾールが最も低率であったと報告している．さらに，単剤療法を受けている 576 名について 10 か月

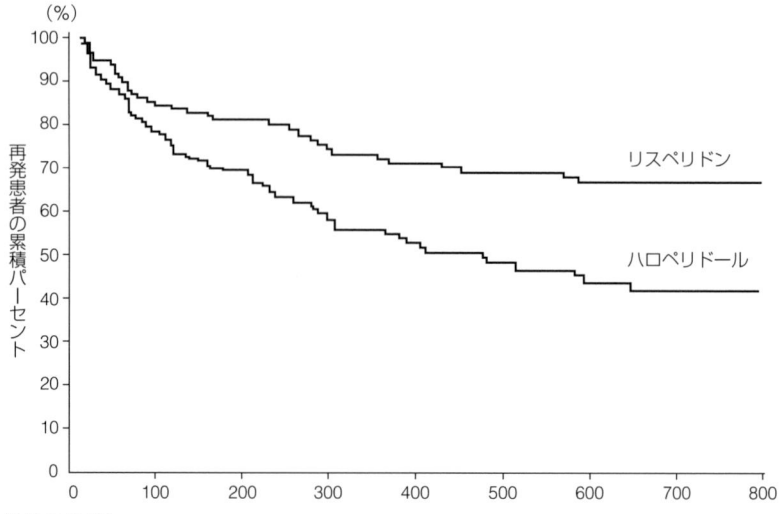

a. リスペリドン
〔Czernansky J, et al: A comparison of risperidone and haloperidol for prevention of relapse in patients with schizophrenia. N Engl J Med 364:16-22, 2002 より一部省略〕

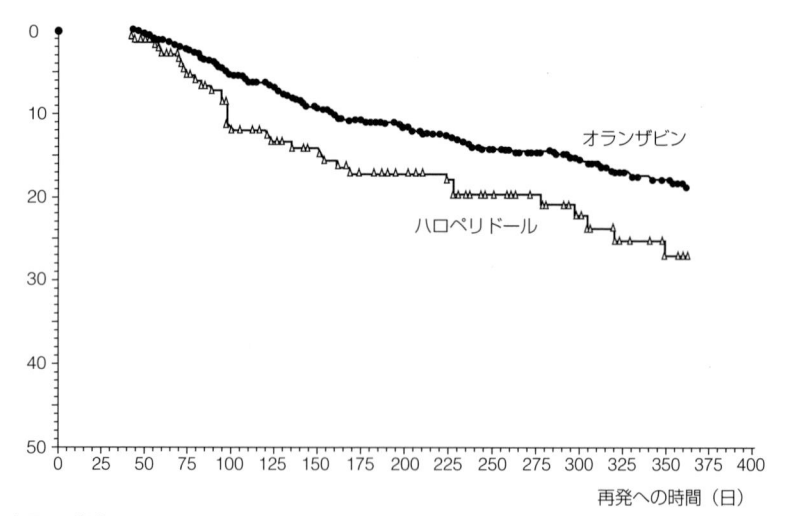

b. オランザピン
〔Tran PV, et al: Oral olanzapine versus oral haloperidol in the maintenance treatment of schizophrenia and related psychoses. Br J Psychiatry 172:499-505, 1998〕

図7 ハロペリドールを対照薬とした維持療法における Kaplan-Meier 生存曲線にみる再発率

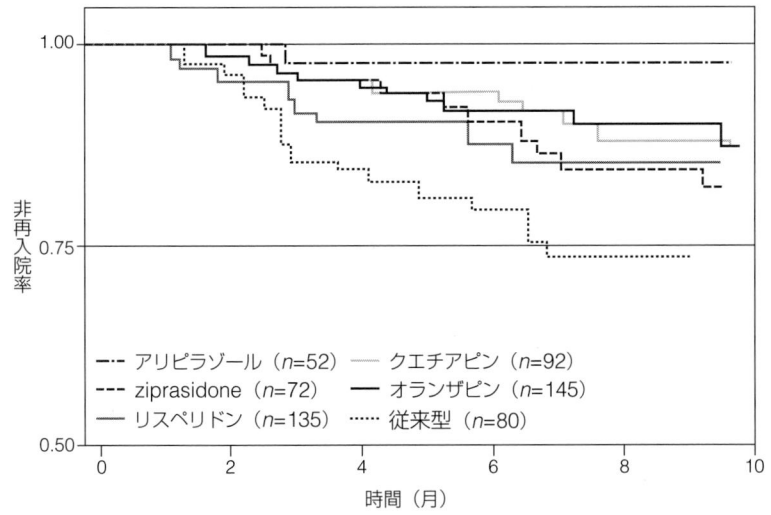

図8 抗精神病薬治療中の統合失調症患者における再入院率
〔Carrigan G, Cislo P, Ray S, et al: Risk of rehospitalization in antipsychotic-treated schizophrenic patients. Abstract Presented at the 158th Annual Meeting of the American Psychiatric Association, Atlanta, GA, 2005（http://www.psych.org/public_info/libr_pub/abstracts.cfm accessed 12 May 2006）〕

間の観察で，新規抗精神病薬は従来型より再入院率が有意に低く，とりわけアリピプラゾール（71％危険減退）とオランザピン（57％危険減退）の2剤は従来型より有意に低かったとしている（図8）[40]．新規抗精神病薬は従来型より維持療法によく適合した薬物であるとのエビデンスになりえよう．

　なお，寛解状態が持続する一方で，怠薬による急性増悪を呈して再入院に至ることが上記のように少なからずありうる．これまでは，コンプライアンスに問題のある症例では，従来型持効性抗精神病薬としてハロペリドールやフルフェナジンのデポ剤が用いられてきたが，米国ではすでにリスペリドンのデポ剤（Consta®）が開発されて2003年承認のもとに広く利用されている[41]．わが国でも臨床試験を終えて申請の段階にあり，今後の利用が期待される．

　以上の成績にみるように，新規抗精神病薬は単にコンプライアンスが高いのみでなく，再発防止率も高く，維持療法に優れているのである．ただし，ハロペリドールやモサプラミンを中心とする従来型の低用量投与によって十分な寛解状態が維持されている症例も多い．こうした症例を新規抗精神病薬に切り替えるべきではないことはいうまでもない．

表 21　陰性症状の分類

一次性陰性症状	一次性持続性症状あるいは欠損症状	陽性症状と重なって生じることはない	
	一次性非持続性症状	陽性症状と重なって生じる	
二次性陰性症状		抗精神病薬の副作用（アキネジア，錐体外路症状）精神病後抑うつ生活環境（ホスピタリズム）	などによって生じる

〔Carpenter WT, et al: Deficit and nondeficit forms of schizophrenia, the concept. Am J Psychiatry 145:578-583, 1988〕

　新規抗精神病薬は再発防止に優れ，EPS 惹起作用が弱く，遅発性ジスキネジアの発現率も低く，コンプライアンスやアドヒアランスが高く，QOL を向上させることから，長期維持療法には最も適した抗精神病薬といえる．

b. 陰性症状が前景に立つ病像

　陰性症状への新規抗精神病薬の有効性は広く確認されており，米国ガイドラインでリスペリドンとアリピプラゾールが一次選択治療に挙げられているように（表20，p.149），この病像への第一選択薬となることに抵抗はない．わが国での臨床試験の対象の大半が表18（p.146）の ⑥ の症例であり，得られた成績に基づいて，新規抗精神病薬は陰性症状への抗精神病薬であるとの考え方は固く定着している[42-48]．

　本来，陰性症状には一次性のものと二次性のものがある（表21）[49,50]．一次性のうち，陽性症状と重なって生じる非持続性のものは急性期のもので，陽性症状の改善とともに軽快するので，どの抗精神病薬にもよく反応する．それに対して，一次性持続性の陰性症状は病初期から現れる認知機能障害と連動し，疾病の進行的経過とともに中核的病像を形成することになり，抗精神病薬に十分な反応性を認め難い[51]．表18 の病像 ⑤ の新鮮な破瓜病にみる陰性症状は比較的よく反応するが，⑥ の病像では反応性が悪くなり，Crow[52] の type II では反応性が悪いものと定義付けられている．

　統合失調症のドーパミン（DA）仮説はゆるがないとしても，前頭前野のNMDA 受容体伝達系の障害が一次的原因となるもの[53]や，Carpenter らのいう一亜型としての欠損症候群では病初期から一次性持続性陰性症状が存在

し，少なくとも従来型には反応せず，clozapine の有効性についてもいろいろ議論がある．

もともと陰性症状への効果を評価するには SANS や PANSS などの評価尺度のスコアが治療前後でどう変動するかによって効果を判定するので，一次性も二次性も抱合された陰性症状への有効性をみていることになる．したがって，新規抗精神病薬は EPS などの有害事象が軽減・消失することで，二次的に二次性の陰性症状の改善をみているのではないかとの指摘がありうる．一次性持続性の陰性症状のみを対象とした試験はほとんどなく，Brier[54]のclozapine とハロペリドールとの二重盲検比較試験で，統合失調症患者の欠損状態にともに効果はなかったと報告されているように，一次性持続性陰性症状に有効かどうかの議論は結着をみていない．しかし，新規抗精神病薬が陰性症状全般に対して，従来型より有意に優れるとの確たるデータがあるうえに，一次性持続性陰性症状にも有効との報告が出始めている[55,56]．何はともあれ，新鮮例，慢性例を問わず，陰性症状には新規抗精神病薬の適応となる．

c. 認知機能障害

近年，認知機能障害は統合失調症の本質的病態であると考えられ，陰性症状や社会機能低下の基礎をなす障害であるとみなされている．言語の流暢さ，細かい運動機能，遂行機能，順序立った思考，集中および問題解決などに加えて言葉の学習や記憶に問題が生じて日常生活に深刻な影響がみられる．症状発現の前からすでに認められて，進行性に経過するが，わが国では施設化した精神病院の長期入院者の大半がこうした病態を示しており，特に療養型病棟では認知機能障害や陰性症状を中心として比較的安定した状態のまま，余生を病院内で過ごしながら安住する形をとっている．また，退院が可能となり，自宅での生活は続けているが，無為に過ごす症例や，デイケアや作業所へ通所しながらそれ以上の進展を示さない症例は少なくない．いずれも基底に認知機能障害が存在しているのである．

これまでは，従来型がこれらの障害を改善させず，むしろ悪化させる可能性を有することから，手つかずのまま放置される傾向にあったが，新規抗精神病薬の登場とともに認知機能障害を改善させ，QOL を向上させるとの報告が出始めている．

いわゆる hypofrontality が前頭前野のグルタミン酸系やドーパミン系，あるいはノルアドレナリン系の機能低下と結びつき，認知機能の障害に至ると

すれば[57-60]，これらの神経伝達系の機能を高める方向に作用することが非臨床試験で確認されている新規抗精神病薬は認知機能障害を改善する方向に作用することとなる．臨床的にも，新規抗精神病薬の登場が認知機能を測定するための種々の神経心理学的検査を発達させ，これらを組み合わせて実施された成績が多く報告されてきている[61-67]．

近年，米国精神保健研究所 NIMH による MATRICS (Measurement and Treatment Research to Improve Cognition Schizophrenia) をはじめ，多くの認知機能評価バッテリーが考察され，客観的評価が始まっている[68]．新規抗精神病薬は従来型より優れるとはいうものの，その効果は十分ではない[69]．現在では，強力療法薬あるいは補助的治療薬として，α_7 ニコチン受容体作動薬，グリシントランスポーター阻害薬，シグマ受容体作動薬などの候補薬の試験が実施されている段階にある[70]．

d. 治療抵抗性統合失調症

十分な抗精神病薬による治療にもかかわらず，症状の改善を示さない症例を治療抵抗性と呼ぶが，臨床試験の対象として治療抵抗性統合失調症を正式に定義付けたのは Kane らである．Kane ら[71]は clozapine とクロルプロマジンとの二重盲検比較試験に際して，対象患者の選定に，化学構造上異なる少なくとも 2 種類以上の従来型抗精神病薬をクロルプロマジン等価量で 1,000 mg/日またはそれ以上の量で 6 週間以上投与することを過去 5 年間に少なくとも 3 回試みても，BPRS スコアで 20％以上の減少がみられず，かつ治療後でも BPRS 得点が 35 以上または CGI 得点が 3 以上の例を治療抵抗群と定義している．Kane らはこの試験で clozapine が有意に有効であるとの成績を報告し，clozapine の再発見として大きく取り上げられ，これに基づいて FDA は 1990 年米国での clozapine の承認に踏み切っている．この操作的定義に当てはめると，米国では統合失調症患者の 12～22％が治療抵抗例に該当するといわれる[72]．

その後，新規抗精神病薬の導入とともにこれらの治療抵抗性統合失調症に対する臨床試験が計画されていった中で，Kane らの厳しい定義通りでなくても，治療抵抗例の選択に大きい差異は生じないとされていくつかの見直しが加えられた．すなわち，従来型抗精神病薬への反応性の悪さの回数は 2 回でよいこと，クロルプロマジン等価量も脳内ドーパミン D_2 受容体をほぼ占拠する 400～600 mg/日程度でよいこと，投与期間も 4 週間でよい，などが

それで，過去の治療期間も 2 年に短縮されている[73]．こうした治療抵抗性基準に則って，新規抗精神病薬のリスペリドンと clozapine，あるいはオランザピンと clozapine との比較対照試験が実施されてきている．

Bondolfi ら[74]の 86 名の入院中の症例を対象としたリスペリドンと clozapine との 8 週間の二重盲検比較試験では，リスペリドン(平均 6.4 mg/日)は clozapine(平均 291.2 mg/日)に比べて孫色のない成績が得られて，しかも効果発現が早いとの結果となっている．安全性でも無力症/倦怠感/疲労感の増大のみ clozapine 群に有意に多く，EPS を含めて他に差を認めていない．一方，Tollefson ら[75]の実施した 180 名を対象とする国際的大規模試験でオランザピンと clozapine の 18 週からなる二重盲検比較試験では，オランザピンは clozapine に劣らない成績が得られている．安全性でも，流涎，便秘，めまい，悪心が clozapine 群に多く，口渇のみがオランザピン群に多くなっている．

他にも治療抵抗性統合失調症に対する新規抗精神病薬と clozapine との比較対照試験が行われており，clozapine に有意に優れる成績を示したものはないが，Bondolfi らや Tollefson らの試験にみるように，clozapine と同等またはそれに近い効果が期待されており，安全性の面からも十分に試みるべき資格を有しているといえる．

わが国では，クエチアピン[76]とオランザピン[77]による治療抵抗性統合失調症への臨床試験が実施されており，クエチアピンで 22 例中の 40.9％，オランザピンで 20 例中の 65％に中等度改善以上の高い有効性が認められている．もともとわが国では，抗精神病薬の臨床試験の対象はほとんどが治療抵抗性といってもよいような，発症以来 10 年，15 年あるいはそれ以上を経過し，さまざまな薬物療法を経験しており，この 2 つの試験の成績はそれぞれの第 II 相試験とほとんど変わらないものとなっている．

米国ガイドラインやその他の統合失調症薬物療法のアルゴリズムで，最終的に治療抵抗性統合失調症には clozapine が適応となっているが，clozapine が承認されていないわが国にあっては，何はともあれ，新規抗精神病薬で治療することになる．内外の臨床試験の成績から，clozapine に匹敵する効果が期待されているのだから．

付　clozapineはそれでも必要か

　新規抗精神病薬の原流といわれるclozapineに多くの新規抗精神病薬が挑んだ比較試験で，clozapineに肉迫する成績を示したものもあるが，少なくともclozapineより優れるものは1つもなく，試験期間が長くなるほど，また，治療抵抗性の定義を厳しくするほど差が開き，clozapineの異才ぶりが発揮される[78-80]．clozapineの作用機序はdirtyともrichともいわれて多くの脳内受容体に親和性を示すことにあり[81]，最近では，glycineも部位への結合による作用が陰性症状や認知機能障害への改善に働いているとの説があり[82]，まだまだその全容をみせていない奥の深さに興味は尽きない．

　わが国でもclozapinの対象者は精神科病院長期入院患者の40％との試算があり[83]，わが国で実施された厳しい定義による治療抵抗性統合失調症患者を対象とした後期第Ⅱ相試験でも50％を超える有効性を認めている[84]．引き続いて第Ⅲ相試験も終了して申請も間近い．あとは致命的となりうる顆粒球減少症をはじめとする有害事象への万全の危機管理体制の確立であり，日本臨床精神神経薬理学会を中心に結成されたclozapine検討委員会で対策が講じられている．

　NIMHが実施したCATIE研究の第Ⅱ相試験で[85]，オランザピン，クエチアピン，リスペリドンもしくはziprasidoneの薬効が不十分であった統合失調症患者に対し，clozapine，オランザピン，クエチアピンあるいはリスペリドンを無作為に割り付けし，なんらかの理由で中止となるまでの治療期間を比較しているが(clozapineは非盲検)，オランザピン，クエチアピン，リスペリドンそれぞれの治療期間中央値が2.7か月，3.3か月，2.8か月であったのに対し，clozapineの中央値は10.5か月であった．これだけをみても，clozapineの威力のすさまじさがわかろうというものである．新規抗精神病薬の登場により一部にclozapine不要論が出たが，その必要性は論は待たない．

　なお，clozapineの海外での適応は，①治療抵抗性統合失調症，②遅発性ジスキネジアやコントロール不能の重症のEPSを呈する治療不耐性の統合失調症[86]，③自殺念慮の強い症例[87]，④Parkinson病にみる精神病病状，など[88]となっており，その存在意義は極めて大きく，将来はわが国でも同様な適応が期待される．

2. 副作用

　新規抗精神病薬が従来型と最も大きく異なる点はともに脳内 DA 系の遮断作用によって優れた抗精神病作用を発揮しながら，前者は EPS を中心とする副作用を軽減させる方向への作用を有することである．すなわち，効果と副作用，特に EPS を分離することができたとして，clozapine にならって新規の非定型抗精神病薬と呼ばれる所以なのである[89]．この非定型性は第一には強力な 5-HT_{2A} 受容体拮抗作用にあると説明されているが，clozapine やクエチアピンのような D_2 受容体への結和親和性の soft なあるいは loose な性質による急速解離仮説 fast dissociation hypothesis やアリピプラゾールの DA 系部分作動薬としての DSS として説明される[90]．いずれもいかに中脳辺縁系への作用部位選択性を達成するかにかかっているのであるが，脳内各種受容体への親和性の違いによって(表 22)，出現する副作用には共通したものと差の出るものもある(表 23)．ここでは，新規抗精神病薬の最大のセールスポイントの 1 つである軽減された EPS を中心とする問題と，新たにクローズアップされている体重増加と糖尿病，QTc 延長の問題について述べておきたい．

表 22　新規抗精神病薬の脳内各種受容体への結合親和性

受容体	リスペリドン[91]	クエチアピン[93]	ペロスピロン[92]	オランザピン[94]	アリピプラゾール[15]	ブロナンセリン[95]
D_2	3.3	329	1.4	11	0.34	0.142
D_1	620	1,268	210	31	265	1,070
5-HT_{1A}	253	717	2.9	>1,000	1.7	≧100
5-HT_{2A}	0.16	148	0.61	2.5	3.4	0.812
5-HT_{2C}	63			28.6	15	26.4
α_1	2.3	94	17	19	57	26.7
α_2	7.5	271	410	230	791	≧100
M_1	>5,000	>10,000	>1,000	1.9	>10μM	≧100
BZ		>5,000	>1,000	>1,000	CIC_{50}, bovine	
H_1	2.6	30	1.8	7		≧100
D_2/5-HT_2 比	20.6	2.2	2.3	4.4		0.2

BZ：ベンゾジアゼピン

表 23 抗精神病薬の神経伝達物質受容体阻害と副作用の関連

受容体阻害	副作用
ドーパミン D_2 受容体	錐体外路症状 　　急性ジストニア 　　パーキンソニズム，rabbit 症候群 　　アカシジア，restless-legs 症候群 　　遅発性ジスキネジア，可逆性ジスキネジア， 　　呼吸性ジスキネジア 　　遅発性ジストニア，Pisa 症候群，Meige 症候群 　　遅発性アカシジア 　　遅発性 Tourette 症候群 　　遅発性ミオクローヌス 高プロラクチン血症 　　乳汁漏出，月経不順，無月経 　　性機能障害 　　女性化乳房 水中毒と SIADH 悪性症候群
セロトニン 5-HT_{2C} 受容体	体重増加と糖尿病？
ヒスタミン H_1 受容体	中枢性抑制薬の作用増強 鎮静，眠気 体重増加 低血圧
ムスカリン性アセチルコリン受容体	かすみ眼 口渇 洞性頻脈 便秘 排尿障害 記憶障害
α_1 受容体	降圧薬プラゾシンの作用増強 起立性低血圧，めまい，頻脈
α_2 受容体	降圧薬クロニジンおよびメチルドパの作用減弱
その他の副作用 末梢ノルアドレナリン系？	心・循環器系の副作用 QTc 延長と突然死
アレルギー反応	薬物性肝障害 血液・造血器障害 皮膚症状 眼症状

a. 錐体外路症状(EPS)と遅発性ジスキネジア(TD)

　抗精神病作用としてのD_2受容体遮断作用は中脳辺縁系にとどまらず，すべての脳内DA系に作用して，まず黒質線条体への作用による錐体外路症状(extrapyramidal symptoms; EPS)が最も頻度の高い副作用となっている．

　これがコンプライアンスを悪くし，陰性症状の形成に関与し，QOLを低下させていることは周知である．いわゆる定型抗精神病薬と呼ばれる根本は抗精神病作用と他のDA系への作用を分離できなかったことにある．

　それに対して，新規抗精神病薬は抗D_2受容体作用よりはるかに強い抗5-HT_{2A}受容体作用をもたせることによって，中脳辺縁系への作用と黒質線条体への作用を分離できることとなり，非定型抗精神病薬と呼ばれるようになった．EPSの頻度，強度とも著しく軽減されるのである[96]．すでに海外から導入されたリスペリドン，クエチアピン，オランザピンならびにわが国創成のペロスピロンは多くの臨床試験を通して，この事実が確認されている．特にクエチアピンでは用量依存性がなく，オランザピンでも臨床用量の範囲内では(20 mg/日以下)，EPS発現率は極めて低い．臨床用量内でも6～12 mg/日の高い用量でEPS発現率が高いといわれたリスペリドンも，至適用量(2～6 mg/日)では低率であることが証明されている[97]．

　EPS関連の最大の問題点は遅発性ジスキネジア(tardive dyskinesia; TD)である．従来型の定型抗精神病薬の長期服用者の20％にTDが生じ，高齢者では50％に至るとされている[98]．統合失調症の治療に巨大な足跡を残してきながら，従来型の最大の難点の1つに上げられるのがこのTDである．一般に高いEPS発現率は高いTD発現率に直結するといわれ[99]，EPS発現率の低くなった新規抗精神病薬では，TD発現率も明らかに低くなっている．ハロペリドールとの比較で0.6％対2.7％とリスペリドンが有意に低く(図9)[100]，オランザピンでも，1.0％対4.6％と有意に低いとされている[9]．リスペリドンは高齢者でも明らかにTD発現率が低いことが証明されている(図10)[101, 102]．

　Gutherieら[103]によれば，従来型でのTDの発症率は約5％であり，新規抗精神病薬では1％以下と低い．しかし，新規抗精神病薬の中でも発症のリスクには違いがあり，リスペリドンやオランザピンでは用量依存的にEPS発症のリスクが高まり，TDの発症のリスクも高まる．それに対して，clozapineとクエチアピンでは発症率は極めて低く，ともにTDを軽減・治癒させるとの報告もあり[104-106]，TDによる不耐性例への第一選択薬となっている．

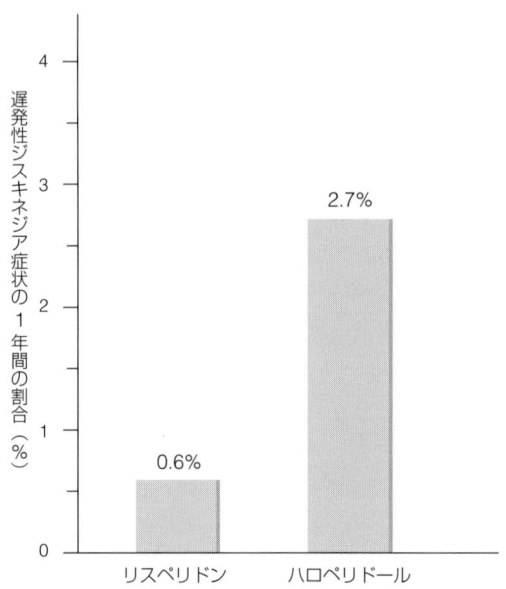

**図9 リスペリドンによる遅発性ジスキネジアの発生頻度
——ハロペリドールとの比較**

[Czernansky J, et al: Incidence of tardive dyskinesia in younger subjects treated with haloperidol and risperidone. 10th Winter Workshop on Schizophrenia. Davos, Switzerland, 2000]

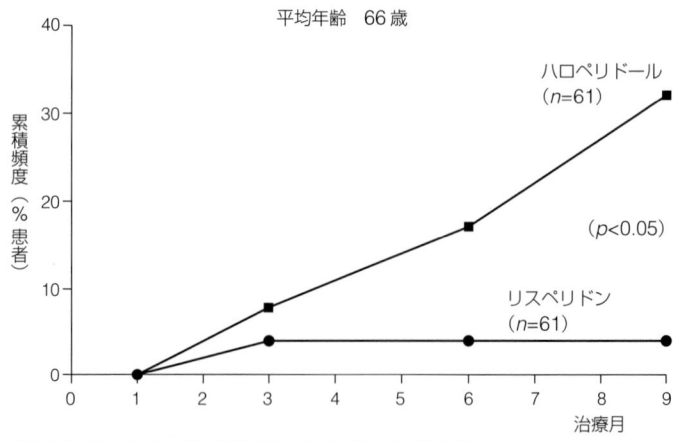

図10 高齢患者における遅発性ジスキネジアの発生頻度

[Jeste DV, et al: Risk of tardive dyskinesia in older patients. A prospective longitudinal study of 266 outpatients. Arch Gen Psychiatry 52:756–765, 1995]

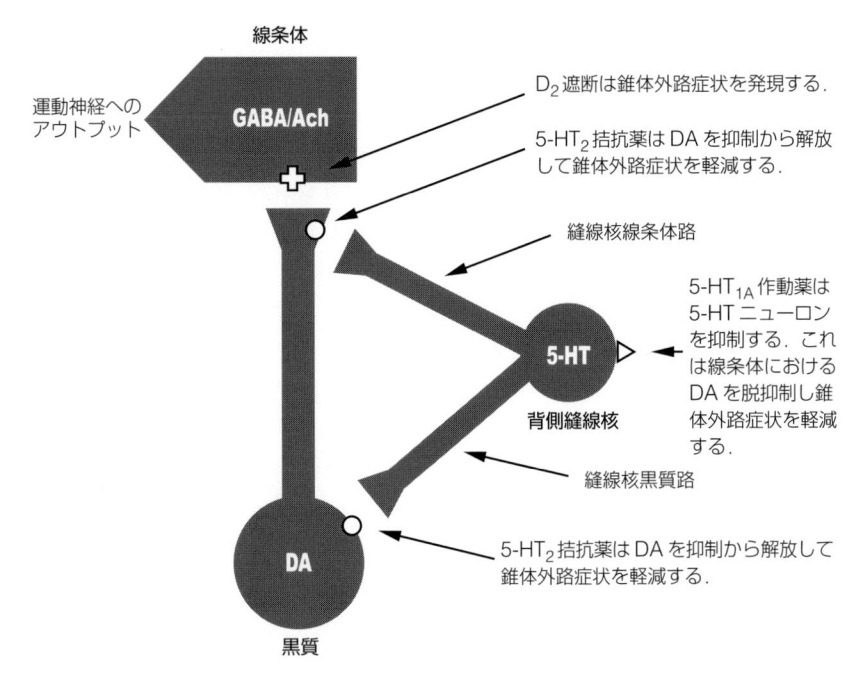

図 11 セロトニン・ドーパミン系間の機能的相互作用と錐体外路症状の軽減に対する役割

DA：ドーパミン・ニューロン，5-HT：セロトニン・ニューロン，GABA：ガンマ・アミノ酪酸ニューロン，Ach：コリン性介在ニューロン，✚：ドーパミン D_2 受容体，○：5-HT_2 受容体，△：5-HT_{1A} 受容体
この図は黒質と線条体レベルにおけるセロトニンとドーパミンの相互作用のメカニズムや結果を模式的に示したものである．5-HT_2 拮抗薬と 5-HT_{1A} 自己受容体作動薬はセロトニン系を抑制し，それによりドーパミン系を抑制から開放する（ドーパミン系の脱抑制）．セロトニンの抑制によるドーパミン系の開放は錐体外路症状を軽減する．
〔Kapur S, et al: Serotonin-dopamine interaction and its relevance to schizophrenia. Am J Psychiatry 153:466-476, 1996〕

強力な 5-HT_{2A} 受容体拮抗作用をもつ新規抗精神病薬は，図 11 のように非定型としての特徴が説明されている[107]．本来，黒質線条体系 DA 経路において，5-HT_{2A} 受容体は DA ニューロンに対して抑制的機能をもっている．この作用を新規抗精神病薬は脱抑制させることによって，DA ニューロンの活性を高め，EPS の発現を抑制するという考え方である．ペロスピロンのもつ 5-HT_{1A} 受容体作動作用は同じく EPS の軽減に一役買っている可能性が

ある[92]).

こうした 5-HT$_{2A}$ 受容体拮抗作用はおもに黒質線条体で生じているが，前頭前野の DA 系にも作用して陰性症状の改善に大きな役割を果たしている可能性が考えられる．また，5-HT$_{2A}$ 受容体拮抗作用は前頭前野のグルタミン酸系の機能を高める方向に作用し，フェンシクリジン誘発性の異常行動を抑制するとの非臨床試験の成績が，陰性症状や認知機能障害の改善につながっていると想定されている[108])．

いずれにせよ，新規抗精神病薬の非定型としての特徴は 5-HT$_{2A}$ 受容体拮抗作用によるとするのが現在の見解であり，理解しやすいのであるが，PET 研究の進歩により，D$_2$ 受容体への loose binding 説(fast dissociation hypothesis)が生まれ，また，新たに DSS としてのアリピプラゾールの登場によって，非定型性の説明も変換しつつある．

もう1つ，EPS 発現率と関連する重要なものに悪性症候群がある．新規抗精神病薬によるこの発現率についての十分なデータはないが，クエチアピンでは臨床試験のレベルでは，従来型の 0.5％に対して[109])，0.09％との集積資料がある[110])．悪性症候群の発現は皆無ではないにしても，従来型に比して，極めて低くなっていることは間違いのないところであろう．

近年，抗精神病薬の D$_2$ 受容体への結合のあり方と EPS 発現の関連についてのデータが発表されて，ヒトの PET 研究でも確認されている．最も EPS を発現させないクエチアピンと clozapine で，D$_2$ 受容体への結合がルーズであり，速やかに解離するといわれる(図12)[111-113])．両薬剤はともに臨床的に優れて抗精神病作用を有することから，抗精神病作用に必要な脳内 D$_2$ 受容体遮断は一時的なもので十分であるとの仮説も提唱されており，今後の研究課題の1つとなっている．

b. 血中プロラクチン値の上昇

従来型の定型抗精神病薬が視床下部・下垂体系の隆起・漏斗系の DA 系遮断によって血中プロクチン(PRL)値を上昇させ，さまざまな有害事象を惹起することは古くから知られている．女性では，月経不順と乳汁漏出が最も多く，性欲低下につながり，男性では射精障害，勃起障害，女性化乳房，性欲低下との関連があるとされる．長期的には骨粗鬆症につながり，若い統合失調症患者ではノンコンプライアンスの一因となることが示されている[110])．

新規抗精神病薬では血中 PRL 値に及ぼす影響がさまざまで，clozapine と

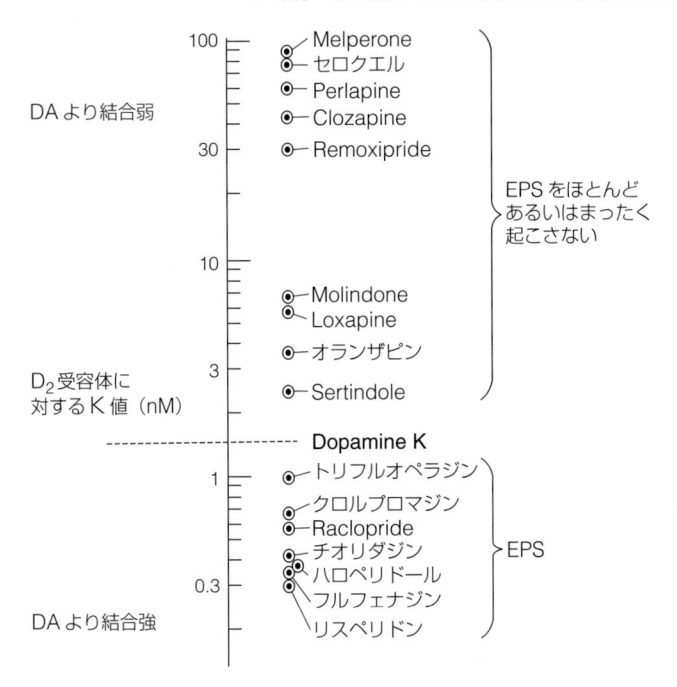

図12 各種抗精神病薬のドーパミンD_2受容体への結合強度

ドーパミンよりも堅固にドーパミンD_2受容体に結合した抗精神病薬はパーキンソニズムを惹起するが，ドーパミンよりもゆるく結合した抗精神病薬は，患者にパーキソニズムやその他のEPSをほとんどまたはまったく起こさない．
〔Seeman P, Tallerico T: Antipsychotic drugs which elicit little or no Parkinsonism bind more loosely than dopamine to brain D2 receptors, yet occupy high levels of these receptors. Mol Psychiatry 3:123-134, 1998〕

同じくクエチアピンは影響せず，用量を最大適応量まで上げても上昇させず，むしろ正常化させるとされる．クエチアピンが血中PRL値に影響しないのは漏斗系DA系に対して親和性をもっていないとの意見の他に[114]，D_2受容体への結合親和性のあり方がclozapineとクエチアピンは他の抗精神病薬とは異なり，ルーズであり，D_2受容体からの解離が速やかに行われることがヒトのPET研究でも確認されている．オランザピンでは，用量依存的に血中PRL値を上昇させるが，正常値上限を超えない[9]，とはいうものの，高用量になると確実に上昇させてくる．Kleinbergら[116]は4つの無作為割り付けの二重盲検比較試験の成績からリスペリドンでは同じく用量依存的に上昇させ

て，4～6 mg/日の用量はハロペリドール 10 mg/日による上昇より有意に高いとしている．ペロスピロンでも血中 PRL 値の上昇が報告されている[44,45]．

新規抗精神病薬は，中脳辺縁系への部位選択性を主張し，確かに EPS を軽減させるのに成功しているが，血中 PRL 値への影響がそれぞれ大きく異なるのは，D_2 受容体結合親和性のあり方による可能性が大きい[111-113]．なお，リスペリドンでは 9-OH metabolite が D_2 受容体に強い結合親和性を有するためかとも想定されている[115]．

ところで，Kleinberg ら[116]の解析では，リスペリドンはハロペリドールより血中 PRL 値を上昇させるが，女性ではリスペリドン，ハロペリドールともに 10% に無月経か乳汁漏出を認め，性欲低下についてはリスペリドン，ハロペリドール，プラセボの 3 群間に差がない．男性ではリスペリドン 4～10 mg/日の用量では有害事象でプラセボと差がなく，12～16 mg/日の超高用量では射精障害と勃起障害がプラセボより多くなる．

以上から，血中 PRL 値の上昇は女性での無月経と乳汁漏出には直結するが，性欲低下とは結びつかず，男性ではリスペリドンの推奨用量では有害事象の点でプラセボと差がなく，高 PRL 血症とは相関しない．ただし，12～16 mg/日の超高用量になると性機能障害が出現してくるということになる．

さて，DSS といわれるアリピプラゾールでは男性健常被験者を対象とした第 I 相試験では血中 PRL 値を上昇させることはなく[117]，ハロペリドール対照の二重盲検比較試験でも[19]，きれいな正常化がみられて，DSS の特徴を明示している(図 13)．

新規抗精神病薬でも，clozapine，クエチアピン，アリピプラゾールを除くと，用量依存的に血中 PRL 値を上昇させ，特にリスペリドンにその傾向が強いが，高 PRL 血症に対しては，原因薬剤の減量・変更を考えるとしても，実際の臨床場面ではリスク・ベネフィットを考慮して，適切なインフォームドコンセントのうえで対応することになる．

c. 体重増加，糖尿病，脂質代謝異常

体重増加は古くから抗精神病薬にみる共通した副作用であり，その程度は脳内の各種受容体親和性プロフィールの違いによって変わってくる．従来型の定型抗精神病薬では，症状改善と体重増加とは平行するとの考え方があったが，clozapine や近年の新規抗精神病薬の 1 つであるオランザピンによる体重増加が著しいことから，再びクローズアップされてきている．

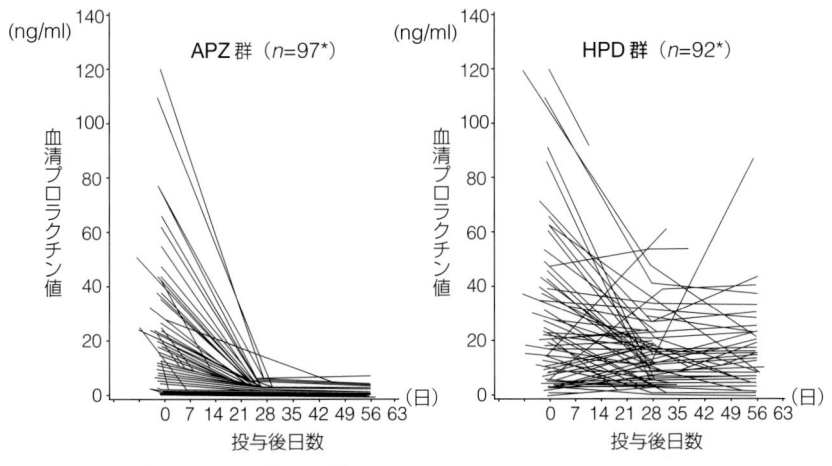

図 13 血清プロラクチン値の推移
(基準値：男 1.5〜9.7 ng/ml, 女：1.4〜14.6 ng/ml)
＊：測定値を 2 点以上有する症例(両群ともに投与前値のない 1 例を含む)
APZ：アリピプラゾール，HPD：ハロペリドール
〔石郷岡純, 三浦貞則, 小山 司, 他：統合失調症に対する aripiprazole の臨床評価―Haloperidol を対照薬とした第 III 相二重盲検比較試験. 臨床精神薬理 9:295-329, 2006〕

　抗精神病薬による体重増加は Allison ら[118]によって詳細な検討がなされて，**図 14** にみる有名なデータがよく知られている．いわゆる新規抗精神病薬では，clozapine とオランザピンで体重増加の程度が最も大きく，ziprasidone にはこれがなく，リスペリドンは中間に位置している．

　オランザピンに体重増加の多いことは，Beasley ら[119]のハロペリドール, プラセボとの比較試験でも確認されている．ここでは，BMI(body mass index)カテゴリー別に分けて，例えば，$23 kg/m^2$ 未満のいわゆるやせ型の群に体重増加が多いことと，体重増加も約 1 年でプラトーに達したのちは増大しないとの説明がある[120]．症状改善による食欲の亢進によって体重がむしろ正常化したとの主張であるが，BMI $24 kg/m^2$ 以上の肥満者の症例にも体重増加はみられることと，BMI と体重増加の関連を否定する意見もあり[121]，今後わが国での臨床場面でも検討する必要がある．

　抗精神病薬と体重増加の関連性については，①D_2 受容体遮断作用，②ヒスタミン H_1 受容体拮抗作用，③セロトニン 5-HT_{2C} 受容体拮抗作用，④抗

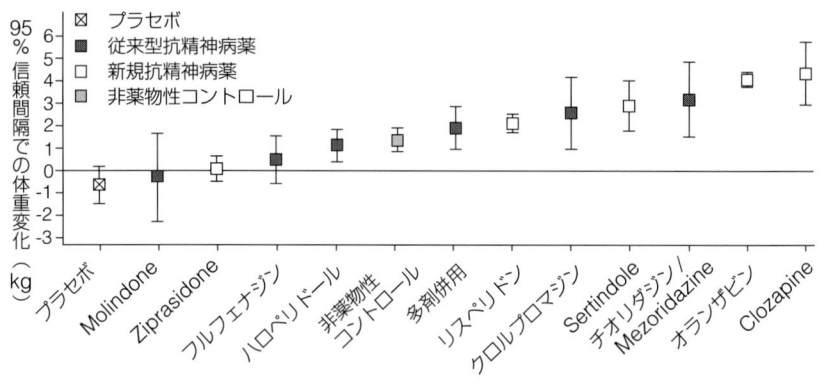

図 14 標準的薬物使用 10 週後の体重変化(95%信頼間隔)
〔Allison DB, et al: Antipsychotic-induced weight gain: a comprehensive research synthesis. Am J Psychiatry 156:1686–1696, 1999〕

コリン作用,などが挙げられている[121-123].clozapineやオランザピンの神経生化学的プロフィールから,H_1 受容体に加えて特に 5-HT_{2C} 受容体が重視されている[118].

体重増加は抗精神病薬との関連のみで論じられるべきでなく,エネルギー摂取がエネルギー消費より上回ることになる運動不足や食事の過剰摂取など,多くの要因と関係してくる(表24).しかし,抗精神病薬による体重増加そのものは2型糖尿病,耐糖能異常と高トリセグリド血症,高血圧,卒中,乳癌あるいは整形外科領域の疾患などさまざまな身体合併症へのハイリスクを背負うことになる[125].例えば,オランザピン服用開始後の耐糖能の低下と糖尿病発症の報告例が多いのも事実であり[126,127],薬剤選択の際の1つの基準となりうる.

ところで,オランザピン服用中の患者で,2例の死亡を含む7例の糖尿病性ケトアシドーシスの報告のもとに,2002年4月,日本イーライリリー社は**表25**のような緊急安全性情報を配付し,糖尿病患者および糖尿病既往歴がある患者には禁忌となった.この間の詳細や抗精神病薬と耐糖能障害の問題については,藤井の緊急報告に詳しい[128].

また,クエチアピンにおいてもオランザピンと同様な糖尿病性ケトアシドーシスによる死亡例が報告されて,まったく同じ内容の緊急安全性情報が2002年11月に出されており,新規抗精神病薬と糖尿病問題がクローズアップされている[129].

表24　精神疾患患者における糖尿病のリスクファクター

精神科診断	統合失調症，その他の精神科診断(うつ病，双極性障害，Alzheimer病)
肥満(BMI高値)	BMIが増加するとリスクが高まる：望ましい体重よりも20%以上増加した場合あるいはBMIが27以上
年齢	年齢が高い患者はリスクが高い．45歳以上でリスク増加
人種	アメリカインディアン，アジア系インド人，オーストラリア先住民(アボリジニー)，メキシコ系アメリカ人，ヒスパニック系，ポリネシア人およびミクロネシア人，アフリカ系アメリカ人
高血圧	140/90以上の血圧
脂質異常	HDL低値あるいはトリグリセリド高値(新規抗精神病薬がこれに関係している可能性)
家族歴	一親等(両親あるいは兄弟)親族における糖尿病の存在
食事	統合失調症患者は一般的に食物選択がうまくない
活動性低下	抗精神病薬は鎮静/倦怠を引き起こし，活動性を低下させうる
抗精神病薬	低力価抗精神病薬と新規抗精神病薬(clozapineとオランザピン)

BMI: body mass index, HDL: high-density lipoprotein
〔Henderson, DC: Atypical antipsychotic-induced diabetes mellitus. How strong is the evidence? CNS Drugs 16:77–89, 2002〕

表25　オランザピンに関する緊急安全性情報

緊急安全性情報

抗精神病薬　ジプレキサ®錠(オランザピン)投与中の血糖値上昇による糖尿病性ケトアシドーシス及び糖尿病性昏睡について

1. 糖尿病の患者あるいは糖尿病の既往歴のあるい患者には投与しないこと
2. 本剤投与中は，血糖値の測定等の観察を十分に行うこと
3. 患者及びその家族に対し，十分に説明すること

〔日本イーライリリー, 2002 より抜粋〕

　なお，肥満や糖尿病と軌を一にして中性脂肪や総コレステロールの上昇を含めて脂質代謝異常が報告され始めており，特に体重増加との相関性が指摘されている[130]．多くの報告はオランザピンやクエチアピンあるいはclozapineに集中している．今後，肥満，糖尿病，脂質代謝異常のリスクの高い新世代型を長期服用するに当たって，定期的血液モニタリングとともに食生活や適度の運動など規則的生活リズムを維持して，これら生活習慣病の回避を念頭に置いた生活指導が重要となる[131]．

d. QTc 延長

抗精神病薬と心筋の伝導障害との関連は古くから知られており，抗不整脈薬キニジン様作用からくるものとされてきている．その後，QTc（QT 間隔/$\sqrt{RR}$ 間隔で補正した corrected QT）の延長をもたらしやすい抗精神病薬としてクロルプロマジンやチオリダジンが取り上げられていた[132,133]．抗精神病薬服用中の突然死は因果関係不明のまま推移してきたが，チオリダジン服用者に多いとの臨床的事実と，QTc 延長をきたしやすい薬物としての事実から，突然死と QTc 延長の問題がクローズアップされてきている[134-136]．また，近年ではその1つとして torsade de pointes も突然死との関連性が示唆されている[137,138]．

新規抗精神病薬の開発中に将来性を期待されていた sertindole に QTc 延長の例が多いことと，説明のできない死亡例や突然死が他の抗精神病薬より多いことの2点が問題となり，FDA はその承認に対して条件を付け，sertindole が first-line drug になれないこととなり，企業側は申請を取り下げてしまった．次いで，開発中の ziprasidone にも QTc 延長に関する指摘があり，sertidole の二の舞になるかと危惧されたが，Pfizer 社は新規抗精神病薬の3剤（リスペリドン，オランザピン，クエチアピン）と従来型の2剤（ハロペリドール，チオリダジン）を加えた膨大な試験を実施し，最終的には表26 のような成績を得たのである[139]．この試験は，最高用量の固定用量で開始し，その後それぞれの代謝阻害薬を加えたうえでの QTc 所見をみたもので，抗うつ薬，気分安定薬，他の抗精神病薬などと併用されることが多いことから，最悪のケースを想定した試験となっている．リスペリドンとオランザピンは高用量でも QTc

表26　QTc 延長（2000 年 7 月 FDA より）

	代謝阻害薬を加えた際の定常状態時
リスペリドン（16 mg）	3.2 ± 16.9 msec
オランザピン（20 mg）	5.3 ± 12.8 msec
ハロペリドール（15 mg）	8.9 ± 15.0 msec
クエチアピン（750 mg）	19.7 ± 13.5 msec
ziprasidone（300 mg）	20.4 ± 17.0 msec
チオリダジン（300 mg）	28.0 ± 17.3 msec

〔van Kammen DP: 非定型・新規抗精神病薬—その忍容性を中心に．臨床精神薬理 4:483-492, 2001〕

延長がみられず,クエチアピンとziprasidoneが中間に位置し,従来突然死の報告の多かったチオリダジンでQTc延長が最も目立つ成績となっている.

クエチアピンとziprasidoneの成績をどうみるかが問題となるが,クエチアピンは109,000〜164,000患者1年の曝露(300〜450mg/日の維持量を基準に)において,使用中または使用開始30日以内に100例の死亡をみており,突然死は1例で,この症例でのクエチアピンの使用と突然死との間の因果関係は否定されており,クエチアピンの安全性が強調されている[140].こうした資料からziprasidoneは2000年FDAによって承認にこぎつけたのである.

以上の一連のFDAの厳しい対応から,現在使用しうる新規抗精神病薬の安全性が確認されたといってよいが,従来型の特にフェノチアジン誘導体などの古い抗精神病薬には詳細なデータがないことから,併用に当たっては十分な注意が必要となる.

3. 処方の際の留意点

a. 急性期とそれに続く維持療法期

通常,薬物の用法・用量は臨床試験のデータに基づいて添付文書に記載される.6つの新規抗精神病薬の用法・用量についての骨子を書き出したのが**表27**である.これはあくまで基本的原則であり,対象例の精神病症状あるいは病像に応じて多少のバリエーションはありうる.例えば,初発エピソードでは,初めての服用であり,薬物に対する反応性を効果と安全性の面から細心の注意を払いながら,初回投与から増量していく速度を慎重にする場合が多いし,ある程度改善していた症状で,服薬の中断や怠薬により急性増悪を呈した場合には,増量の速度を速めて,早期に必要用量まで上げていく,などの配慮が必要となる.なお,リスペリドンでは承認・発表後の臨床試験や使用経験,症例報告を通して,用量が低いところに設定されてきているように,今後,他の抗精神病薬でもこうした見極めが必要となる可能性がある.承認・販売後の特別調査などを積極的に展開して,より適切な用法・用量を明確にしていくべきである.

現在,わが国では新規抗精神病薬が最初に選ばれる薬物(first-line drug)となるが,オランザピンとクエチアピンは対象者が糖尿病の既往と現病をもたないことを確認のうえ投与開始する必要がある.したがって,急を要する場合にはまずリスペリドンかペロスピロンあるいはアリピプラゾールから開始

表 27 新規抗精神病薬の用法・用量(添付文書から,成人)

薬剤	用法・用量
リスペリドン(リスパダール®) 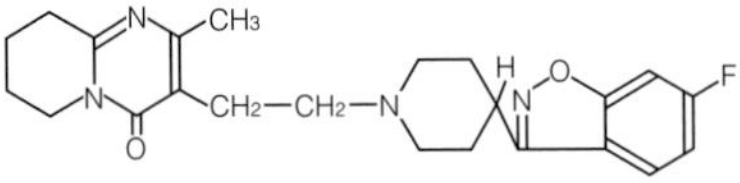	1回1mg, 2回/日より開始,維持量は2～8mg/日,分2,12mg/日を超えないこと(注:その後の臨床試験や臨床経験から2～4mg/日が推奨用量で6mg/日を超えないが原則)
ペロスピロン(ルーラン®) 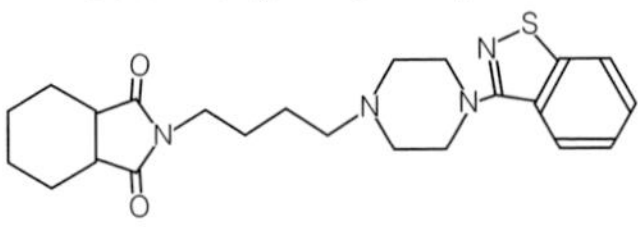	1回4mg, 3回/日より開始,維持量12～48mg/日,分3, 48mg/日を超えないこと
クエチアピン(セロクエル®) 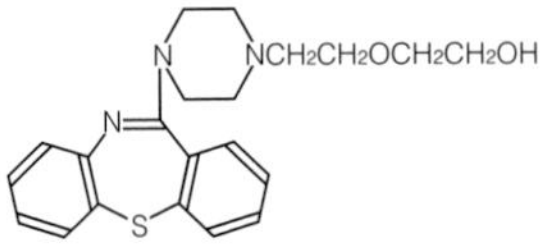	1回25mg, 2～3回/日より開始,通常150～600mg/日として750mg/日を超えないこと
オランザピン(ジプレキサ®) 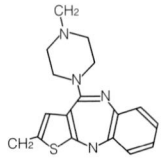	5～10mgを1回/日投与より開始,維持量は10～15mg/日で,20mg/日を超えないこと
アリピプラゾール(エビリファイ®) 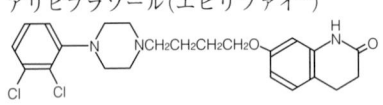	6～12mgを1回/日投与より開始,維持量は6～24mg/日で30mg/日を超えないこと
ブロナンセリン(ロナセン®) 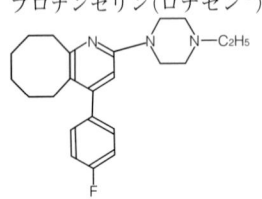	1回4mg, 2回/日より開始,維持量は8～16mg/日として24mg/日を超えないこと

することになる.第一に選択した新規抗精神病薬が十分に用量を上げても効果不十分な場合には,他の新規抗精神病薬へ切り替える順序となる.さらに効果不十分であれば次の新規抗精神病薬へと,あくまで新規抗精神病薬によ

る治療を中心に展開させるべきである〔**図6**(p.151)参照〕．新規抗精神病薬の使い分けについては臨床的に使用経験が集積されている．**表22**(p.161)にみるように脳内各種受容体への結合親和性からくる特徴が臨床上にも徐々に認められつつあるが[141,142]，いずれも優れた抗精神病作用を有して，どの病態にも対応しうると考えてよい．

症状の軽快から寛解に至った症例では維持療法期に入るが，統合失調症の治療にはこの維持療法は不可欠である．新規抗精神病薬はすでに述べたように，効果と安全性からコンプライアンスが高く，再発の防止効果に優れ，認知機能の障害を改善させてQOLを高める事実は国の内外の臨床試験や臨床経験から証明されている．最低必要量の設定のもとに長期投与に臨むべきである．

b. 慢性期

新規抗精神病薬の登場から約10年を経過し，さらにその仲間が増えて6剤となり，急性期の薬物療法は格段の進展をみせている．寛解率が上昇して社会復帰や社会適応への道が拡がり，コンプライアンスの時代からアドヒアランスの時代へと進んでいる．しかし，それでも30～40%は治療への反応が十分でなく，慢性期へ移行し，社会適応しきれないでいる人達が少なくない．海外では最終的にはclozapineの選択肢があるが，わが国では新規抗精神病薬の導入の前からの多剤併用，大量療法をどうするかの問題点がある(**表28**)[143]．多剤併用が批判されながら，統合失調症という疾患の難治性と，複雑な標的症状に対して十分な効果を期待しうる抗精神病薬がなかったことがおもな理由となっている．こうして多剤併用とともにクロルプロマジン換算で容易に

表28 抗精神病薬の併用剤数(統合失調症圏)

報告者	伊藤ら〔1972〕[144]	伊藤ら〔1979〕[145]	川上ら〔1995〕[146]
症例数	1,411	2,279	1,407
0剤	3.2%	1.7%	1.2%
1剤	30.1	22.5	22.3
2剤	46.9	39.5	38.7
3剤	17.2	27.5	24.8
4剤	2.1	6.7	9.2
5剤↑	0.0	2.1	3.6

〔風祭 元：精神分裂病治療における薬物併用の問題点．臨床精神薬理 1:31-38, 1998〕

表29 切り替える理由

・陽性症状に対する反応が不十分である
・陰性症状に対する反応が、ほとんど、もしくはまったくない
・原発性および続発性(神経弛緩薬誘発性欠損症候群—NIDS)の神経性認知欠損のいずれに対しても効果が乏しい
・神経弛緩薬誘発性 EPS(錐体外路症状)
・コンプライアンス(服薬の遵守)を維持していても症状が再発する
・上記の範囲において、ほとんど有益性がないのに多くの他の副作用がある
・統合失調症の概念の範囲内における情動障害
・患者または家族の要望

上記の多くがノンコンプライアンス(服薬の不遵守)につながる．結局は、切り替えの目的は生活の質(quality of life)の向上にある．

〔Weiden PJ, et al: Switching antipsychotic medications. J Clin Psychiatry 58(Suppl 10):63-72, 1997〕

表30 コリン作動性リバウンド症候群

・インフルエンザ様症候群
・激越を伴う倦怠感、不穏(新薬によるアカシジアに注意)、不安および不眠
・筋肉痛
・嘔気および嘔吐、食欲不振、下痢を含む消化管障害
・鼻漏
・めまい

〔Lambert T：新規抗精神病薬への切り替えにおける実践上の問題点．臨床精神薬理 4:687-693, 2001〕

1,000mg/日を超えてしまう．PET研究の進展とともに、D_2受容体占拠率が70％前後で最大の効果が期待され[147]、それ以上増量しても、効果は頭打ちで遅発性ジスキネジアなどへの危険性を増大させる反面、D_2受容体以外の例えば、ヒスタミンH_1受容体への拮抗作用が前面に出て過鎮静の状態が惹起されるなど、わが国では施設化された精神科病院に沈殿することを助長する可能性を呈する．

　ここに新規抗精神病薬が登場するに及んで、こうした問題のかなりの部分が解決されようとしている．一部には従来型と新規抗精神病薬の併用、あるいは新規抗精神病薬同士の併用といった問題もあるが、可能な限りの処方の単純化と新規抗精神病薬への単剤化をめざした治療に期待したい．ここでは、従来型から新規抗精神病薬へ切り替える理由が認められる場合に(表29)[148]、その具体的方法を解説しておきたい．その際の最大の注意点は、従前の多剤

併用・大量療法の期間が長ければ長いほど，ゆっくり時間をかけて切り替えていくことである．

1）重複と漸減（add-on and tapering）

これまでの従来型の用量を変えずに継続投与しながら，新規抗精神病薬を上乗せ（add-on）し，治療用量まで漸増していく．その後，前治療薬を漸減・中止の方向へもっていくが，この際，一時期かえって抗精神病薬の用量が増加するが，前治療薬の離脱症状を避けるためにこの方法をとる．前治療薬の漸減のあり方は，多剤併用されている場合は，まず力価の高いものから始め，次いで低力価のものを漸減する．

この際，症例によっては低力価のものから漸減する方法もありうる．最後に，前治療薬に対する副作用予防薬（主として抗コリン性抗パーキンソン薬）を漸減・中止する．これもコリン作動性リバウンド症候群や悪性症候群の誘発を避けるためである（表30）．切り替えに要する期間は次の交差-用量設定法に準拠する．

特に，DSSといわれるアリピプラゾールへの切り替えには，一過性に陽性症状を増悪させる可能性があるので，この方法が最も推奨される．

2）交差-用量設定法（add-on and cross titration and tapering）

最も合理的な切り替え法で，まず，新規抗精神病薬の初期用量をadd-onして，1～2週間経過をみたのち，漸増すると同時に前治療法を漸減・中止していく（図15）．前治療薬の漸減・中止の方法は，前項「1）重複と漸減」の際と同じ順序である．

3）直接切り替え（direct switching）

前治療法の用量が比較的低い場合には，上記のような交差方式をとらずに，直接，切り替える．この際，抗パーキンソン薬のみは漸減する．

以上，従来型から新規抗精神病薬への切り替えの具体的方法を述べてきたが，これはあくまで基本的方法であり，前治療薬の用法・用量や症例ごとに用意周到な準備のもとに進めるべきことはいうまでもない．切り替えがうまく進まず後戻りすることもあり，従来型をすべて中止することができずに少量併用の場合もありうる．時に，切り替えが性急にすぎて予期以上の前薬の反跳現象や離脱症状が出現したり，awakenings（目覚め現象）をよい意味で生かせ

第3章 治療法の解説

```
         ┌─────────────────────────────────────────────┐
         │  新規抗精神病薬のadd-onから漸増・投与量の調整・維持
─────────┘
┌──────────────┐
│ 主要な前治療薬の │ ┌──────────────┐
│  漸減・中止    │ │ 併用前治療薬の │ ┌──────────────┐
└──────────────┘ │  漸減・中止    │ │ 抗コリン薬の   │
                 └──────────────┘ │  漸減・中止    │
                                  └──────────────┘
├──── 8週を目安 ────┤├── 8〜12週 ──┤├ 4週を目安 ┤
```

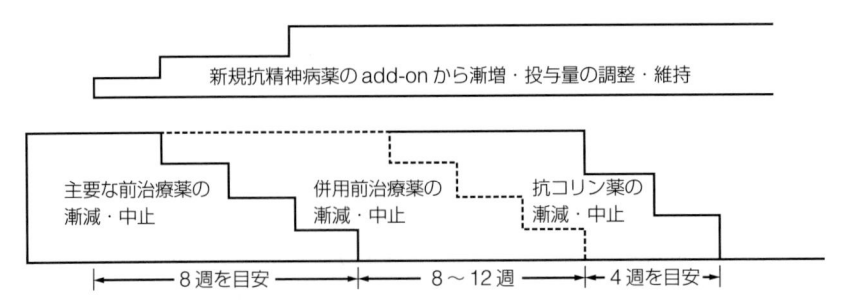

図15 従来型抗精神病薬多剤併用から新規抗精神病薬へのswitchingの1例
 1) 新規抗精神病薬をadd-onし、漸増する
 2) 主要前治療薬（高力価のもの）から漸減・中止の方向へ
 3) 次いで併用前治療薬（低力価のもの）を漸減・中止へ
 4) 最後に副作用のための薬剤を漸減・中止へ

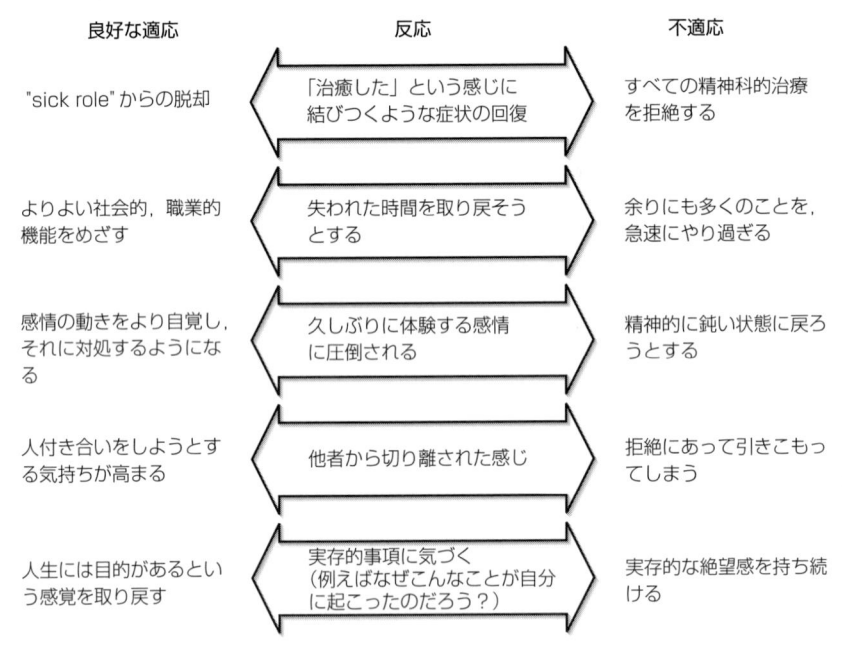

良好な適応	反応	不適応
"sick role"からの脱却	「治癒した」という感じに結びつくような症状の回復	すべての精神科的治療を拒絶する
よりよい社会的、職業的機能をめざす	失われた時間を取り戻そうとする	余りにも多くのことを、急速にやり過ぎる
感情の動きをより自覚し、それに対処するようになる	久しぶりに体験する感情に圧倒される	精神的に鈍い状態に戻ろうとする
人付き合いをしようとする気持ちが高まる	他者から切り離された感じ	拒絶にあって引きこもってしまう
人生には目的があるという感覚を取り戻す	実存的事項に気づく（例えばなぜこんなことが自分に起こったのだろう？）	実存的な絶望感を持ち続ける

図16 新規抗精神病薬による病状の変化に伴って生じる心理的反応
〔Weiden PJ, et al: Long-term consideration after switching antipsychotics. J Clin Psychiatry 58(Suppl 10):63-72, 1997 および田中謙二, 他：Awakenings（めざめ現象）と非定型抗精神病薬への切り替え. 臨床精神薬理 2:859-866, 1999〕

ず,自殺念慮-自殺企図の問題を生じることも多々報告された(図16)[149, 150].これらは急がず,ゆっくりとした計画的な切り替えで十分に防止することが可能であり,従来型から新規抗精神病薬への切り替えが患者に与えるよい意味での影響が大きいことから判断して,積極的に進めるべきである.

なお,切り替えの過程で,精神運動興奮や衝動行為あるいは awakenings の際の自殺企図など,新規抗精神病薬の単剤使用で対応しにくい状況は常に念頭に置く必要があり,カルバマゼピン,リチウム,バルプロ酸,クロナゼパムなどの気分安定薬を巧みに併用することもあり,一過性に BZ 系薬物も必要となる.こうした,切り替え上の問題点をうまく処理して切り替え法を習熟することにより,従来の多剤併用・大量療法から,一歩も二歩も前進することで,処方の単純化と低用量化が進むことに期待し,コンプライアンスが高まり,アドヒアランスへの誘導を促し,再発防止と QOL の向上に直結することが約束されている.より正しい,よりよい薬物療法へのチャレンジは常に心がけるべきである.

● 文献

1) 村崎光邦:非定型抗精神病薬 Risperidone. 神経精神薬理 18:601-612, 1996 [E]
2) 村崎光邦:Quetiapine の基礎と臨床. 臨床精神薬理 4:657-680, 2001 [E]
3) 村崎光邦:Perospirone の基礎と臨床. 臨床精神薬理 4:849-858, 2001 [E]
4) 村崎光邦:Olanzapine の基礎と臨床. 臨床精神薬理 4:957-996, 2001 [E]
5) 村崎光邦:Aripiprazole の登場―OPC-4392 の意義を称えて. 臨床精神薬理 9:259-270, 2006 [E]
6) 村崎光邦:Blonanserin の基礎と臨床. 臨床精神薬理 11:461-476, 2008 [E]
7) McEvoy JP, et al: The expert consensus guideline series: treatment of schizophrenia. J Clin Psychiatry 57(Suppl 12 B):1-58, 1996 [E]
8) Marder SR, et al: Risperidone in the treatment of schizophrenia. Am J Psychiatry 151:825-835, 1994 [B]
9) Tollefson GD, et al: Olanzapine versus haloperidol in the treatment of schizophrenia and schizoaffective and schizophreniform disorders: results of an international collaborative trial. Am J Psychiatry 154:457-465, 1997 [B]
10) Arvanitis LA, et al: Multiple fixed doses of "Seroquel"(quetiapine) in patients with acute exacerbation of schizophrenia: a comparison with haloperidol and placebo. Biol Psychiatry 42:233-246, 1997 [B]
11) McEvoy JP, et al: The expert consensus guideline series: treatment of schizophrenia. J Clin Psychiatry 60(Suppl 11):4-80, 1999 [E]
12) Weiden PJ, et al: Breakthroughs in Antipsychotic Medications: A Guide for Consumers, Families, Clinicians. National Alliance for Mentally Ill. 1999 (藤井康男, 他訳:新薬で変わる分裂病治療. pp99-111, ライフ・サイエンス, 2001) [E]
13) Kane JM, Leucht S, Carpenter D, et al: The Expert Consensus Guideline Series

Optimizing Pharmacologic Treatment of Psychotic Disorders. J Clin Psychiatry 64(Suppl 12):1–100, 2003 [E]
14) Weiden PJ, Preskorn SH, Fahnestock SH, et al: Translating the Psychopharmacology of antipsychotics to individualized treatmant for severe mental illness: A roadmap. J Clin Psychiatry 68(Suppl 7):1–48, 2007 [E]
15) 菊池哲朗, 間宮教之: ドパミン自己受容体作動薬の開発, 新規抗精神病薬 aripiprazole (OPC-14597). 臨床精神薬理 2:379–385, 1999 [E]
16) Burris KD, Molski TF, Xu C, et al: Aripiprazole, a novel antipsychotic, is a high-affinity partial agonist at human dopamine D2 receptors. J Pharmacol Exp Ther 302:381–389, 2002 [E]
17) Kane JM, Carson WH, Saha AR, et al: Efficacy and safety of aripiprazole and haloperidol versus placebo in patients with schizophrenia and schizoaffective disorder. J Clin Psychiatry 63:763–771, 2002 [A]
18) Potkin SG, Saha AR, Kujawa MJ, et al: Aripiprazole, an antipsychotic with a novel mechanism of action, and risperidone vs placebo in patients with schizophrenia and schizoaffective disorder. Arch Gen Psychiatry 60:681–690, 2003 [A]
19) 石郷岡純, 三浦貞則, 小山司, 他: 統合失調症に対する aripiprazole の臨床評価―Haloperidol を対照薬とした第Ⅲ相二重盲検比較試験. 臨床精神薬理 9:295–329, 2006 [B]
20) Miller AL, Hall CS, Buchanan RW, et al: The Texas Medication Algorithm Project Antipsychotic Algorithm for Schizophrenia: 2003 Update. J Clin Psychiatry 65:500–508, 2004. (http://www.dshs.state.tx.us/mhprograms/TIMA.shtm) [E]
21) 岩本邦弘, 稲田俊也: 統合失調症の薬物療法における aripiprazole の位置づけ. 臨床精神薬理 9:223–236, 2006 [E]
22) Lieberman JA: Atypical antipsychotic drug as a first-line treatment of schizophrenia: a rationale and hypothesis. J Clin Psychiatry 57(Suppl 11):68–71, 1996 [E]
23) Lambert T: 新規抗精神病薬への切り替えにおける実践上の問題点. 臨床精神薬理 4:687–693, 2001 [E]
24) Battaglia J, et al: Haloperidol, lorazepam or both for psychotic agitation? A multicenter, prospective, double-blind emergency department study. Am J Emer Med 15:335–340, 1997 [B]
25) Currier GW, Simpson GM: Risperidone liquid concentrate and oral lorazepam versus intramuscular haloperidol and intramuscular lorazepam for treatment of psychotic agitation. J Clin Psychiatry 62:153–157, 2001 [B]
26) Currier GW: 統合失調症における抗精神病薬の鎮静作用. Psychoses 6:1–4, 2000 [E]
27) Kinon BJ, et al: Effective resolution with olanzapine of acute presentation of behavioral agitation and possible psychiatric symptoms in schizophrenia. J Clin Psychiatry 62(Suppl 2):17–21, 2001 [B]
28) Brier A, Meeham K, Birkett M, et al: A double-blind, placebo-controlled dose-response comparison of intramuscular olanzapine and haloperidol in the treatment of acute agitation in schizophrenia. Arch Gen Psychiatry 59:441–448, 2002 [A]

29) 高橋明比古, 田中朋子：Risperidone の液剤. 臨床精神薬理 6:771-777, 2003 [E]
30) Simpson GM, Morein JD, Reyes-Harde M, et al: Approaches for the management of acute psychotic agitation: The current controversy over the use of im vs oral medication. 11th Biennial Winter Workshop on Schizophrenia, Feb 24-March 1, 2002, Davos Switzerland [C]
31) 堤祐一郎：Olanzapine を使いこなす第 3 回—Olanzapine ザイディス錠を使いこなす. 臨床精神薬理 9:1715-1725, 2006 [C]
32) 武内克也, 酒井明夫, 岩渕 修, 他：Risperidone 内容液と Olanzapine 口腔内崩壊錠の使い分け—精神科救急データに基づいた考察. 臨床精神薬理 10:1697-1706, 2007 [C]
33) 平林栄一, 桝屋二郎, 高橋春雄, 他：Risperidone 内用液による入院患者における不穏症状に対する有効性. 臨床精神薬理 6:779-783. 2003 [C]
34) 井川典克, 杉田憲夫：統合失調症の急性期治療における risperidone の新剤型(Oral solution)の使用経験. 臨床精神薬理 6:785-788, 2003 [C]
35) 河野正美, 下村嘉一朗, 土本利架子, 他：Risperidone 内用液投与により円滑な治療導入が可能となった経験. 臨床精神薬理 6:789-798, 2003 [C]
36) Gilbert PL, et al: Neuroleptic with drawal in schizophrenia. A review of the literature. Arch Gen Psychiatry 52:173-188, 1995 [A]
37) Czernansky J, et al: A comparison of risperidone and haloperidol for prevention of relapse in patients with schizophrenia. N Engl J Med 364:16-22, 2002 [B]
38) Tran PV, et al: Oral olanzapine versus oral haloperidol in the maintenance treatment of schizophrenia and related psychoses. Br J Psychiatry 172:499-505, 1998 [B]
39) Olfson M, Carrigan G, Corey-Lisle P, et al: Discontinuation rates among treated schizophrenia patients in managed care. Abstract Presented at the 158th Annual Meeting of the American Psychiatric Association, Atlanta, GA, 2005. (http://www.psych.org/public_info/libr_publ/abstracts.cfm accessed 12 May 2006) [C]
40) Carrigan G, Cislo P, Ray S, et al: Risk of rehospitalization in antipsychotic-treated schizophrenic patients. Abstract Presented at the 158th Annual Meeting of the American Psychiatric Association, Atlanta, GA, 2005 (http://www.psych.org/public_info/libr_pub/abstracts.cfm accessed 12 May 2006) [C]
41) Harrison TS, Goa KL: Long-acting risperidone. A review of its use in schizophrenia. CNS Drugs 18:113-132, 2004 [E]
42) 村崎光邦, 他：精神分裂病に対する新規抗精神病薬 risperidone の臨床評価—haloperidol を対照薬とした第 III 相試験. 臨床評価 21:221-259, 1993 [B]
43) 工藤義雄, 他：精神分裂病に対する抗精神病薬と risperidone の臨床評価—clocapramine を対照薬とした二重盲検比較試験. 臨床精神医学 23:233-249, 1994 [B]
44) 村崎光邦, 他：新規抗精神病薬塩酸 perospirone の精神分裂病に対する臨床評価—haloperidol を対照薬とした第 III 相試験. 臨床評価 24:159-205, 1997 [B]
45) 工藤義雄, 他：セロトニン 2・ドーパミン 2 受容体拮抗薬(SDA)塩酸 perospirone の精神分裂病に対する臨床評価—塩酸 mosapramine を対照薬とした第 III 相試験. 臨床評価 24:207-248, 1997 [B]
46) 村崎光邦, 他：精神分裂病に対するフマル酸クエチアピンの臨床評価—haloperidol を対照薬とした二重盲検比較試験. 臨床精神薬理 4:127-155, 2001 [B]
47) 工藤義雄, 他：フマル酸クエチアピンの精神分裂病に対する臨床評価—塩酸モサプラ

ミンを対照薬とした二重盲検比較試験. 臨床医薬 16:1807–1842, 2000 [B]
48) Ishigooka J, et al: Olanzapine versus haloperidol in the treatment of patients with chronic schizophrenia: results of the Japan multicenter, double-blind olanzapine trial. Psychiatr Clin Neurosci 55:403–414, 2001 [B]
49) Carpenter WT, et al: Deficit and nondeficit forms of schizophrenia, the concept. Am J Psychiatry 145:578–583, 1988 [E]
50) 渡辺衡一郎：陰性症状の薬物療法. 精神医学レビュー 37:75–85, 2000 [E]
51) Carpenter WT, et al: Patient response and resource management: another view of clozapine treatment of schizophrenia. Am J Psychiatry 152:827–832, 1993 [E]
52) Crow TJ: Molecular pathology of schizophrenia: More than one disease process? Br Med J 280:66–68, 1980 [E]
53) 西川 徹：分裂病と興奮性アミノ酸伝達異常. 精神医学レビュー別巻：26–37, 1994 [E]
54) Brier A: Serotonin, schizophrenia and antipsychotic drug action. Schizophr Res 14:187–202, 1995 [E]
55) Sharma RP: The psychopharmacology of negative symptoms. Directions in Psychiatry 18:99–111, 1998 [E]
56) Tollefson GD, et al: Negative symptoms: a path analytic approach to a double-blind, placebo and haloperidol controlled clinical trial with olanzapine. Am J Psychiatry 154:466–474, 1997 [B]
57) Skolnick P: 精神分裂病のグルタミン酸仮説：概観. 臨床精神薬理 2:1127–1134, 1999 [E]
58) Tamminga C: Schizophrenia and glutamatergic transmission. Crit Rev Neurobiol 12:21–36, 1998 [E]
59) Ishimaru M, et al: The glutamate hypothesis of schizophrenia. CNS Drugs 7:47–63, 1997 [E]
60) 松岡洋夫, 他：精神分裂病における認知機能障害. 臨床精神薬理 1:1098–1110, 1998 [E]
61) Gallhofer B, et al: Cognitive dysfunction in schizophrenia: a new set of tools for the assessment of cognition and drug effect. Acta Psychiatr Scand 99(Suppl 395):118–128, 1999 [C]
62) Purdon SE: Cognitive impairment in schizophrenia with novel antipsychotic medications. Schizophr Res 35:S51–S60, 1999 [C]
63) Sharma T, et al: The cognitive efficacy of atypical antipsychotics in schizophrenia. J Clin Psychopharmacol 18(Suppl 1):12S–19S, 1998 [C]
64) Meltzer HT, et al: The effects of clozapine, risperidone and olanzapine on cognitive function in schizophrenia. Schizophr Bull 25:233–255, 1999 [C]
65) Purdon SE, et al: Neuropsychological change in early phase schizophrenia during 12 months of treatment with olanzapine, risperidone, or haloperidol. Arch Gen Psychiatry 57:249–258, 2000 [B]
66) Rybakowski JK, et al: Risperidone, olanzapine, phenotiazines and neuropsychological tests in schizophrenia [abstract no. 175]. Biol Psychiatry 15:47(8 Suppl):53S, 2000[C]
67) Purdon SE, et al: Neuropsychological changes in patients with schizophrenia after treatment with quetiapine or haloperidol. J Psychiatry Neurosci 26:137–149, 2001 [B]
68) 椎名明大：認知機能評価バッテリー. 臨床精神薬理 10:1169–1176, 2007 [E]

69) 山本暢朋, 稲田俊也：第 2 世代抗精神病薬の認知機能に及ぼす影響. 臨床精神薬理 10:1185-1192, 2007 [E]
70) 橋本謙二：認知機能障害の治療薬開発の現状. 臨床精神薬理 10:1193-1198, 2007 [E]
71) Kane JM, et al: Clozapine for the treatment-resistant schizophrenic. Arch Gen Psychiatry 45:789-796, 1988 [B]
72) Meltzer HY, et al: The evolution of treatment resistance: biologic implications. J Clin Psychopharmacol 18(Suppl 1):5S-11S, 1998 [E]
73) 秋山一文, 他：治療抵抗性精神分裂病—その要因と概念について. 臨床精神薬理 3:423-429, 2000 [E]
74) Bondolfi CT, et al: Risperidone versus clozapine in treatment-resistant chronic schizophrenia: a randomized double-blind study. Am J Psychiatry 155:499-504, 1998 [B]
75) Tollefson GD, et al: Double-blind comparison of olanzapine versus clozapine in schizophrenic patients clinically eligible for treatment with clozapine. Biol Psychiatry 49:52-63, 2001 [B]
76) 前田久雄, 他：フマル酸クエチアピンの治療抵抗性精神分裂病に対する臨床効果. 臨床精神薬理 2:653-668 [C]
77) 小山 司, 他：治療抵抗性精神分裂病に対する olanzapine 長期投与時の臨床効果. 臨床精神薬理 4:109-125, 2001 [C]
78) 内田裕之, 渡辺衡一郎, 八木剛平：治療性抵抗性概念を軸として clozapine の歴史的意義. 臨床精神薬理 6:3-9, 2003 [E]
79) 村崎光邦：Clozapine の臨床的有効性. 臨床精神薬理 6:21-30, 2003 [E]
80) 村崎光邦：わが国における clozapine の開発の経緯. 臨床精神薬理 8:1968-1974, 2005 [E]
81) 出村信隆：抗精神病薬開発における clozapine 研究の意識. 臨床精神薬理 10:2091-2106, 2007 [E]
82) Millan MJ: N-Methyl-D-aspartate receptors as a target for improved antipsychotic agents: novel insights and clinical perspectives Psychopharmacology (Berl) 179:30-53, 2005 [E]
83) 稲垣 中：将来の日本における clozapine の投与対象について. 臨床精神薬理 6:55-64, 2003 [E]
84) 村崎光邦 編：Clozapine 症例集. 臨床精神薬理 8:1967-2118, 2006 [C]
85) McEvoy JP, Lieberman JA, Stroup TS, et al: Effectiveness of clozapine versus olanzapine, quetiapine, and risperidone in patients with chronic schizophrenia who did not respond to prior atypical antipsychotic treatment. Am J Psychiatry 163:600-610, 2006 [B]
86) Margolese H, Chouinard G, Kolivakis TT, et al: Tardive dyskinesia in the era of typical and atypical antipsychotics. Part 2: incidence and management strategies in patients with schizophrenia. Can J Psychiatry 50:703-714, 2005 [E]
87) Meltzer HY, Alphs I, Green AI, et al: Clozapine treatment for suicidality in schizophrenia: international suicide prevention trial (InterSePT). Arch Gen Psychiatry 60:82-91, 2003 [B]
88) Kumar V, Judge R, Salem J: 統合失調症およびパーキンソン病に伴う精神障害の治療薬 clozapine(Clozapine®)の開発経緯と特徴. 臨床精神薬理 6:65-68, 2003 [E]
89) 村崎光邦：新しい抗精神病薬の開発と展開. 村崎光邦, 青葉安里(編)：臨床精神医学

講座 14, 精神科薬物療法. pp96-108, 中山書店, 1999 [E]
90) 久住一郎, 他：非定型抗精神病薬. Schizophrenia Practice No1, pp1-14, 診療新社, 2001 [E]
91) Schotte A, et al: In vitro receptor binding and in vivo receptor occupancy in rat and guinea pig brain: Risperidone compared with antipsychotics hitherto used. Jpn J Pharmacol 69:399-412, 1995 [E]
92) Hirose A, et al: Pharmacological studies of SM-9018, a new neuroleptic drug with both potent 5-hydroxytryptamine and dopamine 2 antagonistic actions. Jpn J Pharmacol 53:321-329, 1990 [E]
93) Saller CF, et al: Seroquel: biochemical profile of a potential atypical antipsychotic. Psychopharmacology 112:285-292, 1993 [E]
94) Bymaster F, et al: Radioreceptor binding profile of the atypical antipsychotic olanzapine. Neuropsychopharmacology 14:87-96, 1996 [E]
95) 采 輝昭, 久留宮 聰：Blonanserin の薬理学的特徴. 臨床精神薬理 10:1263-1272, 2007 [E]
96) Leucht S, et al: Efficacy and extrapyramidal side-effects of the new antipsychotics olanzapine, quetiapine, risperidone, and sertindole compared to conventional antipsychotics and placebo: A meta-analysis of randomized controlled trials. Schizophr Res 35:51-68, 1999 [A]
97) Conley RR, et al: A randomized double-blind study of risperidone and olanzapine in the treatment of schizophrenia or schizoaffective disorder. Am J Psychiatry 158:765-774, 2001 [B]
98) Casey DE: Side effect profiles of new antipsychotic agent. J Clin Psychiatry 57(Suppl 11):40-45, 1996 [E]
99) Saltz BL, et al: Prospective study of tardive diskinesia incidence in the elderly. JAMA 266:2402-2406, 1991 [C]
100) Czernansky J, et al: Incidence of tardive dyskinesia in younger subjects treated with haloperidol and risperidone. 10th Winter Workshop on Schizophrenia. Davos, Switzerland, 2000 [B]
101) Jeste DV, et al: Risk of tardive dyskinesia in older patients. A prospective longitudinal study of 266 outpatients. Arch Gen Psychiatry 52:756-765, 1995 [C]
102) Jeste DV, et al: Lower incidence of tardive dyskinesia with risperidone compared with haloperidol in older patients. J Am Geriat Soc 47:716-719, 1999 [C]
103) Guthrie SK: Clinical issues associated with maintenance treatment of patients with schizophrenia. Am J Health Syst Pharm 59(17 Suppl 5):S19-24, 2002 [E]
104) Glazer WM, et al: Incidence of persistant tardive dyskinesia may be lower with quetiapine treatment than previously reported with typical antipsychotics in patients with psychoses. 38th ACNP, Acapulco, Mexico, 1999 [C]
105) Leucht S, Pitschel-Walz G, Abraham D, et al: Efficacy and extrapyramidal side-effects of the new antipsychotics olanzapine, quetiapine, risperridone, and sertindole compared to conventional antipsychotics and placebo. A meta-analysis of randomized controlled trials. Schizophr Res 35:51-68, 1999 [C]
106) Liebrman J, Kane J, Johns C, et al: Clozapine: clinical evidence of novel effects. Clin Neuropharmacol 9:140-141, 1986 [C]

107) Kapur S, et al: Serotonin-dopamine interaction and its relevance to schizophrenia. Am J Psychiatry 153:466-476, 1996 [E]
108) Bymaster FP, 他：MARTA 系抗精神病薬 olanzapine の薬理学的基礎. 臨床精神薬理 2:885-911, 1999 [E]
109) Gratz SS, et al: Neuroleptic malignant syndrome: Diagnosis, epidemiology and treatment. CNS Drugs 2:429-439, 1994 [E]
110) Dev V, et al: Quetiapine. A review of its safety in the management of schizophrenia. Drug Safety 23:295-307, 2000 [A]
111) Seeman P, et al: Antipsychotic drugs which elicit little or no Parkinsonism bind more loosely than dopamine to brain D_2 receptors, yet occupy high levels of these receptors. Mol Psychiatry 3:123-134, 1998 [E]
112) Seeman P, et al: Olanzapine binding to dopamine receptors *in vitro* and *in vivo*. *In* Tran PV, et al (eds): Olanzapine (Zyprexa), A Novel Antipsychotic. pp3-24, Lippincott, Philadelphia, 2000 [E]
113) Kapur S, et al: A positron emission tomography study of quetiapine in schizophrenia: a preliminary finding of an antipsychotic effect with only transient high dopamine D_2 receptor occupancy. Arch Gen Psychiatry 57:553-559, 2000 [E]
114) Goldstein JM: Seroquel (quetiapine fumarate): a new atypical antipsychotic. Drug Today 35:193-210, 1999 [E]
115) Bouden CR, et al: Stimulation by risperidone of rat prolactin secretion *in vivo* and in cultured pituitary cells *in vitro*. J Pharmacol Exp Ther 26:699-706, 1992 [E]
116) Kleinberg DL, et al: Prolactin levels and adverse events in patients treated with risperidone. J Clin Psychopharmacol 19:57-61, 1999 [C]
117) 島田栄子, 村崎光邦, 川口 毅, 他：Aripiprazole の第Ⅰ相試験—健常成人男子における単回及び反復投与時の安全性と薬理動態の検討. 臨床精神薬理 8:695-731, 2005 [B]
118) Allison DB, et al: Antipsychotic-induced weight gain: a comprehensive research synthesis. Am J Psychiatry 156:1686-1696, 1999 [A]
119) Beasley Jr CM, et al: Safety of olanzapine. J Clin Psychiatry 58(Suppl 10):13-17, 1997 [A]
120) Kinon BJ, et al: Effect of long-term olanzapine treatment on weight change in schizophrenia. Schizophr Res 41:195-196, 2000 [C]
121) Stahl SM: Neuropharmacology of obesity: my receptors made me eat it [Brain storms]. J Clin Psychiatry 59:447-448, 1998 [E]
122) Garattini S, et al: Reduction of food intake by manipulation of central serotonin: current experimental results. Br J Psychiatry 155(Suppl 8):41-51, 1989 [E]
123) Wirshing OA, et al: Novel antipsychotics: Comparison of weight gain liabilities. J Clin Psychiatry 60:358-363, 1999 [C]
124) Henderson, DC: Atypical antipsychotic-induced diabetes mellitus. How strong is the evidence? CNS Drugs 16:77-89, 2002 [E]
125) Kawachi I: Physical and psychological consequences of weight gain. Clin J Psychiatry 60(Suppl 21):5-9, 1999 [E]
126) Wirshing DA, et al: Novel antipsychotics and new onset diabetes. Biol Psychiatry 44:798-783, 1998 [E]

127) Goldstein LE, et al: New-onset diabetes mellitus and diabetic ketoacidosis associated with olanzapine treatment. Psychosomatics 40:438–443, 1999 [E]
128) 藤井康男：Olanzapine 投与中の糖尿病性昏睡に伴う死亡例から我々はなにを学ぶべきか？ 臨床精神薬理 5:1093–1111, 2002 [E]
129) 中根允文：統合失調症と糖尿病—非定型抗精神病薬による報告を中心に. 臨床精神薬理 6:751–766, 2003 [E]
130) Osser DN, Najarian DM, Dufresne RL, et al: Olanzapine increases weight and serum triglyceride levels. J Clin Psychiatry 60:767–770, 1999 [C]
131) 須貝拓朗, 澤村一司, 染矢俊幸：抗精神病薬による注目すべき有害事象—非定型抗精神病薬を中心に. 臨床精神薬理 9:423–429, 2006 [E]
132) Kelly HG, et al: Thioridazine hydrochloride (Melleril): its effect on the electrocardiogram and a report of two fatalities with electrocardiographic abnormalities. Canad Med Ass J 89:546–554, 1963 [E]
133) Reiley JG, et al: QTc-interval abnormalities and psychotropic drug therapy in psychiatric patients. Lancet 355:1048–1052, 2000 [E]
134) Gerald FF, et al: Cardiotoxic effects of medicaril: Conduction disturbances and supraventricular arrhythmias. Am Heart J 78:135–138, 1969 [E]
135) Thomas SH: Drugs, QT interval abnormalities and ventricular arrhythmias. Adverse Drug React Toxicol Rev 13:77–102, 1994 [E]
136) Denvir MA, et al: Thioridazine, diarrhea and torsade de pointe. JR Soc Med 91:145–147, 1998 [E]
137) 切池信夫, 他：Thioridazine 投与中に Torsade de Pointes を呈した一例—突然死の一成立機序について. 精神医学 29:301–309, 1987 [E]
138) 村田慎一, 他：Torsade de pointes. 臨床精神薬理 4:483–492, 2001 [E]
139) van Kammen DP：非定型・新規抗精神病薬—その忍容性を中心に. 臨床精神薬理 4:483–492, 2001 [E]
140) Royal College of Psychiatrists: The association between antipsychotic drugs and sudden death. Council Report CR 57. Jan, 1997 [E]
141) Leucht S, Pitschel-Walz G, Abraham D, et al: Efficacy and extrapyramidal side-effects of the new antipsychotics olanzapine, quetiapine, risperidone, and sertindole compared to conventional antipsychotics and placebo. A meta-analysis of randomized controlled trials. Schizophrenia Res 35:51–68, 1999 [E]
142) 久住一郎, 小山 司：非定型抗精神病. Schizophrenia Practice, vol 1. pp1–14, 診療新社, 2001 [E]
143) 風祭 元：精神分裂病治療における薬物併用の問題点. 臨床精神薬理 1:31–38, 1998 [D]
144) 伊藤 斉, 他：慢性分裂病に対する薬物療法の実態調査に関する研究. 精神薬療基金年報 6:187–195, 1975 [D]
145) 伊藤 斉, 他：薬歴調査システムによる向精神薬療法の実態調査に関する研究. 精神薬療基金年報 11:236–244, 1980 [D]
146) 川上富美郎, 他：精神科薬物治療における多剤併用の実態調査. 精神科治療学 12:795–803, 1997 [D]
147) 伊豫雅臣, 他：抗精神病薬の脳内受容体占拠率と薬効. 臨床精神薬理 1:169–175, 1998 [E]
148) Weiden PJ, et al: Switching antipsychotic medications. J Clin Psychiatry 58(Suppl 10):63–72, 1997 [E]

149) Weiden PJ, et al: Long-term considerations after switching antipsychotics. J Clin Psychiatry 59(Suppl 19):36–49, 1998 [E]
150) 田中謙二, 他：Awakenings（めざめ現象）と非定型抗精神病薬への切り替え. 臨床精神薬理 2:859–866, 1999 [E]

〈村崎光邦〉

4. 新規抗精神病薬の使い方

　わが国で新規抗精神病薬リスペリドン（RIS）が用いられ始めてから 2007 年で 10 年を経過した．RIS は，その後に上市されたオランザピン（OLZ），クエチアピン（QEP），ペロスピロン（PRS），アリピプラゾール（ARP），ブロナンセリン（BNS）などと比較される標準的な新規抗精神病薬（第 2 世代抗精神病薬）となった．したがって，これら新規抗精神病薬の使い方も RIS と比較するとわかりやすい．

　ところで，PRS，ARP と BNS はわが国で開発された新規抗精神病薬である．ARP の場合は，海外での臨床試験が先行したため，海外でのエビデンスはあるが，日本での臨床経験の報告はまだ少ない．また PRS および BNS は臨床研究がわが国に限られているためエビデンスが少ないが，他の新規抗精神病薬との違いも少しずつ明らかになってきている．また，新規抗精神病薬の各種受容体に対する阻害作用はそれぞれ微妙に異なるため，作用や副作用も異なっている．

　RIS に代表される新規抗精神病薬が導入された時点におけるわが国の精神科薬物療法の課題は，統合失調症の治療が入院患者を中心に行われていること，患者に対して鎮静，陽性症状を目標とした治療がおもに試みられ，結果的に多剤大量療法がなされ，社会復帰をめざした治療環境が十分に整備されておらず，錐体外路症状を中心とした副作用に悩む人が多いということであった．これらは統合失調症の長期予後を考慮したとき，リハビリテーションを含めた社会復帰をめざした治療を実践するうえでの阻害要因となっていた．この傾向は，新規抗精神病薬の導入によってかなり改善されてきた．2000 年にいくつかの精神科病院でなされた処方調査[1]と 2004 年になされた同様の調査[2]とを比較すると，2004 年には新規抗精神病薬がすでに 72％の患者に投与されており，抗精神病薬の投与量もクロルプロマジン（CP）換算で 2000 年には 1 日およそ 1,000 mg/日であったものが 800 mg/日に減り，併用されてい

た抗パーキンソン病薬などの薬剤数も減少したことが報告された．つまり錐体外路症状や抗コリン作用などの副作用が，おもに抗ドーパミン(D_2)作用と抗セロトニン($5-HT_2$)作用を有する新規抗精神病薬導入によって軽減されてきていることが推定される．

しかし，新規抗精神病薬の導入によって，新たに体重増加，生活習慣病の増悪，糖尿病発症などの副作用が課題になってきた．事実，OLZとQEPは糖尿病の人やその既往歴を有する人にはわが国では禁忌となっており，その他RIS，PRS，ARP，BNSも一括して糖尿病またはその既往歴のある患者，あるいは家族歴，高血糖，肥満など糖尿病の危険因子を有する人には慎重投与することになっている．しかし，この事実は精神科医に精神症状だけでなく，身体症状をもきちんと診るべきという，医師として当然の役割を再認識させることになった．

また，抗精神病薬を継続的に服用して統合失調症者のQOL，アドヒアランス(能動的服薬継続性)を高め，服薬中断による再発を防ぐことができるかが最近の課題となっている．その意味では，抗精神病薬の効果と副作用の少なさが抗精神病薬の評価の大きな要因となる可能性がある．そして，新規抗精神病薬の使用は，抗精神病薬服用のアドヒアランスを保つうえでは従来型抗精神病薬より優れていると考えられたが，米国のNIMHなど公的機関を中心に施行されたCATIE(Clinical Antipsychotic Trails of Intervention Effectiveness)研究[3]の結果は，従来型抗精神病薬ペルフェナジン(PFZ)が新規抗精神病薬とその効果および脱落率の点ではあまり差異がないという結果となった．また，IC-SOHO(Intercontinental Schizophrenia Outpatient Health Outcomes)試験[4]では，従来型抗精神病薬としてハロペリドール(HPD)が選択され，OLZ，RIS，QEPなど新規抗精神病薬とHPDとの臨床効果が比較されたが，本試験では予想通りHPD群は，より再発率が高いことが示された．

これらの知見から，新規抗精神病薬の使用について，改めて考察する必要が出てきている．いずれにしても新規抗精神病薬の導入は，わが国において，2002年に精神分裂病から統合失調症へと病名呼称の変更がなされたことや患者の自立支援に向けた社会的な要請とも合致して，より効果が優れ，副作用が少ない薬物療法が選択されるべきという意識変革が精神科医側に起こったことは事実である．

本稿では，新規抗精神病薬6薬剤の使い方に焦点を当てて述べることにする．なおARPは，適度にDA遊離量を調整する作用を有することから，他

の新規抗精神病薬とも異なった作用機序を有するとされる．

a. 急性期に対する効果

　統合失調症の急性期において，精神運動興奮を呈する患者の治療目標は，睡眠を伴う急速鎮静と考えられていたが，これは過鎮静の状態であって，その後の心理教育や面接につなげることが困難と考えられるようになってきている．したがって最近は，統合失調症の急性期治療では過鎮静が起こらないことが重要とされてきている．すなわち急性期の治療ゴールは過度な睡眠（過鎮静）ではなく，静穏とされている．このような目的に応えるための薬剤としてのエビデンスは，いずれの新規抗精神病薬でも報告がなされた．さらに，RIS内用液（分包）[5]，OLZ口腔内崩壊錠（ザイディス）[6]など薬剤の剤形の変化によっても服薬アドヒアランスを向上させることができるとの報告がなされた．また急性期に高用量の抗不安薬ロラゼパムを短期間併用することによって，その効果が増強されることも報告[7]された．ロラゼパムは米国では注射剤があり，肝臓においてグルクロン酸抱合による一回代謝がなされる薬剤であるという理由から，他剤よりは安全性が高いとされ推奨されている．したがって，わが国では内服ができない場合は，ジアゼパムなどのベンゾジアゼピン系抗不安薬の注射剤を用いることになる．いずれにしても，興奮，幻覚・妄想状態を呈する激しい急性期に抗精神病薬で鎮静するという方法は見直されつつあるというのが最近の傾向である．

　新規抗精神病薬が導入された当初は，特にRISが有する抗セロトニン（5-HT）効果から統合失調症の本質的な症状と考えられる陰性症状や認知障害に対する期待が強く，陽性症状に対してはあまり期待されていなかった．しかし，臨床的にはいずれの新規抗精神病薬もBPRSやPANSSなどの評価尺度を用いてHPDなど従来型抗精神病薬との二重盲検比較試験がなされた結果，新規抗精神病薬は同等，項目によっては有意な改善が示された．しかも新規抗精神病薬が有する5-HT阻害作用によって錐体外路性副作用が軽減されて，アドヒアランスは高まることが示された．

　急性期統合失調症の新規入院患者を対象とした研究[8]においてRIS，OLZ，QEPとHPDの有効性を比較した結果，3週間後に急性期入院治療を必要としなくなった割合は，OLZ：92％，RIS：88％，HPD：89％でOLZは他剤より有意に有効であった．BPRSの変化は本試験では薬剤間に有意差は認めなかった．この試験ではOLZ，QEPは有害事象による脱落はなかった．国内

の臨床研究でも RIS[9], OLZ[10], QEP[11], PER[12], BNS[13]の陽性症状についての効果は，HPD と同等，あるいはむしろ有効という報告がある．ARP[14]についても HPD との二重盲検試験の結果，他の新規抗精神病薬と同等の効果を示した．APR は，国内では上市されてまもないために急性期に関しては症例報告レベルにとどまっているが，米国では急性期においても第一選択薬の 1 つとして評価されている．

b. 陰性症状・認知機能障害に対する効果

統合失調症の最も本質的な症状は，自閉，感情鈍麻などの陰性症状や認知障害と考えられ，統合失調症者は健常者と比べて問題解決能力，抽象的思考，言語，記憶，注意および全般的知能の低下があるとされ，認知機能低下が統合失調症の長期転帰の予後因子になることが示唆されている．Purdon ら[15]によれば，RIS 群は，言語の流暢さと理由づけ，および直接想起に有意な改善を示し，OLZ 群は，注意機能，運動技能，非言語の流暢さと理由づけ，および直接想起について有意な改善を示したが，従来型抗精神病薬 HPD 群は，注意機能に関してのみ有意な改善を示した．また，P300 や表情認知などに対する抗精神病薬の作用が検討され，いずれの新規抗精神病薬も従来型抗精神病薬よりも認知機能を改善したと報告された[16]．しかし，陰性症状や認知機能の評価については，どのような評価法が最も適切か，なお議論があり今後検討が必要である．

c. 寛解をめざした治療

1) CATIE 研究[3]

統合失調症の治療のゴールは患者の生活技能や社会機能を向上させ，寛解させることを目標にした治療である．統合失調症者が社会で生活する体制はまだまだ不十分であるが，家庭や中間施設で生活している患者が少しずつ増加してきており，効果と副作用のバランスを考えれば，従来薬でなく新規抗精神病薬の使用が有用と一般的には考えられてきている．

RIS，OLZ による治療は HPD だけで治療した群より再発が圧倒的に少ないが，RIS や OLZ に社会技能訓練を併用した治療では，再発が抑制されることも示されている．つまり統合失調症の治療は薬物療法だけでは限界があるが，いずれの新規抗精神病薬も従来型抗精神病薬に比較して再発が少ないとされ，有効な薬剤を継続的に服用することにより再発を防ぐと考えられてい

る．海外では，服薬中断率が薬剤の効果，副作用の少なさ，飲み心地を含めた薬剤の総合力を示しているとされている．また患者が寛解するに伴い，患者が社会復帰をめざすための長期的治療の観点から，再発率の低さ，QOLや認知機能の改善が薬物選択の重要な要因になってきている．

米国で行われたCATIEの第I相試験[3]（図17）では慢性統合失調症者を対象として，18か月間でなんらかの理由による抗精神病薬の中断率を検討し，OLZ：64％，RIS：74％，QEP：82％，ziprasidone：79％（本邦未発売），PFZ：75％という結果が報告された．なんらかの理由により薬剤投与中止に至るまでの時間は，OLZがQEP，RISより有意に長かったが，ziprasidone，PFZとの有意差はなかった．効果不十分による投与中止までの時間はOLZがRIS，QEP，PFZより有意に長かった．この時点での抗精神病薬平均投与量は，RIS群3.9 mg，OLZ群20.1 mg，QEP群543.4 mg，ziprasidone群112.8 mg，PFZ群20.8 mgであった．CATIE試験の結果は従来型抗精神病薬PFZが，新規抗精神病薬4剤と同等の効果を示したが，遅発性ジスキネジアを有する症例は当初より割り付けから除外されたことがPFZにとって有利に働いたという議論もある．またわが国での通常の投与量からみれば，RISに関しては，ほぼ平均的な投与量であるが，OLZは，米国と日本での認可投与量が異なり，高用量になっている．このことがOLZに優位に作用した可能性もあるが，逆にいえば，OLZの投与量はより高用量の方がよい効果が得られる可能性もある．いずれにしてもHPDが従来型抗精神病薬として選択されず，本試験にPFZが選択されて，ある程度効果を示したことは従来型抗精神病薬ピペラジン系フェノチアジンの評価を見直すべきかもしれない．本試験ではOLZの治療中断率の低さが指摘されたが，これは社会復帰をめざした治療という意味で重要と考えられる．一方で，OLZの副作用である体重増加，代謝への影響による投与中止例が9％あり，他の抗精神病薬群の1～4％よりも有意に（$p<0.001$）高かった．また7％以上の体重増加が生じた割合がOLZ群では30％であり，他の抗精神病薬群の7～16％よりも有意に（$p<0.001$）高く，グリコヘモグロビンや総コレステロール値，トリグリセリド値の増加は，治療期間の補正を行ってもOLZ群が有意に高い結果になった．錐体外路症状やアカシジア，さらに遅発性ジスキネジアなどの神経学的副作用の評価尺度による検討では，各抗精神病薬で有意差は認めなかったが，神経学的な副作用による投与中止は，予想通りPFZ群が8％で，他の抗精神病薬の2～4％と比べて有意に多かった．プロラクチンの変化量は，RIS群でのみ投与開始時点

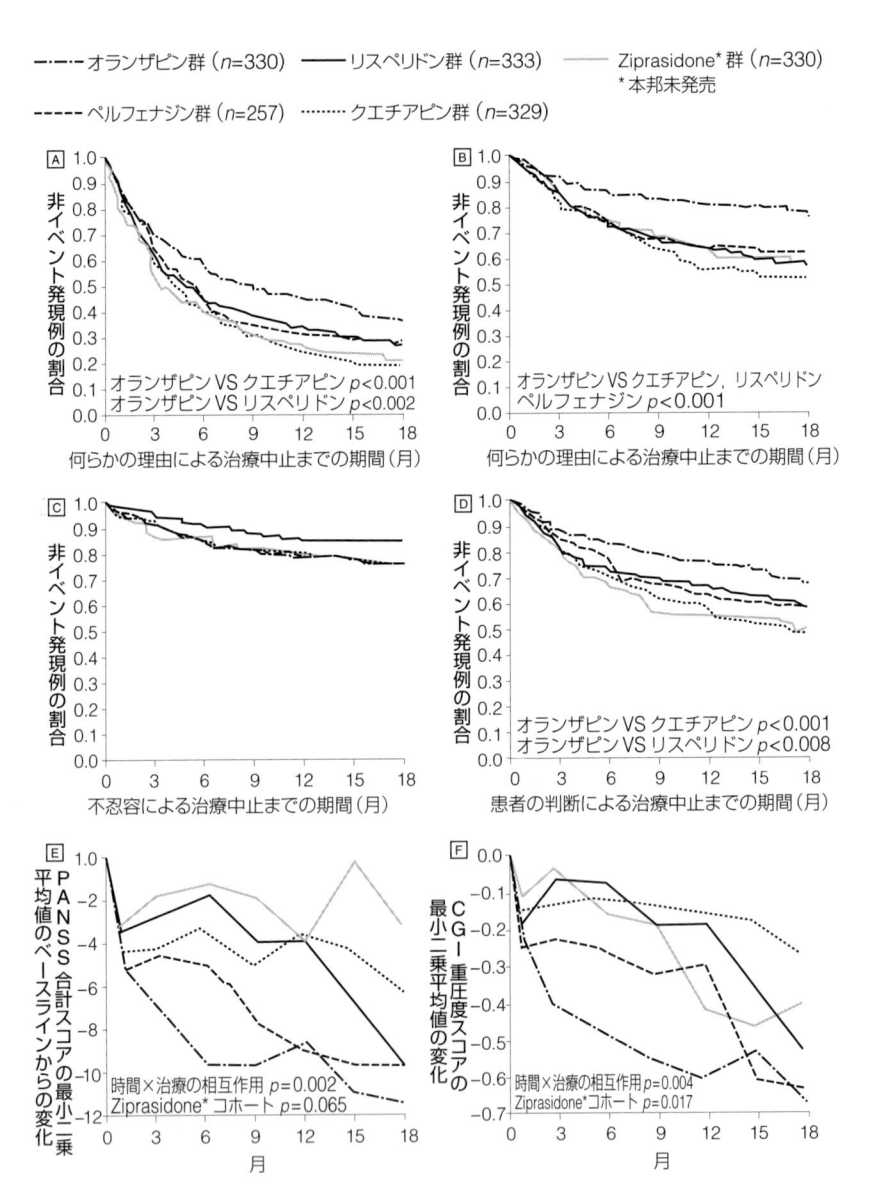

図17 CATIE 研究第Ⅰ相試験の結果
〔Liberman JA, et al: Effectiveness of antipsychotic drugs in patients with chronic schizophrenia. New England J 353:1209-1223, 2005 より〕

よりも増加しており，他の抗精神病薬群との間に有意差を認めたが，中等度以上の重症度である月経，乳汁分泌，女性化乳房などに関する副作用は，各抗精神病薬間で有意差は認めなかった．

CATIE の第 I 相試験でなんらかの理由で薬剤投与が中止された症例を対象に，CATIE 第 II 相試験への移行が行われた．CATIE の第 I 相試験で PFZ を中止した症例に RIS，OLZ，QEP が無作為割り付けに組み入れ（第 IB 相試験），CATIE 第 II 相試験においては，CATIE 第 I 相試験または第 IB 相試験で投与された薬剤とは異なる薬剤が投与された．この試験では，現在わが国で未承認の治療抵抗性統合失調症治療薬とされる clozapine と新規抗精神病薬 RIS，OLZ，QEP との比較検討が行われたが，投与 3 か月後 clozapine による治療群の PANSS 合計スコアは，有意に減少し，その効果は RIS 群，QEP 群に比べて有意に変化していたが OLZ 群との間には有意差を認めなかった．また，各群での副作用発現率には有意差はみられなかったが，抗コリン症状は QEP 群で最も多く認めた．CATIE 研究は，米国の NIMH などの公的機関が中心になって行われたものであるが，その後副作用や経済的効果などさまざまな視点からの論文が発表されており，この研究の解釈についてはなお議論がある．

いずれにしても，抗精神病薬の効果が副作用を上回るかどうかで治療継続性は決定されることが示唆される．

2）QOL を考慮した治療

統合失調症の寛解をめざした治療は，当然患者の QOL を高めることになるが，SF-36 などの QOL 尺度を用いた RIS や OLZ の研究がなされてきている．RIS 内用液分包薬[17]は，患者本人が自覚できる効果の改善を示し，8 週間後の継続率も 89.7％であった．服薬姿勢が有意に高まり，アドヒアランスが向上する傾向が示された．また処方量の減量にもつながることが推察された．RIS 単剤で治療されていた 24 名の統合失調症者に対して，同用量の RIS 内用液分包薬処方を 4 週間行い，切り替え前後で客観評価として BPRS，CGI，DIEPSS を用い，さらに患者の薬物服用に関する自己評価として DAI-10 による評価を行った結果，剤形は RIS 内用液のほうが錠剤よりも効果の発現が有意に早いという理由で好意的に受け止められ，6 割の患者は液剤を常用薬として引き続き選択した．液剤分包は，アドヒアランスを考慮した常用薬としての可能性が示唆された[5]．

堀越[18]によれば，OLZは患者の精神症状を改善し，家族の患者に対する感情表出（EE）が肯定的になり，患者および家族双方の心理社会的教育を促進する可能性を示した．

抗精神病薬の服薬中断率は，副作用の少なさ，「飲みごこち」を含めた薬剤の総合力を示していると考えられる．また，患者の症状が寛解するに伴い，認知機能が改善することも指摘されている．RISやOLZは，わが国でも注射剤の開発がなされているが，これもアドヒアランスを高めることを目的として開発がなされている．

3）新規抗精神病薬による副作用の改善

統合失調症が再発しないためには，抗精神病薬を長期投与することが重要であるが，そのためには抗精神病薬が副作用を発症させない必要がある．また従来型抗精神病薬による副作用を改善する必要があるが，RIS，OLZ，QEP，PERなどの従来薬からの置換による遅発性ジスキネジアの改善を報告した論文が多数なされてきている．

これらの効果は，新規抗精神病薬が有するセロトニン（$5\text{-}HT_{2A}$）受容体によるドーパミン（DA）受容体遮断作用に対する脱抑制作用によると解釈されているが[19]，各抗精神病薬によるDA受容体に対する親和性の強さ，効果持続時間によってもDA受容体阻害作用による副作用改善作用は異なる．QEP，PERは従来型抗精神病薬による錐体外路症状である遅発性ジスキネジア，遅発性ジストニア，性機能障害を改善したという報告が多い．しかし新規抗精神病薬も，高用量を長期間投与すると従来型抗精神病薬と同様に錐体外路性副作用やプロラクチン上昇作用があるとされ，特にRISは高用量を用いるとプロラクチンの上昇作用が強く，月経停止，乳汁分泌などの副作用を発症させることがある．

ARPは，過剰なDAを抑制し，低下したDAを賦活させるDA安定薬とされており，新規抗精神病薬を含めた抗精神病薬からの置換あるいは単剤投与をすれば，多くの副作用は軽減され，発症を抑制される可能性が期待される．

d. 新規抗精神病薬の特徴

1）リスペリドン（RIS）

第2世代（新規）抗精神病薬として最初に上市された薬剤であり，構造式の類似性から第1世代（従来型）抗精神病薬のHPDとほぼ同様の臨床的な効果

が期待されて使用されている．すなわち急性期から慢性期まで幅広く使用される薬剤である．しかし，高用量を投与すると錐体外路症状やプロラクチン値の上昇など従来型抗精神病薬と同様の副作用が発現することがあり，RIS 4 mg/日が適量とされてきている．

錠剤の他，液剤[20]や液剤分包など剤形の種類が増え，アドヒアランス（能動的服薬遵守）が上がったことが報告された．患者の薬物服薬感などを評価するDAI-10などを用いてQOLを評価することは，精神科リハビリテーションへの関心を高め，より有効で副作用の少ない薬剤が選択され再発予防にもつながることが期待されている．RISの導入は，わが国における統合失調症の治療全般を考えるうえであらゆる面に影響を与えている．

2）オランザピン（OLZ）

OLZは，RISとは対照的に従来型抗精神病薬ではCP，新規抗精神病薬の原型とされるclozapineに構造上も類似し，効果も副作用も近い．RISと比べて各種受容体に対する作用も異なり，より抗コリン作用，抗ヒスタミン作用などを有する．

急性期の精神運動興奮を抑えるのはRISと同様，鎮静ではなく，静穏であることが期待されて，OLZが投与されるようにAgitation-Calmness Evaluation Scale[21]などが開発された．他の新規抗精神病薬と同様に急性期にはロラゼパムを併用することで効果を増大させることも報告されている．さらに口腔内崩壊錠（ザイディス錠）の開発[22]は，通常の錠剤と半減期に差異はないが，口腔内で速やかに崩壊することから唾液または水で飲み込むように指導されている．国内で行われたHPDと比較した二重盲検比較試験の結果では，両群ともPANSS陽性症状が有意に改善し，有意差はないもののOLZが優れる傾向を示した．OLZとRISの陽性症状に対する効果に両群間に差は認めなかった．さらにOLZの長期効果として，QOLの改善，注意機能，運動技能，非言語の流暢さと構成，理由づけなどの認知機能の改善が報告されており，OLZ群はHPD群およびRIS群に比べて運動技能や非言語の流暢さと構成などで有意な改善を示した．OLZによる統合失調症者の社会復帰，就労などを検討した報告もみられるが，日本人を対象とした報告ではまだ症例数が少ない．

3) クエチアピン(QEP)

QEPもOLZと同様に新規抗精神病薬の中では，構造式はclozapineに類似しており，従来型抗精神病薬ではCPに近く，DA遮断作用が弱く，アドレナリン(α_1)受容体，ヒスタミン(H_1)受容体に対する結合親和性が強いため，他の抗精神病薬に比べると鎮静作用が強く，従来型抗精神病薬で発症しやすい錐体外路性副作用，特に遅発性ジスキネジアを発症させにくいのが特徴である．本剤も急性期(350〜600 mg)から慢性期(300〜750 mg)にも使用できる[23]．そして，幻覚・妄想状態など陽性症状だけでなく，陰性症状にも効果を示すことが報告されている．米国精神医学会のプラクティス・ガイドライン[24]によれば，陽性症状および特にパーキンソン症状と関連した二次性陰性症状や抑うつ症状に効果を示すことが報告されている．4か月間RIS(平均投与量4.4 mg, $n=175$)とQEP(平均投与量254 mg, $n=553$)との効果を二重盲検で比較し再発予防を検討した研究では，両者に差は認めなかった．

治療抵抗性統合失調症を対象としたQEP(600 mg, $n=143$)とHPD(20 mg, $n=145$)との効果を検討した研究では，効果反応はQEP(52%)，HPD(38%)となり，QEPの反応性が高かったが，総合的精神病理尺度，陽性症状，陰性症状の変化に両群に差は認めなかった．認知機能を言語流暢性や即時記銘などを評価してQEP(300〜600 mg)とHPD(10〜20 mg)との比較を6か月間検討したところ，QEPのほうがHPDより有意に効果を示し，QOLを改善した．QEPは，初発から慢性患者にも投与できる抗精神病薬で特に，遅発性ジスキネジア[25]などの錐体外路性副作用を有する人やプロラクチン上昇例[26]に有効である．

QEPに最も危惧される副作用はOLZと同様な体重増加であるが，52週間経過を観察したQEP単剤による臨床試験[27]の結果では，対象患者($n=352$)の37%に7%以上の体重増加が認められ，200〜399 mg投与された群では，4.08 kg，400〜599 mg投与された群では1.89 kg増加していた．このようにQEPは用量依存的に体重増加が起こすとは限らず，体重が増加した人の60%以上は投与初期12週目までに体重増加が認められると結論づけている．したがって，QEP投与開始数か月間は，特に体重増加や糖尿病発症に注意する必要がある．

4）ペロスピロン（PER）

PERも他の新規抗精神病薬と同様に治験時のHPDとの二重盲検比較試験では，HPDと同等の陽性症状に対する効果を示した[12]．$α_1$受容体への作用が比較的弱いため鎮静作用は少なく，不穏興奮を除く軽症から中等症の症例に適しているとされる．PET研究の結果では，1回16 mg投与1.5時間後でD_2受容体占拠率が74.8％を示し，経時的検討ではtight, transient bindingを示した．つまりPERは自ら間欠的なD_2受容体遮断を繰り返す薬剤である．D_2受容体占拠率の経時的検討から考えられる用量としては24～48 mgの投与が必要と考えられ，PERは維持量が12～48 mg，最高用量も48 mg（CP換算600 mg）と低いためRISで高用量（8～12 mg）を要するような症例に対して用量不足となる可能性がある[28]．

PERは長期服用による錐体外路症状，体重増加，抗コリン作用，内分泌系副作用などの危険性が低いため，アドヒアランスを高めた長期維持療法が可能とされている．PERはRIS同様の強いD_2受容体結合親和性をもつが，速やかで弱い結合を示す抗D_2作用を有し，強い抗$5-HT_{2A}$作用をもつ主要活性代謝産物ID-15036に代謝される．したがって，PERは間欠的なD_2受容体遮断を繰り返す薬剤といえる．PERは$5-HT_{1A}$アゴニストである抗不安薬タンドスピロンをもとに開発されており，$5-HT_{1A}$作用とSDA（serotonin dopamine antagonist）作用とを併せ持つ薬剤として，抑うつや陰性症状に対する作用が期待される．事実，HPDおよび塩酸モサプラミンを対象とした臨床治験[29]においてBPRSの欲動性低下尺度不安・抑うつ尺度の項目でPERが有意に優れていた．Fujitaら[30]は62例を対象にRISからのPERへの変更を行った結果，平均12.1 mgが投与され，BPRSの不安・抑うつ尺度，無気力尺度でPERの改善が認められ，精神症状の悪化が10.7％であったと報告している．

5）アリピプラゾール（ARP）

わが国の臨床研究はまだ症例報告レベルであり，海外研究からの重要な論文は次の通りである．第一は，Potkinら[31]が行った急性期の統合失調症者を対象にした4週間ARP 20～30 mgとRIS 6 mg，プラセボを投与した二重盲検試験であり，ARPはRIS 6 mgと同様に1週間目の早期に有意なPANSS陽性，陰性尺度の改善を示した．ただし，20 mgと30 mg間に用量依存性は

認めなかった．第二は，Kasperら[32]がHPD 10 mgを対照にARP 30 mgを52週間投与した長期試験である．ARPの長期投与はHPDに比較して，陽性症状では有意差は認めなかったが，25週目以降，陰性症状，2週目以降は抑うつ症状に有意差を認めた．また，ARPはHPDよりもパーキンソン症状，アカシジア，錐体外路性副作用の得点（AIMS）の遅発性ジスキネジア得点が低かった．プロラクチン値もHPD投与群では高くなるが，ARP群では低下することも示された．第三にMcQuadeら[33]は，26週間のOLZとの二重盲検試験を行い，ARP群がOLZ群より体重増加が少ないことやOLZと比較して血漿lipid構成に対する影響が少ないことを示した．Pigottら[34]は，比較的精神症状が安定していた慢性統合失調症患者に26週間ARPを無作為割り付けによる比較試験を施行し，副作用発現が少なく，再発が抑制されることを示した．ARP投与の課題としては，投与初期にみられるアカシジア発症がある．アカシジアの程度が大きい症例のほうが，総PANSSの改善が悪く，予期せぬ異常な意欲亢進や落ち着きのなさ，抑制欠如，不眠などの精神症状が発現し，精神症状が悪化するawakening現象が起こる可能性がある．そして前薬の効果が不十分な症例からAPRへ置き換える場合，特に抗コリン作用が強い前薬の場合には，前薬にAPRを追加し，精神症状が安定した時点で前薬から時間をかけてAPRに置き換えていく必要があるとされている．焦燥感が強い異常体験を伴った急性期の患者に対しては，高用量のARPを用い，たとえ初期用量が6 mgとしても，数日で30 mgに増量する方法も示されている．さらに必要であれば，他の新規抗精神病薬と同様にロラゼパムあるいはβ阻害薬などを併用する．初発例で，精神症状が穏やかな症例に対しては，ゆっくりと18 mgから30 mgに増量する方法が一般的である．APRは，その作用機序を考慮すると従来型抗精神病薬に比較してパーキンソン症状，遅発性ジスキネジア，アカシジアの発症が少なく，プロラクチンの上昇がなく，これらの副作用の発症で困っている人に対してはARPが選択されるべきである．

6）ブロナンセリン（BNS）

BNSは，わが国で開発された新規抗精神病薬であり，RISとの二重盲検比較試験を経て，2008月1月に製造販売が承認された新規抗精神病薬である．したがって臨床現場からの報告はまだ少ないが，基礎実験では，既存の新規抗精神病薬とは異なり，ドーパミンD_2受容体とセロトニン5-HT_{2A}受容体

に対する親和性の比(S/D比)が1より小さく，いわばドーパミン・セロトニン阻害薬(DSA)ともいうべき新しいタイプの薬剤である．

しかしBNSは，行動薬理実験からは抗精神病作用を示すだけでなく，急性錐体外路症状，過鎮静，眠気，ふらつきなどの副作用が少ないことが推定されており[35]，臨床治験の結果からは従来型抗精神病薬ハロペリドールと比較して，陰性尺度スコアで有意に減少し，錐体外路症状の発現が少ないこと，RISとの比較試験でも有効性で非劣性が証明され，プロラクチン値の上昇，体重増加，食欲亢進，起立性低血圧などの副作用が実際に少なく，安全性でも優れていた．一方，アカシジア，易興奮性はRISより多かった[36]．臨床での位置づけについては今後の課題となっている．

e. 新規抗精神病薬の等価換算

稲垣ら[37]は，ARP，BNSを含めた新規抗精神病薬の二重盲検試験などの結果からそれぞれの用量と効果を詳細に検討して，抗精神病薬の等価換算表を公表している(表31)．

統合失調症の薬物療法にRISが導入されたことによって，抗精神病薬の単剤化や認知機能評価など統合失調症患者の社会復帰をめざした薬物療法への精神科医の意識変革を起こした意義は大きい．また，錐体外路性副作用や陰性症状の改善にセロトニン機能の関与などが示唆された．わが国で開発されたPERは，RISとほぼ同様な受容体結合能を有するが，経済的には最も負担がかからないため，より多数例の集積を行い，効果の評価を行う必要がある．

ところで，新規抗精神病薬の中でOLZとQEPは使用上の注意点として，両剤とも著しい体重増加，血糖値の上昇，糖尿病性ケトアシドーシス，糖尿病性昏睡などの重大な副作用が発症する恐れが危惧されている．そこで，定期的な血糖測定が義務づけられ，口渇，多飲，多尿，頻尿などの身体的な訴えに注意し，このような症状が発現したら直ちに投与を中断する必要がある．なお，他の新規抗精神病薬も糖尿病や体重増加に注意するようになっている．

さらにARPは，他の抗精神病薬とはまったく異なった作用機序を有する抗精神病薬としてわが国で開発された薬剤であるが，導入後まもないため，臨床経験は少ない．再発，再燃例では他剤からAPRへの切り替えを行う必要があり，その方法はなお検討を要すると思われる．しかし，ARPの導入は統合失調症の病態仮説としてのドーパミン仮説を再認識させた．

表31 抗精神病薬の等価換算表──稲垣・稲田2008年版

アリピプラゾール	4	ペルフェナジン	10
ブロナンセリン	4	ピモジド	4
ブロムペリドール	2	ピパンペロン	200
カルピプラミン	100	プロクロルペラジン	15
クロルプロマジン	100	プロペリシアジン	20
クロカプラミン	40	クエチアピン	66
クロチアピン(発売中止)	40	レセルピン	0.15
clozapine(本邦未発表)	50	リスペリドン	1
フルフェナジン	2	スピペロン	1
ハロペリドール	2	スルピリド	200
レボメプロマジン	100	スルトプリド	200
モペロン	12.5	チオリダジン(発売中止)	100
モサプラミン	33	チアプリド	100
ネモナプリド	4.5	チミペロン	1.3
オランザピン	2.5	チオキセチン(発売中止)	3.3
オキシペルチン	80	トリフロペラジン	5
ペラジン(発売中止)	100	ゾテピン	66
ペロスピロン	8		

〔稲垣 中, 他:第21回:新規抗精神病薬の等価換算(その5):Blonanserin. 臨床精神薬理 11:889, 2008 より引用〕

　統合失調症の治療は薬物療法だけでは不十分であり,心理社会的なアプローチや社会的支援が必要である.しかし,より副作用が少なく効果的な薬物の選択が今後とも必要と思われる.

● 文献

1) Chong M-Y, et al: Antipsychotic drug prescription for schizophrenia in East Asia: rational for change. Psychiatry Clin Neurosci 58:61–67, 2004 [E]
2) Yoshimura R, et al: Prescription pattern of antipsychotic drugs for schizophrenic inpatients in Japan: Research on east Asia psychotropic prescription pattern—antipsychotics study. Psychiatry Clin Neurosci 60:778–779, 2006 [E]
3) Liberman JA, et al: Effectiveness of antipsychotic drugs in patients with chronic schizophrenia. New England J 353:1209–1223, 2005 [A]
4) Dossenbach M, et al: Response and relapse in patients with schizophrenia treated with olanzapine, risperidone, quetiapine, or haloperidol: 12-month follow up of the International Schizophrenia Outpatient Health Outcome (IC-SOHO) study. J Clin Psychiatry 66:1021–1030, 2005 [A]
5) 岩田仲生, 他:常用薬としてのrisperidone液剤分包の患者評価と客観評価──抗精神病薬の剤形は服薬アドヒアランスにどう影響するか? 臨床精神薬理 9:1647–1652, 2006 [C]

6) Kinon BJ: Olanzapine orally Disting-rating tablets in the treatment of acutely ill non-compliant patients with schizophrenia. International J Neuropsychopharmacol 6:97–102, 2003 [C]
7) Kinon BJ, et al: Efficacy of accelerated dose titration of olanzapine with adjunctive lorazepam to acute agitation in schizophrenia. Am J Emergency Med 22:181–186, 2004 [C]
8) Mccue RE, et al: Comparative effectiveness of second-generation antipsychitics and haloperidol in acute schizophrenia. Br J Psychiatry 189:433–440, 2006 [C]
9) 村崎光邦, 他：精神分裂病に対する新規抗精神病薬 risperidone の臨床評価—haloperidol を対照とした第Ⅲ相試験. 臨床評価 21:221–259, 1993 [C]
10) Ishigooka J, et al: Olanzapine versus haloperidol in the treatment of patients with chronic schizophrenia: results of the Japan multicenter double-blind olanzapine trial. Psychiatry Clin Neurosci 55:403–414, 2001 [B]
11) 村崎光邦, 他：フマル酸クエチアピンの静的分裂病に対する臨床評価—haloperidol を対照薬とした二重盲検比較試験. 臨床精神薬理 4:127–155, 2001 [B]
12) 村崎光邦, 他：新規抗精神病薬 perospirone の精神分裂病に対する臨床評価—haloperidol を対照薬とした第Ⅲ相二重比較試験. 臨床精神薬理 24:159–205, 1997 [B]
13) 堤 祐一郎：Blonanserin の急性期患者への可能性. 臨床精神薬理 11:835–843, 2008 [C]
14) 石郷岡純, 他：統合失調症に対する aripiprazole の臨床評価—haloperidol を対照薬とした第Ⅲ相二重比較試験. 臨床精神薬理 9:295–329, 2006 [B]
15) Purdon SE: Neuropsychological change in early phase schizophrenia during 12 months of treatment with olanzapine, risperidone, or haloperidol. The Canadian collaborative group for research in schizophrenia. Arch Gen Psychiatry 57:249–258, 2000 [B]
16) 森田喜一郎, 他：統合失調症者の表情認知機能の特徴：健常者との比較検討. 臨床脳波 48:147–152, 2006 [D]
17) 住吉秋次：Risperidone 内用液分包品治療によるアドヒアランス向上と再発予防効果の検討. 臨床精神薬理 10:100301015, 2007 [C]
18) 堀越 立：Olanzapine 導入後の家族感情の経時的変化—患者の精神症状と QOL 変化との関連. 臨床精神薬理 10:73–81, 2007 [C]
19) Kapur S, et al: Serotonin-dopamine interaction and its relevance to schizophrenia. Am J Psychiatry 153:466–476, 1996 [E]
20) Yoshimura R, et al: An open study of risperidone liquid in the acute phase of schizophrenia. Human Psychopharmacol Clin Exp 20:243–248, 2005 [D]
21) 小野久江：Agitation-Calmness Evaluation Scale(ACES)精神運動興奮と鎮静の評価尺度. 臨床精神薬理 10:1063–1066, 2007 [C]
22) 田澤美穂子, 他：Olanzapine 口腔内崩壊錠の臨床経験. 臨床精神薬理 10:247–255, 2007 [C]
23) Kane J, et al: Expert consensus guideline series. Optimizing pharmacologic treatment of psychotic disorders. J Clin Psychiatry 64(Suppl 12):1–100, 2003 [E]
24) APA: Practice Guideline for the Treatment of Patients with Schizophrenia. 2nd Edition, American Psychiatric Association, Washington DC, 2004 [E]
25) 髙橋三郎, 他：遅発性ジストニア・ジスキネジアへの投与計画：12 症例の経験. 精神医学 47:499–508, 2005 [E]
26) 堀 広子, 他：Quetiapine への置換による血中プロラクチン濃度の変化. 臨床精神薬理

9:1191-1197, 2006 [D]
27) Brecher M, et al: Quetiapine and long-term weight change: A comprehensive data review of patients with schizophrenia. J Clin Psychiatry 68:597-603, 2007 [C]
28) Sekine Y, et al: Perospirone is a new generation antipsychotic, evidence from a positron emission tomography study of serotonin 2 and D_2 receptor occupancy in the living human 5 brain. J Clin Psyco-Pharmacology 26:531-533, 2006 [D]
29) 工藤義雄, 他：セロトニン2・ドーパミン2受容体拮抗薬(SDA)塩酸 perospirone の精神分裂病に対する臨床評価―塩酸 mosapramine を対照薬とした第Ⅲ相試験. Clin Eval 24:207-248, 1997 [C]
30) Fujita K, et al: Switch from risperidone to perospirone in patients with chronic schizophrenia. Clin Drug Invest 24:295-299, 2004 [D]
31) Potkin SG, et al: Aripiprazole, an antipsychotic with a novel mechanism of action, an risperidone vs placebo in patients with schizophrenia and schizoaffective disorder. Arch Gen Psychiatry 60:681-690, 2003 [B]
32) Kasper S, et al: Efficacy and safety of aripiprazole vs. haloperidol for long-term maintenance treatment following acute relapse of schizophrenia. Int J Neuropsychopharmacol 6:325-337, 2003 [B]
33) McQuade RD, et al: A comparison of weight change during treatment with olanzapine or aripiprazole: results from a randomized, double blind study. J Clin Psychiatry 65(Suppl 18):47-56, 2004 [B]
34) Pigott TA, et al: Aripiprazole for the prevention of relapse in stabilized patients with chronic schizophrenia: a placebo-controlled 26-week study. J Clin Psychiatry 64:1048-1056, 2003 [B]
35) 久留宮 聰, 他：Blonanserin 誕生の研究経緯と基礎薬理. 臨床精神薬理 11:807-815, 2008 [E]
36) 石郷岡 純：わが国における blonanserin の臨床試験成績. 臨床精神薬理 11:817-833, 2008 [B]
37) 稲垣 中, 他：第21回：新規抗精神病薬の等価換算(その5)：Blonanserin. 臨床精神薬理 11:887-890, 2008 [B]

（中村　純）

C その他の向精神薬

　統合失調症の薬物・身体治療の中心が抗精神病薬であることは疑いようがないが，抗精神病薬の効果を増強させる，あるいは随伴する精神症状を改善させる，といった効果を期待して，抗精神病薬以外の向精神薬を使用し良好な結果が得られることがある．標的となる症状は，残存する陽性症状，焦燥感や攻撃性，陰性症状，抑うつ症状，認知機能障害，強迫症状など多様であ

る．それぞれの向精神薬によって標的とする症状は異なり，それゆえ使用すべき時期も異なる．表32は，精神病性障害の薬物療法における抗精神病薬以外の向精神薬の位置づけを示したものである．精神病性障害における薬物療法に関して，抗精神病薬以外の薬剤のうち本邦において使用可能な薬剤に焦点を当て，各種ガイドライン[1-10]を参考に作成した．本稿では各ガイドラインが引用した文献や最近の知見について紹介しつつ，薬剤ごとに統合失調症の治療における役割などについて解説する．

1. 気分安定薬・抗てんかん薬

a. リチウム

これまでリチウムは，抗精神病薬との併用でその効果を増強し，陽性症状，陰性症状，気分症状を改善させる可能性が報告されており，治療抵抗性統合失調症，気分症状を伴う統合失調症などの治療に推奨されてきた[1,2]．2004年にLeuchtら[11]がまとめた20の二重盲検RCTを含むメタアナリシスによると，統合失調症治療においてリチウム単剤では効果はないものの，抗精神病薬の作用増強効果はプラセボに比べわずかながら有意に高かったとしている．しかし，この優位性は統合失調感情障害の患者を除外した場合消失する．また陰性症状に対する効果は否定された．総じてリチウムには抗精神病薬の作用増強効果があり，それは特に統合失調感情障害の場合に顕著であるが，根拠は依然として十分でないといえよう．また，ベースとなっている研究のほとんどは従来型抗精神病薬（第1世代抗精神病薬，first generation antipsychotics; FGA）との併用に関するものであり，新規抗精神病薬（第2世代抗精神病薬，second generation antipsychotics; SGA）との併用効果についてはまだ検討が十分にはなされていない．

b. バルプロ酸

バルプロ酸に関して統合失調症の薬物治療における有用性を示す多くの報告があるが，単独で使用した場合，統合失調症患者の中でも気分症状となんらかの関連があるようなケースを除いて，その効果には疑問が残る[1]．2004年にBasanら[12]がまとめたバルプロ酸の抗精神病薬との併用療法に関するレビューでは，4つのdouble-blind study，1つのsingle-blind studyをもとにメタアナリシスを行っているが，決定的な結論には至っていない．WFSBP

表 32 精神病性障害の薬物療法における抗精神病薬以外の向精神薬の位置づけ

診断	病期	状況	標的症状	薬物選択	備考	主要ガイドライン
統合失調症	初期	前駆期・診断保留早期精神病		24～48 時間 BZ のみ		WFSBP RANZCP IEPA
		APD 開始後	焦燥・興奮	BZ 併用		TMAP PORT
			不眠	BZ 併用,TRZ 併用		IEPA
	急性期	急速鎮静必要	不穏・興奮	APD + BZ po BZ im APD + BZ im	以下に精通すること ① 有害事象対処法 ② フルマゼニール使用法	APA WFSBP NICE PORT
			急性昏迷	BZ	致死性昏迷には ECT	WFSBP
		治療抵抗性		APD + Li/VPA	敵意・攻撃性:VPA/β blocker 抑うつ:Li	WFSBP PORT APA
	維持療法期・慢性期		抑うつ	SSRI 併用	① 大うつ病の診断基準 ② 重症うつ(希死念慮) ③ 生活機能に支障	APA WFSBP TMAP PORT
			陰性症状	SGA 調整 → SSRI 併用		WFSBP
			昏迷状態	APD + BZ		WFSBP
統合失調感情障害		抑うつ型		① 24～48 時間 BZ のみ ② 少量 SGA + SSRI ③ SGA 変更 ④ SSRI → SNRI/TCA	双極性障害家族歴: Li/VPA 併用	RANZCP
		双極型		① 24～48 時間 BZ のみ ② 少量 SGA + Li/VPA		RANZCP

精神病性障害における薬物療法に関して,抗精神病薬以外の薬剤のうち 2007 年 6 月時点で本邦において使用可能な薬剤に焦点を当て,各種ガイドラインを参考に作成した.詳細は各ガイドラインを参照されたい.
APD;antipsychotic drug, BZ;ベンゾジアゼピン, ECT;電気けいれん療法, Li;炭酸リチウム, SGA;新規抗精神病薬, SNRI;セロトニン・ノルアドレナリン再取り込み阻害薬, SSRI;選択的セロトニン再取り込み阻害薬, TCA;三環系抗うつ薬, VPA;バルプロ酸, im;筋肉内注射, po;経口投与, APA;American Psychiatric Association Practice guideline 2004[1], WFSBP;World Federation of Societies of Biological Psychiatry guidelines 2005[2,3], IEPA;International Early Psychosis Association clinical practice guidelines 2005[4], NICE;National Institute for Clinical Excellence Core interventions 2003[5], TMAP;the Texas Medication Algorithm Project schizophrenia algorithms 2003[7], RANZCP;Australian and New Zealand clinical practice guideline 2003[8], PORT;the Schizophrenia Patient Outcome Research Team treatment recommendations 2003[10]

のガイドライン[2]では，現時点では，バルプロ酸の抗精神病薬との併用における有用性を支持する結果は限られており，おそらくは敵意・攻撃性が強いといった症状をターゲットとして用いるなら有用である可能性が高いが，すべての統合失調症患者に普遍的に使うべきではないとしている．効果発現の速さ，効果の持続に関する報告として，242名を対象としたRCT[13]がある．それによると，リスペリドンやオランザピンとバルプロ酸を併用した場合，プラセボと併用した群に比べ，4週間後の治療効果は同等だったものの，2週間後の効果はバルプロ酸のほうが高く，急性期により速やかに症状を軽減する効果が期待される一方で，その長期的な使用に疑問を投げかけている．以上から，統合失調症治療においてバルプロ酸は，おもに敵意・攻撃性に対してより早い効果発現を期待できるかもしれないが，そのような効果が4週間以上持続するかどうかについてはまったく情報がなく，有害事象に関して十分に考慮したうえで使用すべきであるといえる．

c. カルバマゼピン

2004年に10の二重盲検RCTをもとにLeucht[14]らがメタアナリシスした結果，カルバマゼピン単剤ではプラセボや抗精神病薬に比べ有用な効果はなかった．抗精神病薬とカルバマゼピンの併用の効果に関する報告も否定的な結果が多い[14,15]．標的症状としては，おそらくは攻撃性，気分症状といった症状をターゲットとして用いるなら有用である可能性が高いといわれている[2]．一方，カルバマゼピンは肝での酵素誘導により，抗精神病薬の血中濃度を低下させることに留意しなくてはならない[15,16]．以上のような特徴から，使用に当たってはリスク・ベネフィットを十分吟味する必要がある．

d. その他の抗てんかん薬

Lamotrigineについてもいくつかの RCT が存在する．治療抵抗性統合失調症患者における抗精神病薬との併用療法に関するRCTによると，陽性症状および総合精神病理評価[17,18]，陰性症状およびある種の認知機能[19]が有意に改善したという．

トピラマートの治療抵抗性統合失調症における抗精神病薬への追加併用療法に関するopen試験では無効[20]，陰性症状改善[21]と結果が分かれている．

2. 抗うつ薬

　統合失調症治療における抗うつ薬の位置づけとしては，① 抑うつ症状に対する効果，② 陰性症状に対する効果，③ その他の症状（強迫症状など）に分けられる．

　1999年のLevinson[22]のレビューでは，抗精神病薬で急性期症状が良好にコントロールされ，大うつ病の診断基準を満たす抑うつ状態を呈した患者で抗うつ薬が最も有効であり，統合失調感情障害患者，あるいは気分症状を伴う統合失調症患者では必要ならば抗うつ薬を使用すべきであるとしている．Whiteheadら[23]のメタアナリシスではプラセボに比べ統合失調症患者の抑うつ症状の改善に抗うつ薬が有効である可能性があるが，根拠となるデータがまだ不十分であり，統合失調症患者の抑うつ症状に対する抗うつ薬の効果は依然明らかではないが，その使用を否定するものでもないと結論づけている．

　2003年のSilver[24]の総説では抑うつ症状に関係なくSSRIが陰性症状に有効であることを示している．2005年のRummelら[25]による7つのRCTをもとにしたメタアナリシスでも，抗うつ薬と抗精神病薬の併用は，抗精神病薬単剤に比べ，陰性症状を改善するとしている．一方で，2007年のSepehryら[26]による11のRCTをもとにしたメタアナリシスによると，SSRIの抗精神病薬との併用による陰性症状に対する効果は否定された．総体的にみると，陰性症状に対する抗うつ薬の効果については控えめにみておいたほうがよいだろう．

　これら抗うつ薬の抑うつ症状，陰性症状に対する効果に関する研究の多くは従来型抗精神病薬との併用での研究が多く，新規抗精神病薬との併用については今後の報告を待つ必要がある．少なくとも抗うつ薬を急性期の患者に使用すると精神病症状を悪化させる危険性もあり，その使用は安定期に入るまで控えるべきである[27]．

　強迫症状に対してクロミプラミン[28]，フルボキサミン[29]が有効であったとする報告も存在するが，いずれもサンプルサイズが少ない検討である．

3. ベンゾジアゼピン系薬物

　ベンゾジアゼピン系薬物(BZ)単剤の効果を検討した14のRCT，抗精神病

薬との併用効果を検討した16のRCTをもとにしたレビュー[30]によると，ある種の患者ではBZ自体にも抗精神病作用を認めることもあるが，最も有用であるのは，抗精神病薬と併用して焦燥をコントロールする場合であるとしている．さらに，比較的高用量を使用することが良好な結果と関連し，速効性も期待できるが効果の持続は数週間であるという．Altamuraら[31]はハロペリドール・クロナゼパム併用群，ハロペリドール単剤群，プラセボ群の3群で比較したところ，最初の1週間でtotal BPRSが改善したのは併用群のみであったが，4週間後にはその効果は消失していたとしている．Csernanskyら[32]もアルプラゾラムに関して同様の報告をしている．

　精神運動興奮，焦燥感などを急速に緩和，コントロールする際の薬物療法に関連してBZの効果についてもよく検討されている．ハロペリドール単剤よりもロラゼパムとの併用による筋肉内投与のほうが改善度，反応の速さの点で有意に勝っていたとするRCTが存在する[33]．また，ロラゼパムとハロペリドールの効果を投与後4時間について検討した報告[34]では，両者の効果に差はなく，錐体外路症状のリスクを考えると，ロラゼパムを選択する方法もあるとしている．さらに，ロラゼパム単剤，ハロペリドール単剤，両者の併用の3群の効果について投与後12時間観察した研究[35]によれば，最初の3時間は併用のほうが有効であり，その後は有効性に差はなかったものの，ハロペリドール単剤では投与量が増えその分錐体外路症状が強かったという．内服が可能ならリスペリドンとロラゼパムの併用内服により，ハロペリドール・ロラゼパム併用筋肉内投与と同等の効果が得られる[36]．

　他にも，急性昏迷状態にはベンゾジアゼピンが有効であり[37,38]，慢性昏迷状態には抗精神病薬にベンゾジアゼピンを追加する方法が有用[39]である．さらに早期精神病ではBZによる薬物療法の開始，あるいは少量の新規抗精神病薬とBZの併用が推奨されている[4]．

　以上から，BZは統合失調症の急性期に抗精神病薬と併用する場合には有用である可能性があり，特に焦燥感，精神運動興奮の急速な緩和を目的として薬物療法を行う場合には，抗精神病薬単剤で治療するよりも両者を併用したほうが，薬効の速さ，抗精神病薬投与量の増加の抑制，錐体外路症状の軽減といったメリットが得られる可能性があるといえよう．

4. その他の薬剤

a. βブロッカー

　βブロッカーの抗精神病薬との併用効果についてのRCTがいくつかある．それらによると，攻撃性[40]，精神病スコアおよび錐体外路症状[41]を有意に改善した．これらの報告で使用されている抗精神病薬は従来型抗精神病薬がほとんどであり，新規抗精神病薬にもこの結果が当てはまるとすれば有用であろう．βブロッカーの追加併用療法に関する5つの二重盲検RCTをまとめた2004年のCheineら[42]のメタアナリシスでは，治療抵抗性統合失調症において個別にみれば有効性を示す症例も少なくないものの，全体としてはその有効性が否定される結果であった．

b. 認知機能改善薬（cognition enhancers）

　統合失調症患者の認知機能や陰性症状の改善を期待して，アセチルコリンエステラーゼ阻害薬を統合失調症患者に投与する試みも行われている．小規模ながら新規抗精神病薬との併用でドネペジルが陰性症状の軽減に有用であったとするRCT[43]が存在する一方で，リスペリドン内服中の統合失調症患者34名を対象としたRCTではドネペジル併用により認知機能の改善は得られなかった[44]．2006年のレビュー[45]では，その有用性についてはデータが乏しくまだ結論は出せないと述べられている．

c. ドーパミン神経系を賦活する薬剤

　L-dopaに関するメタアナリシス[46]では，どのような症状が改善したのかはっきりしたことはいえないものの，有用である可能性が高いとしている．アンフェタミンに関する小規模な報告[47]では認知機能を改善させる可能性が指摘されている．少量投与でドーパミン神経系を賦活させるといわれている選択的MAO-B阻害薬であるセレギリンの統合失調症における有用性に関する2007年のレビュー[48]では，データが不十分でまだ治療場面で推奨はできないとしているが，陰性症状の改善度，総合改善度がプラセボに比べ高かったというRCT[49]が存在する．

d. エストロゲン

慢性統合失調症女性患者においてハロペリドールにエストロゲンを併用することで，陽性症状，総合精神病理評価に有用であったとするRCT[50]，急性期統合失調症では効果がなかったというRCT[51]が存在する．

表33 抗精神病薬との併用で期待できる効果，注意すべき有害事象

薬剤	標的症状	特に注意すべき有害事象	備考
リチウム	統合失調感情障害 抑うつ状態・気分症状	悪性症候群の危険性を高めるとする報告，否定する報告	
バルプロ酸	敵意・攻撃性	肥満	
カルバマゼピン	(攻撃性) (気分症状)	APDの血中濃度への影響	リスク・ベネフィットを慎重に吟味
抗うつ薬	抑うつ状態 (陰性症状) (強迫症状)	APDの血中濃度への影響 陽性症状の悪化	
BZ	急速鎮静 急性期の焦燥・不安・不眠 昏迷	過鎮静，認知機能への影響 呼吸・循環器系への影響 乱用・依存	
β blocker	(攻撃性)	循環器系への影響	本人，家族から十分な同意を得て慎重に使用する
ドネペジル	(陰性症状) (認知機能)	焦燥	
DA agonistなど	(陰性症状) (認知機能)	陽性症状の悪化	
エストロゲン	(陽性症状)	不明	

標的症状について明確なことはいいがたいが，特に( )でくくられたものは検討が十分とはいえない，あるいは効果が得られにくい可能性のものである．有害事象は，抗精神病薬との併用で特に注意が必要な項目，使用する状況で特に注意が必要な項目を挙げた．また，すべての薬剤についていえることではあるが，特にドネペジル，DA agonist，エストロゲン，β blockerの使用に当たっては本人，家族に十分説明し同意を得たうえで使用すべきである．
BZ：ベンゾジアゼピン，DA agonist：ドーパミンアゴニスト，APD：抗精神病薬

e. 研究段階のもの

上述したもの以外にも，glutamatergic agents[52]，polyunsaturated fatty acids[53]などの報告が多い．特に glutamatergic agents は報告も数多く，将来的にはその有用性が高く期待されているが，現時点ではまだ研究段階にあり実用的ではない．

精神病性障害の薬物療法における抗精神病薬以外の向精神薬について解説した．実際の治療場面では，難治性であればあるほど，病状の改善を期待していくつかの治療オプションとして上述したような薬剤に頼りたくなることがある．しかしこれらの多くは，現時点ではその効果がはっきりしないものが多いことを肝に銘じておくべきであろう．効果のある薬剤を使用しないことも問題だが，心理社会的療法の工夫について検討せず，安易に薬物療法に頼ることも避けねばならない．慎重に適否を判断したうえで上述した薬剤を投与する際は，① その標的症状を定め十分に効果判定を行う，② 効果がない場合は漸減・中止する，③ 効果があった場合，その効果が持続するものかどうか不明な場合が多いので，漫然と投与することは避ける，④ 有害事象や抗精神病薬との相互作用などに十分注意する，といった点に留意する必要がある．**表33**に各薬剤の標的症状，有害事象について簡単にまとめた．表でも触れたが，有害事象は抗精神病薬との併用で特に注意が必要な項目，使用する状況で特に注意が必要な項目のみを挙げた．各薬剤の有害事象について把握しておく必要があること，薬剤によっては適用外使用であることも含め，本人家族への説明を十分行う必要があることはいうまでもない．

● 文献

1) American Psychiatric Association: Practice guideline for the treatment of patients with schizophrenia, 2nd ed. Am J Psychiatry 161(Suppl 2):1–114, 2004 [E]
2) Falkai P, Wobrock T, Lieberman J, et al: World Federation of Societies of Biological Psychiatry(WFSBP) guidelines for biological treatment of schizophrenia, Part 1: Acute treatment of schizophrenia. World J Biol Psychiatry 6:132–191, 2005 [E]
3) Falkai P, Wobrock T, Lieberman J, et al: World Federation of Societies of Biological Psychiatry(WFSBP) guidelines for biological treatment of schizophrenia, Part 2: Long-term treatment of schizophrenia. World J Biol Psychiatry 7:5–40,

2006 [E]
4) International Early Psychosis Association Writing Group: International clinical practice guidelines for early psychosis. Br J Psychiatry Suppl 48:s120-s124, 2005 [E]
5) National Institute for Clinical Excellence: Core interventions in the treatment of schizophrenia. NICE, London, 2003 (www.nice.org.uk) [E]
6) Miller AL, Chiles JA, Chiles JK, et al: The Texas Medication Algorithm Project(TMAP) schizophrenia algorithms. J Clin Psychiatry 60:649–657, 1999 [E]
7) Miller AL, Hall CS, Buchanan RW, at al: The Texas Medication Algorithm Project Antipsychotic algorithm for schizophrenia: 2003 update. J Clin Psychiatry 65:500–508, 2004 [E]
8) McGorry P, Killackey E, Elkins K, et al: Summary Australian and New Zealand clinical practice guideline for the treatment of schizophrenia (2003). Australasian Psychiatry 11:136–147, 2003 [E]
9) Lehman AF, Steinwachs DM, the Co-investigators of the PORT project: Translating research into practice: The Schizophrenia Patient Outcome Research Team(PORT) treatment recommendations. Schizophr Bull 24:1–10, 1998 [E]
10) Lehman AF, Kreyenbuhl J, Buchanan RW, et al: The Schizophrenia Patient Outcome Research Team(PORT): Update treatment recommendations 2003. Schizophr Bull 30:193–217, 2004 [E]
11) Leucht S, Kissling W, McGrath J: Lithium for schizophrenia revisited: A systematic review and meta-analysis of randomized controlled trials. J Clin Psychiatry 65:177–186, 2004 [A]
12) Basan A, Kissling W, Leucht S: Valproate as an adjunct to antipsychotics for schizophrenia: a systematic review of randomized trial. Schizophrenia Res 70:33–37, 2004 [A]
13) Casey DE, Daniel DG, Wassef AA, et al: Effect of divalproex combined with olanzapine or risperidone in patients with an acute exacerbation of schizophrenia. Neuropsychopharmacology 28:182–192, 2003 [B]
14) Leucht S, McGrath J, White P, et al: Carbamazepine augmentation for schizophrenia: how good is the evidence? J Clin Psychiatry 63:218–224, 2002 [A]
15) Hesslinger B, Normann C, Langosch JM, et al: Effects of carbamazepine and valproate on haloperidol plasma levels and on psychopathologic outcome in schizophrenic patients. J Clin Psychopharmacol 19:310–315, 1999 [B]
16) Jann MW, Ereshefsky L, Saklad SR, et al: Effects of Carbamazepine on Plasma Haloperidol Levels. J Clin Psychopharmacol 5:106–113, 1985 [C]
17) Tiihonen J, Hallikainen T, Ryynänen OP, et al: Lamotrigine in treatment-resistant schizophrenia: a randomized placebo-controled crossover trial. Biol Psychiatry 54:1241–1248, 2003 [B]
18) Kremer I, Vass A, Gorelik I, et al: Placebo-controlled trial of lamotrigine added to conventional and atypical antipsychotics in schizophrenia. Biol Psychiatry 56:441–446, 2004 [B]
19) Zoccali R, Muscatello MR, Bruno A, et al: The effect of lamotrigine aug-

mentation of clozapine in a sample of treatment-resistant schizophrenic patients: A double-blind, placebo-controlled study. Schizophrenia Res 2007, doi: 10.1016/j.schres.2007.02.009 [B]
20) Dursun SM, Deakin JFW: Augmenting antipsychotic treatment with lamotrigine or topiramate in patients with treatment-resistant schizophrenia: A naturalistic case-series outcome study. J Psychopharmacol 15:297–301, 2001 [C]
21) Drapalski AL, Rosse RB, Peebles RR, et al: Topiramate improves deficit symptoms in a patient with schizophrenia when add to a stable regimen of antipsychotic medication. Clin Neuropharmacol 24:290–294, 2001 [C]
22) Levinson DF, Umapathy C, Musthaq M: Treatment of schizoaffective disorder and schizophrenia with mood symptoms. Am J Psychiatry 156:1138–1148, 1999 [A]
23) Whitehead C, Moss S, Cardno A, et al: Antidepressants for people with both schizophrenia and depression. Cochrane Database Syst Rev 2002, Issue 2. Art. No.: CD002305. DOI: 10.1002/14651858. CD002305. [A]
24) Silver H: Selective serotonin reuptake inhibitor augmentation in the treatment of negative symptoms of schizophrenia. Int Clin Psychopharmacol 18:305–313, 2003 [A]
25) Rummel C, Kissling W, Leucht S: Antidepressants as add-on treatment to antipsychotics for people with schizophrenia and pronounced negative symptoms: A systematic review of randomized trial. Schizophrenia Res 80:85–97, 2005 [A]
26) Sepehry AA, Potvin S, Elie R, et al: Selective serotonin reuptake inhibitor add-on therapy for the negative symptoms of schizophrenia: A meta-analysis. J Clin Psychiatry 68:604–610, 2007 [A]
27) Siris S, Pollack S, Bermanzohn P, et al: Adjunctive imipramine for a broader group of post-psychotic depressions in schizophrenia. Schizophr Res 44:187–192, 2000 [B]
28) Berman I, Sapers BL, Chang HH, et al: Treatment of obsessive-compulsive symptoms in schizophrenic patients with clomipramine. J Clin Psychopharmacol 15:206–210, 1995 [B]
29) Reznik I, Sirota P: Obsessive and compulsive symptoms in schizophrenia: a randomized controlled trial with fluvoxamine and neuroleptics. J Clin Psychopharmacol 20:410–416, 2000 [B]
30) Wolkowitz OM, Pickar D: Benzodiazepines in the treatment of schizophrenia: a review and reappraisal. Am J Psychiatry 148:714–726, 1991 [A]
31) Altamura AC, Mauri MC, Mantero M, et al: Clonazepam/haloperidol combination therapy in schizophrenia: a double blind study. Acta Psychiatr Scand 76:702–706, 1987 [B]
32) Csernansky JG, Riney SJ, Lombrozo L, et al: Double-blind comparison of alprazolam, diazepam, and placebo for the treatment of negative schizophrenic symptoms. Arch Gen Psychiatry 45:655–659, 1988 [B]
33) Bieniek SA, Ownby RL, Penalver A, et al: A double-blind study of lorazepam versus the combination of haloperidol and lorazepam in managing agitation. Pharmacotherapy 18:57–62, 1998 [B]
34) Foster S, Kessel J, Berman ME, et al: Efficacy of lorazepam and haloperidol

for rapid tranquilization in a psychiatric emergency room setting. Int Clin Psychopharmacol 12:175–179, 1997 [B]
35) Battaglia J, Moss S, Rush J, et al: Haloperidol, lorazepam, or both for psychotic agitation? A multicenter, prospective, double-blind, emergency department study. Am J Emerg Med 15:335–340, 1997 [B]
36) Currier GW, Simpson GM: Risperidone liquid concentrate and oral lorazepam versus intramuscular haloperidol and intramuscular lorazepam for treatment of psychotic agitation. J Clin Psychiatry 62:153–157, 2001 [C]
37) Bush G, Fink M, Petrides G, et al: Catatonia. II. Treatment with lorazepam and electroconvulsive therapy. Acta Psychiatr Scand 93:137–143, 1996 [C]
38) Ungvari GS, Leung CM, Wong MK, et al: Benzodiazepines in the treatment of catatonic syndrome. Acta Psychiatr Scand 89:285–288, 1994 [C]
39) Ungvari GS, Chiu HF, Chow LY, et al: Lorazepam for chronic catatonia: a randomized, double-blind, placebo-controlled cross-over study. Psychopharmacology (Berl) 142:393–398, 1999 [B]
40) Caspi N, Modai I, Barak P, et al: Pindolol augmentation in aggressive schizophrenic patients: a double-blind crossover randomized study. Int Clin Psychopharmacol 16:111–115, 2001 [B]
41) Allan ER, Alpert M, Sison CE, et al: Adjunctive nadolol in the treatment of acutely aggressive schizophrenic patients. J Clin Psychiatry 57:455–459, 1996 [B]
42) Cheine M, Ahonen J, Wahlbeck K: Beta-blocker supplementation of standard drug treatment for schizophrenia (Cochrane Review). *In* The Cochrane Library, Issue 2. John Wiley & Sons Ltd, Chichester, UK, 2004 [A]
43) Risch SC, Horner MD, McGurk SR, et al: Double-blind donepezil-placebo crossover augmentation study of atypical antipsychotics in chronic, stable schizophrenia: A pilot study. Schizophrenia Res 2007, doi: 10.1016/j.schres.2007.01.001 [B]
44) Friedman JI, Adler DN, Howanitz E, et al: A double blind placebo controlled trial of donepezil adjunctive treatment to risperidone for the cognitive impairment of schizophrenia. Biol Psychiatry 51:349–357, 2002 [B]
45) Ferreri F, Agbokou C, Gauthier S: Cognitive dysfunctions in schizophrenia: potential benefits of cholinesterase inhibitor adjunctive therapy. J Psychiatry Neurosci 31:369–376, 2006 [A]
46) Jaskiw G, Popli AP: A meta-analysis of the response to chronic L-dopa in patients with schizophrenia: therapeutic and heuristic implications. Psychopharmacology 171:365–374, 2004 [A]
47) Barch DM, Carter CS: Amphetamine improves cognitive function in medicated individuals with schizophrenia and in healthy volunteers. Schizophrenia Res 77:43–58, 2005 [C]
48) Fohey KD, Hieber R, Nelson LA: The role of selegiline in the treatment of negative symptoms associated with schizophrenia. Ann Pharmacother 41:851–856, 2007 [A]
49) Bodkin JA, Siris SG, Bermanzohn PC, et al: Double-blind, placebo-controlled, multicenter trial of selegiline augmentation of antipsychotic medication to treat

negative symptoms in outpatients with schizophrenia. Am J Psychiatry 162:388–390, 2005 [B]
50) Akhondzadeh S, Nejatisafa AA, Amini H, et al: Adjunctive estrogen treatment in women with chronic schizophrenia: A double-blind, randomized, and placebo-controlled trial. Prog Neuropsychopharmacol Biol Psychiatry 27:1007–1012, 2003 [B]
51) Louza MR, Marques AP, Elkis H, et al: Conjugated estrogens as adjuvant therapy in the treatment of acute schizophrenia: A double-blind study. Schizophr Res 66:97–100, 2004 [B]
52) Tuominen HJ, Tiihonen J, Wahlbeck K: Glutamatergic drugs for schizophrenia. Cochrane Database Syst Rev 2006, Issue 2. Art. No.: CD003730. DOI: 10.1002/14651858.CD003730.pub2. [A]
53) Joy CB, Mumby-Croft R, Joy LA: Polyunsaturated fatty acid supplementation for schizophrenia. Cochrane Database Syst Rev 2006, Issue 3. Art. No.: CD001257. DOI: 10.1002/14651858.CD001257.pub2. [A]

〈山脇成人・日域広昭〉

D 電気けいれん療法

　電気けいれん療法(electroconvulsive therapy; ECT)はけいれん療法の1つとして開発され，1938年統合失調症の治療に初めて用いられた．ECTは手法の簡便さから精神科治療の中心としてまもなく世界中に広まったが，抗精神病薬治療の進展とともにあまり用いられなくなっていた．薬物療法の限界が判明する中で，ECTは治療抵抗性うつ病の治療法として見直されている[1-3]．また，各国の治療ガイドラインではECTが緊張病を中心とした急性期統合失調症の治療にも推奨されている[4-6]．実際，日本を含めたアジア諸国では，統合失調症にECTがかなり用いられているのが現状である[7]．
　ECTの手法は改良が進み，筋弛緩薬と静脈麻酔薬を用いたより安全な方法(修正型)で行われるようになっている．また，治療器も旧式のサイン波治療器から定電流短パルス矩形波(パルス)波治療器に変更されている．これらの改良により，身体的な問題を抱える患者に対してもECTを安全に行うことが可能となっている[8]．

1. 急性期治療法としての ECT

　ECT の適応疾患としては，気分障害のみならず統合失調症も取り上げられている[1,3]．また，各国の統合失調症の治療ガイドラインでも ECT は治療法として認められている[4-6]．ただし，エビデンスが乏しいとの理由から，緊張病以外の統合失調症を適応疾患としない立場もある[2]．
　ECT の適応となる状態として，精神症状のために身体的疲弊が著しい場合，自殺の危険性が高い場合や抗精神病薬による悪性症候群などの重篤な副作用が出現する場合も含まれることには異存がないであろう[1]．

a. ECT の有効性
1) 模擬 ECT との比較
　倫理的な問題から比較研究はあまり行われていないが，薬物療法と併用すると ECT は模擬 ECT（麻酔のみで通電しない）よりも有効と考えられる．ただし，その効果は 6～8 週間しか認められない．しかし，ECT により入院期間の短縮やその後の再燃率の低さを示す結果もある[9]．

2) 薬物療法との比較
　短期間の治療においてさえ ECT は薬物療法に劣ると考えられている[9]．

3) 薬物療法との併用
　抗精神病薬と ECT を併用すると，両者の単独治療より早くかつより確実に精神症状を改善させる可能性がある．ECT により従来型抗精神病薬である flupenthixol などの効果は増強されるようだが[9-11]，新規抗精神病薬であるリスペリドンやオランザピンの効果は増強されないようである[12]．しかし，ECT と新規抗精神病薬の併用は安全であり，治療効果を高める可能性も指摘されている[13]．

b. 治療反応性の予測因子
　系統的な研究が少ないものの，ECT の反応性を高める条件として，急性発症で発症まもない状態，妄想や幻覚に支配されている状態，統合失調質（シゾイド）や妄想性のパーソナリティの傾向が少ないこと，緊張病症状の存在な

どが挙げられている[1]．また，ロラゼパムに反応しない緊張型統合失調症はECTに反応する可能性がある[14]．

c. 治療抵抗性統合失調症に対するECT

インドやタイでは従来型抗精神病薬治療に抵抗を示す統合失調症に対してECTが用いられ一定の効果を示している[15]．良好な反応を示す因子としては，エピソードの持続期間が短いことや陰性症状が目立たない点などが挙げられている[16]．しかしながら，治療抵抗性統合失調症に対するclozapineの有効性は確立したものと考えられる[4,6]．その中でclozapine無効例に対するECTの有効性が検討されている．これまでの報告は症例報告が中心で，系統的なものがほとんどない[10]．11例を対象としたKhoら〔2004〕の報告[17]によれば，8例に反応がみられており，陽性症状のみならず陰性症状も改善を示していた．多数例を対象とした今後の比較対照研究が期待される．

2. 継続・維持ECT

統合失調症の急性期治療にECTが奏効してもその後の再燃を防ぐ必要がある．しかし，ETC後の再燃率がどの程度であるかについての研究はほとんどなく，薬物療法のみでは3か月以内に90%程度再燃することが少数例で示されているだけである[18]．抗精神病薬と継続ECTを組み合わせることにより，治療抵抗性統合失調症の再燃を防ぐ可能性が示されている[18,19]．具体的には，週1回を4回，2週に1回を4回，4週に1回を3回行うのが原則であるが[1]，週1回を4回行ったあとに2週に1回を10回行った報告[18]などもあり，再燃予防をみながら症例ごとの調整が必要になる．維持ECT中の認知機能障害（記憶，注意，前頭葉機能）については，ECTにより悪化することはないと考えられている[20]．

中高年の緊張型統合失調症に対するECTの急性期治療効果は優れているが，その効果は継続薬物療法だけでは持続せず，6か月以内に半数近くが再燃している．そのため，ECTと薬物療法を併用することで再燃までの期間を延長できることが報告されている[21]．さらに，再燃例に対しては，継続ECTをより頻回に行うことで再燃を防ぐ可能性も示されている[22]．

表 34 ECT の手順

1. インフォームドコンセント
2. 術前診察と検査：血算，一般生化，胸部エックス線，心電図，動脈血ガス分析，頭部CT または MRI，脳波など
3. 併用薬物の調整：けいれん閾値を上昇させる薬物の減量ないし中止
4. 絶飲食：最低 6 時間
5. 治療室への移動
6. モニター類の装着：血圧，心電図，パルスオキシメーター，脳波，刺激電極
7. 麻酔導入：静脈麻酔薬と筋弛緩薬の投与
8. 呼吸管理：マスクを用いた酸素投与
9. 通電
10. 発作の終了
11. 呼吸回復および覚醒
12. 病室への移動

3. ECT の実際

ECT の手技については既報[23]が参考になる．具体的な流れを表 34 に示しておく．ECT は週 2 ないし 3 回の施行で，合計 6~12 回を 1 クールとすることが一般的である．

統合失調症の治療に際しては，うつ病に対して用いるよりも ECT の回数が多く必要であると信じられているが，これを実際に示した研究はない．施行頻度については，週 2 回と週 3 回の差ははっきりしていない．また，ECT を 12 回施行するよりも 20 回施行したほうがより大きな効果を期待できるかもしれない[9]．電極配置(両側性と片側性)についての検討はほとんど行われていない[9]．しかし，刺激用量(エネルギー)を高めることで即効性が期待できる[24]．

4. ECT を用いる際の推奨事項

米国と英国のガイドライン[1,3]を参考にして，統合失調症に対して ECT を用いる際の推奨事項をまとめておく．
(1) 急性期治療で ECT が薬物療法に勝るとの所見は得られていない．薬物療法と ECT を併用すると，それぞれの単独治療よりも効果が増強する可能性がある．

(2) 緊張病に対しては，ベンゾジアゼピン無効例に有効な可能性がある．ただし，緊張病症状を伴う気分障害よりは効果が乏しいようである．致死性緊張病ではECTが優先的となる．
(3) 再燃予防に関しても，抗精神病薬とECTを併用すると効果が高まる可能性がある．
(4) ECTの効果が期待できる臨床上の特徴は，急性発症で発症まもない状態，妄想や幻覚に支配されている状態，統合失調質（シゾイド）や妄想性のパーソナリティの傾向が少ないこと，緊張病症状の存在などが挙げられている．

5. 今後の課題

統合失調症に対するECTの研究は，気分障害に比較して最近の研究が少ない．欧米での検討がほとんどないこともあり，比較対照試験が少なく，症例報告やオープン試験が中心となっている．今後統合失調症に対するECTの有用性をわが国において検討する必要がある．具体的には，① 症例報告も含めた研究結果の集積，② 統合失調症に対するECTの治療効果についての多数例のデータ集積（有効率，治療後の再燃率など），③ 治療抵抗例の捉え方，特にclozapineの位置づけ，④ 維持療法の有効性，などが課題として挙げられる．

● 文献

1) American Psychiatric Association Committee on Electroconvulsive Therapy: The Practice of Electroconvulsive Therapy: Recommendations for Treatment, Training, and Privileging, 2nd ed. American Psychiatric Association, Washington DC, 2001（日本精神神経学会電気けいれん療法の手技と適応基準の検討小委員会 監訳：米国精神医学会タスクフォースレポート ECT実践ガイド. 医学書院, 2002）[E]
2) National Institute for Clinical Excellence: Guidance on the Use of Electroconvulsive Therapy. National Institute for Clinical Excellence, London, 2003 [E]
3) Royal College of Psychiatrists: The ECT Handbook: The Second Report of the Royal College of Psychiatrists' Special Committee on ECT. Royal College of Psychiatrists, London, 2005 [E]
4) American Psychiatric Association: Practice Guidelines for the Treatment of Schizophrenia, 2nd ed. American Psychiatric Association, Wahington DC, 2004 [E]
5) 佐藤光源, 井上新平（編）：統合失調症治療ガイドライン. 医学書院, 東京, 2004 [E]

6) Falkai P, Wobrock T, Lieberman J, et al: World Federation of Societies of Biological Psychiatry(WFSBP) guidelines for biological treatment of schizophrenia, Part 1: Acute treatment of schizophrenia. World J Biol Psychiatry 6:132–191, 2005 [E]
7) 本橋伸高：電気けいれん療法の現状と動向—国際的な視点から. 精神医学 47:1173–1177, 2005 [D]
8) 本橋伸高：電気けいれん療法の過去・現在・未来. 精神経誌 106:537–545, 2004 [E]
9) Tharyan P, Adams CE: Electroconvulsive therapy for schizophrenia. Cochrane Database Syst Rev (2): CD000076, 2005 [A]
10) Braga RJ, Petrides G: The combined use of electroconvulsive therapy and antipsychotics in patients with schizophrenia. J ECT 21:75–83, 2005 [E]
11) Painuly N, Chakrabarti S: Combined use of electroconvulsive therapy and antipsychotics in schizophrenia: the Indian evidence. A review and a meta-analysis. J ECT 22:59–66, 2006 [A]
12) Tang W-K, Ungvari GS: Efficacy of electroconvulsive therapy in treatment-resistant schizophrenia: a prospective open trial. Prog Neuro-Psychopharmacol Biol Psychiatry 27:373–379, 2003 [C]
13) Nothdurfter C, Eser D, Schüle C, et al: The influence of concomitant neuroleptic medication on safety, tolerability and clinical effectiveness of electroconvulsive therapy. World J Biol Psychiatry 7:162–170, 2006 [C]
14) Girish K, Gill NS: Electroconvulsive therapy in lorazepam non-responsive catatonia. Indian J Psychiatry 45:21–25, 2003 [B]
15) Chanpattana W, Andrade C: ECT for treatment-resistant schizophrenia: A response from the Far East to the UK. NICE report. J ECT 22:4–12, 2006 [E]
16) Chanpattana W, Chakrabhand ML: Combined ECT and neuroleptic therapy in treatment-refractory schizophrenia: prediction of outcome. Psychiatry Res 105:107–115, 2001 [C]
17) Kho KH, Blansjaar BA, de Vries S, et al: Electroconvulsive therapy for the treatment of clozapine nonresponders suffering from schizophrenia—an open label study. Eur Arch Psychiatry Clin Neurosci 254:372–379, 2004 [C]
18) Chanpattana W, Chakrabhand ML, Sackeim HA, et al: Continuation ECT in treatment-resistant schizophrenia: a controlled study. J ECT 15:178–192, 1999 [B]
19) Chanpattana W, Kramer BA: Acute and maintenance ECT with flupenthixol in refractory schizophrenia: sustained improvements in psychopathology, quality of life, and social outcomes. Schizophr Res 63:189–193, 2003 [C]
20) Rami L, Bernardo M, Valdes M, et al: Absence of additional cognitive impairment in schizophrenia patients during maintenance electroconvulsive therapy. Schizophr Bull 30:185–189, 2004 [C]
21) Suzuki K, Awata S, Takano T, et al: Continuation electroconvulsive therapy for relapse prevention in middle-aged and elderly patients with intractable catatonic schizophrenia. Psychiatry Clin Neurosci 59:481–489, 2005 [C]
22) Suzuki K, Awata S, Takano T, et al: Adjusting the frequency of continuation and maintenance electroconvulsive therapy to prevent relapse of catatonic schizophrenia in middle-aged and elderly patients who are relapse-prone. Psychiatry Clin

Neurosci 60:486-492, 2006 [C]
23) 安田和幸, 本橋伸高:電気けいれん療法. 今日の精神科治療指針 2006, 臨床精神医学 35 (増刊):545-550, 2006 [E]
24) Chanpattana W, Buppanharun W, Raksakietisak S, et al: Seizure threshold rise during electroconvulsive therapy in schizophrenic patients. Biol Psychiatry 96:31-40, 2000 [B]

〔本橋伸高〕

II. 心理社会的療法

A 社会生活技能訓練

a. 概説
1）社会生活技能訓練の概要
a）定義
社会生活技能訓練は，認知行動療法と社会的学習理論に基づくいくつかの治療技法の集合した学習パッケージである．アセスメントに基づいて，構造的な学習場面で，モデリング，教示，ロールリハーサル，フィードバックを組み合わせて社会的な技能の再学習を行い，学習した技能を生活場面に応用可能（般化）にすることが目的である．

b）行動療法からの発展
行動療法は1950年代から発展したが，初期の行動療法は外顕的な行動を対象としており，主体である患者の内面についてはほとんど検討されなかった．1960年代初めから行動の学習における認知過程や自己コントロールの役割の研究が行われるようになり，社会的学習理論などの発展をみた．こうした学習理論の発展に伴って，イメージレベルの認知的変数にまで条件づけモデルを適用した新たな治療技法が開発されるようになり，認知的行動変容，認知行動的介入などと名づけられるようになった．モデリング，自己教示，問題解決訓練などはこうして発展した技法である．

c）統合失調症への適用
認知行動療法の発展に伴って行動の学習に患者本人の主体的な取り組みが重視されるようになり，社会生活技能訓練は1970年代に統合失調症などの慢性精神障害者を対象にした治療法として発展した．呼称としては他に，生活技能訓練，社会的スキル訓練などが使われている．わが国ではSST（social skills training）と略称されることが多い．わが国においては1980年代後半より徐々に普及した．

2) 認知的介入への発展

社会生活技能訓練はその効果と実用性について幅広い文献的な裏づけがあり，認知・行動的介入の中でも，より行動的な技法体系と位置づけられる．近年はより認知的な介入技法に関心が向けられ，活発な研究が行われるようになっている．そこで，狭義の社会生活技能訓練だけではなく，認知的な介入方法についても補足したい．

a) 心理教育との統合

認知行動療法では，患者自身が症状の成因を理解して特定の対処法に取り組んだり，自己教示やセルフモニターなどが重視される．そこで，認知行動療法を導入する際に，ミニレクチャーを行うなど心理教育的側面を組み入れることが多く，また心理教育を中心とした援助法に，認知行動療法はしばしば併用される．心理教育は統合失調症の家族を対象とするもの，本人を対象とするものいずれも，基本的な方法は，疾病や治療法についての情報提供と，社会生活技能訓練や問題解決訓練などを通じた対処能力の形成と，サポートシステムの形成により，疾病とその障害に前向きに対応することを可能にしようとするものである．

b) 認知機能への介入

認知的介入というと，一般的には認知の内容や，それに伴う感情の生起や，結果を実行する際の予測への介入，認知に影響を与える持続的なスキーマへの介入を指す．しかし，ここで認知機能への介入といっているのは，認知の過程を情報処理理論に基づいて想定し，個々の過程への介入を試みるもので，cognitive rehabilitation, cognitive remediation などと呼ばれるものである．統合失調症においては認知機能の障害があるが，その程度の差はあるものの再発・寛解を通じて存在し，また発病前や統合失調症の家族においても認められる．近年は生活障害との関連を解析する研究が多数みられる．統合失調症の認知機能障害改善の試みは，頭部外傷への認知的トレーニングの成果に刺激されて，1980年代後半より活発となっている．

c) 幻聴や妄想などの精神症状への介入

幻聴や妄想への認知的介入の試みは，うつ病をもとに開発された認知療法の技術を応用したものであり，1980年代からケース研究が行われるようになり，認知療法として知られるようになった．1990年代以後はおもに英国でコホート研究が行われ，効果が検証されている．幻覚や妄想が主要な標的とな

るが，それだけではなく，慢性の精神障害者はしばしば抑うつ的で自己価値観が低下しており，それが病的体験と関連していることが知られるようになり，その認知的介入も試みられるようになっている．

3）地域ケアへの適用

　地域ケアの先進国である米国では，*in vivo* amplified skills training（IVAST，実生活でも行われる社会生活技能訓練）[1]が開発されている．これは1つの治療チームによって，クリニックや精神保健福祉センターのSSTグループでの練習と，実生活での応用練習を同時に行うもので，実生活でもやはりさまざまな認知行動療法の技法が用いられる．実生活の練習はケースマネジャーが受け持つか，ケースマネジメントチームと密接な連携をもつことが必要である．参加者の住居などで行うIVASTセッションは平均週2時間程度の時間が使われ，次の5段階からなっている．①スキル獲得練習，②参加者それぞれが日常生活でそのスキルでどのような目標を達成するかを明らかにする，③ふだんの生活で援助を受けながらスキルを応用する機会を明らかにする，④問題解決技能を活用して難しい状況を乗り切る練習をする，⑤宿題．実生活に応用することに多くの力が注がれている．

　就労援助のための認知行動療法も注目されている．米国を中心として，職業リハビリテーションの分野では，実際の職場での職業訓練の方向，つまり従来のまず訓練してから就労させる"train-place"から，"place-then-train"へのアプローチの変更が進んでいる．この方法は，一般の労働者と同じ職場で，一定の給与を受け取りながら就労支援を受けるもので，地域での包括型地域生活支援プログラム（assertive community treatment；ACT）と援助付き雇用を併用することで就労率の改善をはかる試みもみられる．こうした新しい就労援助の中で，職場で大切なスキル（例えば，わからないことを雇用主に尋ねる）について，SSTでの援助が役立つ．

　退院を促進し，再入院を防止するために，服薬や症状自己管理，ストレスへの対処，援助者との連携など，地域生活を自立して行うためのさまざまなスキルを学習するプログラムも開発されている．Libermanらによって開発された「地域生活への再参加プログラム」では17時間のセッションとさまざまな「宿題」を行うことで，地域での生活が可能になるよう工夫されている．このプログラムはわが国で長期入院の人にも適用できるように，食事や金銭管理なども加え，地域へのフィールドトリップなども加えた「退院準備プログラ

ム」[2]として修正され，使用されるようになっている．

4）家族援助への適用

家族心理教育は，再発防止（もしくは遅延）効果が実証されている援助法である．具体的には，① 精神障害についての正確な情報の提供，② 本人および家族が精神障害に対処していく能力の養成，③ サポートされているという心理的な援助が3つの柱となるが，② については認知行動療法のさまざまな技法，具体的には家族間のコミュニケーション練習，家族内での問題解決技能訓練，精神症状への対処練習などが用いられる．障害者本人も家族の一員であるとの観点に立てば，服薬教室，病気についての理解，再発に対処するためのプログラム，家族相互のコミュニケーションなどは，家族全員で一緒に受けることが大きな意義をもってくる．

b. 適応と効果

1）適応

a）適応の要件

社会生活技能訓練の適用は，疾患や状態像の診断によってなされるものではなく，機能評価（functional assessment）に基づいて包括的なリハビリテーションの計画が策定され，その計画の一部として実施されるものである．その際に，患者本人との共同作業で獲得目標が設定できること，つまり現実的な動機があることと，構造的な学習に一定時間参加できる集中力と学習能力のあることが要件となる．はじめの要件である動機については，治療者の技術やアプローチの姿勢に負うところが大きい．次の要件である学習能力についても，基礎にある認知機能障害を前提とした，学習を促進するための工夫がなされる必要がある．その工夫としては，構造を明確にした学習状況でポジティブ・フィードバックを重視すること，課題を細分化して反復学習すること，行動の手がかりを明示すること，課題を個別化し不参加の自由を保証することで過刺激を避けることなどである．さらに，社会的な文脈の把握の障害のために，般化（generalization；ある1つの技能から同種の一群の技能へ，またある特定の状況から類似の状況へ技能が応用されること）が困難であり，周囲の状況にそぐわなくても紋切型に技能を用いる例がみられる．そこでどういう状況でどういう行動をとることが適切か，学習する工夫がなされる必要がある．

b）具体的な適用の段階

リハビリテーションのどの段階で，社会生活技能訓練を適用するかについては，急性症状が改善し，疲労感が軽減し，周囲への関心や余裕が現れてくる時期が適当であろう．さらにはデイケアや作業所など模擬的な社会生活場面で現実的な課題に取り組んでいる時期が，最も動機づけが高まる時期であると考えられる．入院中であれば，作業療法などのリハビリテーションに取り組んでいたり，退院準備の段階にある人が適当といえるだろう．

長期入院患者に対して社会生活技能訓練を行う際には，個別の治療計画に沿って行われること，院内の環境に自立生活に向けた流れがあること（参加者が生活の改善を希望したときに，環境面でもそれに応える準備がなされていること），内発的な動機がもてることを適用の条件としたい．陰性症状が強く生活障害の重い患者でも，本人の実感に見合った課題が設定でき，練習を本人の意欲と能力に合わせて実施できれば，会話の練習を楽しむことができるし，根気よく行動形成に取り組むことが可能である．

c）適用の標的

社会生活技能訓練のターゲットは，ごく具体的な，特定の状況においてみられる振る舞いであって，抽象的な考え方や態度ではない．ピンポイントの認知行動レベルの改善を積み重ねる中で，精神症状→不適切な対処行動→周囲からの否定的反応→不安や苦痛→精神症状の悪化という好ましくない悪循環を断ち切るとともに，自己の精神症状や周囲との適切なかかわり→安心や満足→精神症状の安定化という良循環を通して，社会的な機能の改善をねらっている．具体的な標的は，①ストレスの緩衝剤となるゆるやかで安定した対人関係をもつためのスキル，②当面のストレス状況に対処するためのスキル（例えば苦手な状況を回避するためのスキル），③精神疾患のセルフマネジメント技能（服薬自己管理など），④持続的な精神病症状への対処技能，⑤当事者を取り巻く環境や環境との相互作用への介入，とりわけ家族への援助である．再発の引き金となる特異的なストレス（生活臨床で生活特徴と名づけられたもの）への直接的な対処能力の形成は，短期的には達成困難な学習課題であろう．リハビリテーションや精神療法との協働によって，スキルよりは高次の"ライフパターン"が学習されることで，達成されるものと考えられる．

d）適用が困難な場合

社会生活技能訓練が適応とならない場合は，精神症状の増悪期で薬物療法が適切である場合と，連合弛緩などの顕著な思考障害や，器質的な原因など

で短期記憶に障害があるなど，学習に困難をきたす場合である．

　相対的に適用が困難な場合としては，客観的には学習能力があると思われても，動機がない場合で，統合失調症の場合の現実離れや，疾病の否認などが問題となる．治療者の力量が必要な場合としては，練習の成果を評価する過程，すなわちセルフモニタリングの障害が大きい場合には，工夫を要する．また，集団場面で緊張が強い例や，自己開示の苦手な例も注意深い対応が必要である(個別の練習が適用される場合もある)．

2) 効果
a) 社会生活技能訓練

　これまでの無作為割り付け統制研究とメタアナリシスから，ロールプレイテストなどの行動レベルの評定においては他の治療方法と比較して社会生活技能訓練が一貫して優れた成績を収めており，その効果が持続することがいわれているが，一方で精神症状や全般的な機能水準の点では，治療後の改善を認めるものの，他の治療法との比較では有意差を認めない報告がみられる．再発率についても同様である[3-6]．Hogartyら[7]の研究で示されたように，他の治療法といかに連携して実施するかが重要である．アウトカムの指標をどう設定するのか，どのような質の効果研究を採用するのかによって，最近のメタアナリシスでもその結果は異なり，Pillingら[8]によるメタアナリシスでは，「社会生活技能訓練は効果が明確でない」と結論している．しかしこのメタアナリシスは9研究のみによるものであり，再発率やQOLなど取り上げた指標によっては数研究のみでの結論であるなど，解析手法に問題があると思われ，実際に掲載紙上には反論が複数寄せられた．2006年に発表されたメタアナリシス[9]では14の無作為割り付け統制研究が取り上げられており，社会的スキルの獲得についてエフェクトサイズ0.77(信頼区間0.62–0.93)，社会的機能の改善0.39(0.19–0.59)，追跡調査時の社会的スキルの維持0.52(0.28–0.77)となっている．ちなみに同じレビューでは，認知機能リハビリテーションは，記憶機能の改善0.36(0.20–0.51)，社会的認知の改善0.40(0.13–0.68)，家族心理教育では高い感情表出の改善0.59(0.36–0.83)，再発への効果0.42(0.35–0.49)，陽性症状への認知行動療法では陽性症状の改善0.47(0.29–0.65)などのエフェクトサイズが報告されている．このメタアナリシスでわかることは，それぞれの介入法の標的となる変数については，小さい，もしくは中程度のエフェクトサイズが算出されているということである．したがって，対象となる患者

の必要性に応じて，適切な介入を選ぶ必要があることになる．コクラン・ライブラリーには社会生活技能訓練の体系的レビューはないが，慢性精神障害者を対象とした自立性生活スキルプログラムについてのレビュー[10]がある．これらは服薬自己管理や退院準備のためのスキル，地域生活のスキルを改善するためのプログラムなどで，社会生活技能訓練の技術を応用したプログラムが多いと推定される．これは社会生活技能訓練の基本的な技術だけでプログラムを行うことは英米で少なくなっており，むしろ地域ケアを支える技術の一部として応用されていることを反映しているものと思われる．このレビューでは2研究のみレビューに採用されており，明らかな結論は出せないとしている．

b) 心理教育との統合

心理教育と対処技能を重視した認知行動療法の併用により，疾患や治療についての知識が向上し，おそらくは疾患に対する肯定的な姿勢の獲得や対処技能の向上により，QOLをはじめ，日常生活の質の向上が認められる．実施効果の及ぶ範囲という点では，精神症状に関しては研究報告によりその効果は一貫せず，また再発率についても同様である[11-14]．課題として，どのような症例により効果が上がりやすく，どのような症例では実施が困難であるか，今後検討がなされるべきと思われる．

c) 認知機能リハビリテーション

これまでのレビューやメタアナリシス[9,15]から，次の4点が指摘できる．

(1) トレーニングを受けた特定の認知機能に関しては改善がみられる．より要素的な認知機能に関しても，より複雑な認知機能に関してもそれぞれ改善効果が示されている．

(2) しかし，トレーニングを受けなかった認知機能に関しては必ずしも効果が得られない．

(3) 特定の認知機能の改善によって精神症状や社会的な機能が改善するとの裏づけは不十分であり，今後さらに検証を要する．

(4) 特定の認知機能の改善が持続するかどうかはまだ検討されていない．

今後の検討課題としては，①認知機能の改善にどのような技法が有効か：これまでは反応直後のフィードバックや動機づけの強化といった，社会生活技能訓練で頻繁に用いられる手法によって改善が報告されている，②どのような認知機能の改善が維持可能であり，生活障害の改善と結びつくか，がある．おそらくは，生活面での改善を動機づけ，スキル発揮を促し，それを維持

していくような環境からの働きかけを含む精神科リハビリテーションとの組み合わせによって、効力が発揮されるのではないかと推察される。そのよい例として、最近では援助付き雇用の方法を用いた就労援助と認知機能リハビリテーションを組み合わせた統合的なプログラムの効果が報告されている[16]。それによれば、標的となった認知機能が改善すると同時に、コントロールとなる就労援助のみの群と比べて、就労に至る率や、維持期間が改善することなどが効果として期待できる。

d）精神症状への認知行動療法

英国を中心に、多くの無作為割り付け統制研究が報告されている。先に触れた Pilling らの一連のメタアナリシスの文献[17]では、8 研究が採用され、基準となった治療法と比較して標的とした精神症状がより改善し、その効果が 18 か月後まで維持されていることや、脱落率がより低いことが報告されている。Pfammater らのメタアナリシス[9]については社会生活技能訓練の項で一部紹介したが、11 研究が採用され、介入後の陽性症状、全般的な精神症状、幻覚、追跡調査時の陽性症状および妄想について、エフェクトサイズが算出されており、いずれも 0.4 前後の数値となっている。コクラン・ライブラリーの体系的レビュー[18]では、18 研究が取り上げられているが、基準的な治療と比べて再発率や再入院率は減少しないこと、入院期間は短縮すること、精神症状は改善するが、その効果の持続については一貫した結果が得られなかったことを報告している。なお、これらの技法は、症状に伴う不快感を軽減し生産的な活動も可能であることを示し、対処可能であるとの自信や意欲をもたらす効用によって、リハビリテーションプログラム全体がより容易に実施可能となるメリットも大きいように思われる。

c．実際の治療法

1）治療構造

社会生活技能訓練は集団でも、個人でも実施される。集団で行う場合には、仲間同士の援助や相互の社会的学習の促進など、一般の集団療法と同様のメリットがある他、社会生活技能訓練を行うことで、集団内の凝集性が高まるなどのメリットがあることが知られている。学習効果を上げるためには、最低週 1 回、1 時間以上の実施が推奨される。集団で行う場合には、参加人数は 8 名程度が適当であり、治療者は 2 名（リーダーとコリーダー）が一般的である。参加者それぞれに必要な社会生活技能を特定し、実際の生活場面をな

るべく忠実に再現して練習を行う．

　社会生活技能訓練を行うに当たり，主治医，家族，保健師，デイケアの受け持ちなど，本人を取り巻くサポートシステムと有機的に連携できないと，学習したスキルが活用されない．例えば，再発への対処プログラムで，前駆症状のモニターを練習した場合，同時に前駆症状が認められたらすぐに介入できる支援体制を準備することが必要である．再発の前駆症状の持続期間が3日間以下である症例が，全体の約20％を占めるとの報告がある[19]．本人が周囲の援助者との連携を深める対人技能の練習を重視するとともに，治療者がサポートシステムを形成するよう働きかけることが重要である．

2）基本訓練モデル

　社会生活技能訓練には，基本訓練モデル，問題解決技能訓練，課題領域別モジュール（以下，モジュール）があるが，いずれも基本訓練モデルが技術的に基本となっている．

　基本訓練モデルの具体的な流れは図18に示した．

　ロールプレイは特定の社会的な行動をその場でシミュレーションするものである．例えば家族との会話練習であれば，治療者または他の練習参加者に家族の役割をしてもらい，実際の会話を再現する．次にロールプレイで示された行動の十分な点と不十分な点が同定され，不十分な点について練習が行われる．その際，具体的なやり取りの内容など言語的な側面とともに，表情，視線，声の大きさなど非言語的な側面の改善も重視される．モデリングは学習しようとする行動を観察するもので，社会的行動の学習は多く模倣学習によっているところからこの技法が用いられる．その際に，不足している特定の技能（例えば視線の合わせ方）に注意を向けることで，学習が容易となるようにする．フィードバックはロールプレイによる学習行動を強化するために行われる．ポジティブ・フィードバック（優れた点をほめて強化する）が重視される．また改善点をフィードバックで言語化することにより，その保持を促す．宿題（般化練習）はロールプレイで学習した行動を日常生活で実行する練習で，実際の社会的な行動が改善するために重要である．

　練習の際には次のようなポイントがある．①うまくやれている点を評価する，②本人の積極的な参加を引き出す，③獲得するスキルを受信―処理―送信技能に分けて整理し標的を明確にし，非言語的な技能も着目する，④改善すべきスキルを具体的に提案し，学習を促す，⑤宿題は成功の可能性を本人

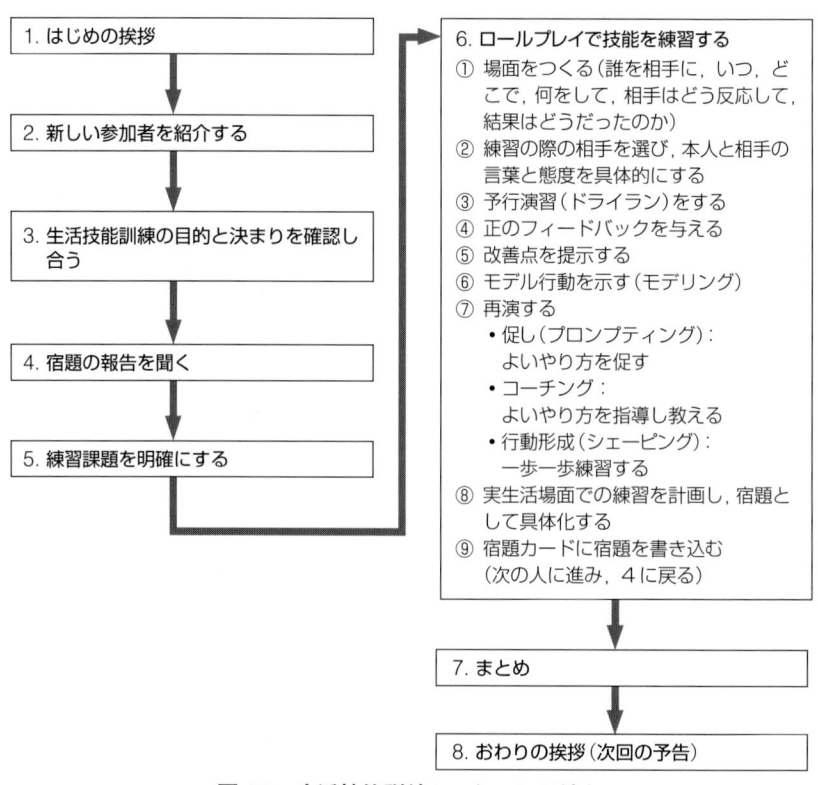

```
1. はじめの挨拶
   ↓
2. 新しい参加者を紹介する
   ↓
3. 生活技能訓練の目的と決まりを確認し合う
   ↓
4. 宿題の報告を聞く
   ↓
5. 練習課題を明確にする
   ↓
6. ロールプレイで技能を練習する
   ① 場面をつくる(誰を相手に，いつ，どこで，何をして，相手はどう反応して，結果はどうだったのか)
   ② 練習の際の相手を選び，本人と相手の言葉と態度を具体的にする
   ③ 予行演習(ドライラン)をする
   ④ 正のフィードバックを与える
   ⑤ 改善点を提示する
   ⑥ モデル行動を示す(モデリング)
   ⑦ 再演する
      ・促し(プロンプティング)：よいやり方を促す
      ・コーチング：よいやり方を指導し教える
      ・行動形成(シェーピング)：一歩一歩練習する
   ⑧ 実生活場面での練習を計画し，宿題として具体化する
   ⑨ 宿題カードに宿題を書き込む
   (次の人に進み，4に戻る)
   ↓
7. まとめ
   ↓
8. おわりの挨拶(次回の予告)
```

図 18 生活技能訓練セッションの流れ

と一緒に見積もり，失敗した場合の対応についても検討する，⑥ 宿題が難しいときは，スタッフ同伴での練習を工夫する．

3) モジュール
a) 概要

モジュールは，特定の技能領域の学習パッケージである．わが国ではLiberman らによって作成されたものが紹介されている[20]他，Wilder による ABC プログラムも翻訳されている．Liberman らのモジュールは，Social and Independent Living Skills(SILS；自立生活のための技能)プログラムの一環として作成されたもので，次項 b)，c)の他，基本会話のモジュール，余暇活動のモジュール，地域生活への再参加プログラムなどが翻訳されている．

モジュールは以下のように，練習の進め方が決まっているが，参加者1人

ひとりの関心・興味や，理解の程度に合わせて進めることが大切である．① どういう目的で練習するか，参加者の目的を明確にするための導入を行う．② ビデオによって必要な知識や対処技能の学習を行う．③ ビデオで学んだ知識を維持・強化するためのロールプレイを行う．④ 参加者が生活する環境で，学んだことを実行するために必要なさまざまな社会資源を検討する．⑤ 実際に実行するうえで，起こりうる問題点について，問題解決技能訓練を用いて練習する．⑥ 治療者が同伴して，生活の現場で実地練習する．⑦ 1人で実際に実行する．

b) 服薬自己管理モジュール

4つの技能領域からなり，それぞれ以下の内容である．① 抗精神病薬について知る，② 薬の正しい服薬法とモニターの方法，③ 副作用とその対処法，④ 服薬についての相談方法，⑤ 持続性抗精神病薬について（オプション）．例えば技能領域1では，まずビデオでは，抗精神病薬の効果にはどのようなものがあるか，なぜ精神病症状がなくなっても維持療法を続ける必要があるのか，そのメリットなどについて学習する．ロールプレイでは参加者が質問に答える役割をとり，その中で知識を確実なものとする練習をする．社会資源管理では，薬物療法について，身近で相談できる人をリストアップし，必要であれば電話番号を調べたりすぐ相談できるようにする．起こりうる問題点については，参加者自身が服薬の継続に疑問があった場合にどうするか，解決法（例えば主治医の診察で相談するなど）を考えて実行の練習をする．最後に実際の診察場面で薬物についての疑問を尋ねることを，はじめはあらかじめ主治医の了解を得たうえで治療者が同伴して練習し，最後に1人で試みることになる．

c) 症状自己管理モジュール

症状自己管理モジュールは4技能領域からなっている．① 再発の注意サインを見つける：再発の早期介入の可能性について学び，再発の前駆症状を参加者それぞれが同定する．② 注意サインを管理する：注意サインをモニターし，必要時にはすぐ医療関係者と連携する方法を練習する．③ 持続症状に対処する：治療抵抗性の精神病症状への対処技能を練習する．④ アルコール，覚醒剤，麻薬などの使用を避ける：物質乱用に代わる建設的な活動のレパートリーを広げる援助や適切な断り方を学ぶ．

参加者の学習能力によって必要時間は異なるが，薬物，症状自己管理モジュールの標準は，全部で約20セッションとなっている．

4）評価

社会生活技能訓練を体系的に行っていくためには，治療開始前のアセスメント（機能評価）と援助プランの作成，治療の進展を把握するためのモニタリング，治療の効果を明らかにするための効果測定のいずれも重要である．

a）評価の前提

患者を取り巻く生物学的要因や環境的要因などの脆弱性とストレッサーに対しては，薬物や社会生活技能などが防御因子として働く．その平衡状態が再発防止には必要であり，好ましい平衡状態を作りだすために，どの社会生活技能を補い強化していくべきかを見出すことが評価の目的となる．また，周囲の環境についての評価も平行して行う．

b）社会生活技能とは何か？

生活が健康で満足度の高いものであるために必要とされるものが，自立生活のための技能（independent living skills）であり，社会生活技能（social skills）や，日常生活技能（living skills）や，疾患に対処したり健康を維持するための技能などから成り立っている．社会生活技能は，「われわれの感情や要求を正確に人に伝えるうえで助けとなり，対人的な目的を達成することを可能にするすべての行動」であり，基本訓練モデルがそのターゲットとする部分である．

c）なぜ社会生活技能が不十分か？

なぜ特定の技能が不足しているか，評価を行う必要がある．不足している原因によって，用いられる援助技法が異なってくるからである．まず技能をもっていても十分に発揮されない場合があり，これは動機が不十分であったり，精神症状や衝動行為などの妨害要因が働いていることが考えられる．特定の社会生活技能が欠如している場合としては，これまで十分に学習されなかったためであることが多い．それには社会人としての対人関係を学習すべき思春期に発病してしまうことや，神経心理学的な脆弱性が基盤になって，うまく学習できないことが指摘されている．さらには，入院や自宅での閉じこもりなどの不利な環境に長期にさらされたことで，本来の技能を失ってしまっている（または技能を発揮する必要がない状況に置かれている）ことも考えられる．

d）評価の進め方の実際

(1) アセスメント：アセスメントに当たっては，生活に必要な諸技能のうち，当面の援助に重要なスキルを選び，そのスキルについて行動分析を行う．

例えば、たびたび服薬を中断してしまうために病状が不安定であり、なかなか就労に成功しない人では、再発に関連した諸技能の中でも、服薬自己管理技能が焦点になる。服薬中断に至る過程として、抗精神病薬についての十分な知識がないために、症状が改善するとすぐにやめてしまうという場合もあるし、服薬の効果を自分できちんと把握できていないということもあるし、副作用が煩わしいということもあり、また副作用と認識できる知識がない、医療関係者に相談する際のコミュニケーション技能に乏しいなど、さまざまな技能が関連している。

(2) モニタリング：治療の進展度、つまり社会生活技能の学習の程度を明らかにし、その後の治療目標や介入の技法の修正のために行う評価がモニタリングである。練習場面での技能の獲得はロールプレイによってモニタリングされる。獲得した技能をその他の日常場面で実際に使えるかどうかの評価には、宿題報告が最も一般的であり、実用的で確実とされる。これは、練習のあとで本人に実地の課題（宿題）が出され、次回にその結果を報告するものであり、実施状況を詳しく聞くことで、ほぼ正確な課題の達成度を把握することができる。

(3) 効果測定：社会生活技能訓練の治療効果測定に当たっては、① スキルはどの程度学習されたか、② 学習されたスキルはどの程度般化しているかがまず評価され、次いで、③ 日常生活全般の改善度について、機能障害の改善、精神症状の変化、生活障害の改善、生活の質や主観的な満足度の向上、再発・再入院の防止など長期予後の改善の諸点から検討されることになる。③ については、精神症状や再発率など、一般に治療効果の指標として用いられる評価方法が主体となる。

5) 統合失調症の回復過程と認知行動療法
a) 統合失調症の回復過程への援助

急性症状からの回復期には、① 慢性の再発性疾患である統合失調症を抱えての生活に前向きに対処できるようにする、② 対人関係を中心としたストレスに対応できるようにする、③ 家族を含む環境との関係の再構築に、基本訓練モデルやモジュール、家族心理教育が適用となる。

長期入院の患者の退院促進という面では、患者本人の志気の低下が深刻で、結果的に現実とかけ離れた妄想に引きこもっている場合が多いものと思われ、数か月の期間をかけて行う対人関係を標的にした基本訓練モデルの中で、温か

い対人交流が楽しめることや,気持ちを伝えていくことを励まされることが,対人的スキルの向上だけにとどまらないインパクトがあるものと考えている.

地域生活への援助の面では,自立生活のためのスキル(independent living skills)の再学習を生活の場で援助する試みが,今後発展することが期待される.例えば「援助付き雇用(supported employment)」では,一般の職場にまず雇用してもらい,その場で専門スタッフがさまざまなスキルの取得や周囲との関係調整を援助することで効果を上げている.

b)「治療抵抗性」への介入

薬物療法抵抗性である場合には,① 陽性症状,② 社会的な機能の低下を含めた陰性症状,③ 興奮と不眠,④ 薬物療法不耐性,⑤ 病識不足などによる服薬遵守不良の5つの軸を基準として考える必要がある[21].これまでに報告されている,治療抵抗性統合失調症への認知行動療法には,以下のものがある.

(1) 精神病症状からの回復遷延症例への認知行動療法―Edwardsら[22]の the Early Psychosis Prevention and Intervention Center(EPPIC)での治療的介入の試みなど
(2) 心理教育との併用(前述)
(3) 薬物療法抵抗性の幻聴や妄想への認知的介入の試み(前述)
(4) 認知機能リハビリテーション(前述)
(5) 再発防止のための認知行動療法プログラム―再発の前駆症状の知識と対処方法を教育することで,再発率の低下をはかるプログラム

以上のように治療(薬物療法)抵抗性と思われるケースには,早期より認知行動療法をはじめとする心理社会的治療が必要と考えられる.

● 文献

1) Liberman RP, Glynn S, Blair KE, et al: In vivo amplified skills training: Promoting generalizarion of independent living skills for clients with schizophrenia. Psychiatry 65:137-155, 2002 [E]
2) 井上新平,安西信雄,池淵恵美(監修),佐藤さやか,森田慎一(訳)(Liberman RP,他著):日本版退院準備プログラム.丸善出版, 2006 [E]
3) Corrigan PW: Social skills training in adult psychiatric populations: a meta-analysis. J Behav Ther Exp Psychiatry 22:203-210, 1991 [A]
4) Benton MK, Schroeder HE: Social skills training with schizophrenics: a meta-analytic evaluation. J Consult Clin Psychol 58:741-747, 1990 [A]
5) Penn DL, Mueser KT: Research update on the psychosocial treatment of

schizophrenia. Am J Psychiatry 153:607–617, 1996 [E]
6) 池淵恵美：生活技能訓練(Social skills Training)についての文献総説. 集団精神療法 11:89–101, 1995a [E]
7) Hogarty GE, Anderson CM, Reiss DJ, et al: Family psycho-education, social skills training and maintenance chemotherapy in the aftercare treatment of schizophrenia II; two year effects of a controlled study on relapse and adjustment. Arch Gen Psychiatry 48:340–347, 1991 [B]
8) Pilling S, Bebbington P, Kuipers E, et al: Psychological treatments in schizophrenia: II. Meta-analyses of randomized controlled trials of social skilla training and cognitive remediation. Psychological Medicine 32:783–791, 2002 [A]
9) Pfammatter M, Junghan UM, Brenner HD: Efficacy of psychological therapy in schizophrenia: conclusion from meta-analysis. Schizophr Bull 32(Suppl 1):S64-S80, 2006 [A]
10) Obertson L, Cpnnaughton J, Nicol M: Life skills programmes for chronic mental illness. The Cochrane Database of Systematic Reviews, 2006 [A]
11) Buchkremer G, Klingberg S, Schulze Monking H, et al: Psychoeducational psychotherapy for schizophrenic patients and their key relatives or care-givers; results of a 2-year follow-up. Acta Psychiatr Scand 96:483–491, 1997 [B]
12) Eckman TA, Wirshing WC, Marder SR, et al: Technology for training schizophrenics in illness self-management: a controlled trial. Am J Psychiatry 149:1549–1555, 1992 [B]
13) Goulet J, Lalonde P, Lavoie G, et al: Effect of patient education on neuroleptic treatment of young psychotic patients. Can J Psychiatry 38:571–573, 1993 [B]
14) Marder SR, Wirshing WC, Mintz J, et al: Two-year outcome of social skills training and group psychotherapy for outpatients with schizophrenia. Am J Psychiatry 153:1585–1592, 1996 [B]
15) 池淵恵美：認知機能リハビリテーションは統合失調症の機能回復に有用か. 精神神経誌 106:1343–1356, 2004 [E]
16) 池淵恵美：統合失調症の人の就労支援. 精神神経誌 108:436–448, 2006 [E]
17) Pilling S, Bebbington P, Kuipers E, et al: Psychological treatments in schizophrenia: I. Meta-analyses of family intervention and cognitive behaviour therapy. Psychological Medicine 32:763–782, 2002 [A]
18) Jones C, Cormac I, Silveira da Mota Neto JI, et al: Cognitive behaviour therapy for schizophrenia. The Cochrane Database of Systematic Reviews, 2006 [A]
19) Herz MI: Recognizing and preventing relapse in patients with schizophrenia. Hosp Comm Psychiatry 35:344–349, 1984 [D]
20) Liberman RP (編), 安西信雄, 池淵恵美(日本語版監修)：自立生活技能(SILS)プログラム. 丸善, 1995 (注：症状自己管理, 服薬自己管理, 基本会話, 余暇の過ごし方の4つのモジュールと, 地域への再参加プログラム(井上新平 監修), 行動療法的家族指導の教材, 解説ビデオ等で構成されている) [E]
21) Daniel DG, Whitcomb SR: Treatment of the refractory schizophrenic patient. J Clin Psychiatry 59(Suppl 1):13–19, 1998 [E]
22) Edwards J, Maude D, McGorry PD, et al: Prolonged recovery in first-episode psychosis. Br J Psychiatry 172(Suppl 33):107–116, 1998 [C]

〔池淵恵美〕

B 心理教育的家族療法

a. 概説

心理教育的家族療法(以下,心理教育)は精神疾患を有する患者の家族に対して広く疾患の情報提供を行うものである.統合失調症への心理教育の場合も,正しい知識の提供と疾患特有の問題行動などへの対処技能の教育が行われる.家族と共同して患者の治療に当たることから,Kuipersら[1]は,このような心理教育をファミリーワークと名づけている.

統合失調症を対象とした家族への心理教育は,日本でも少しずつ実践されるようになり,1994年に実施された保健所を対象としたアンケート調査では,有効回答のあった742施設(回答率87.1%)のうち509施設(68.6%)で心理教育を目的とした教育プログラムを実施していた[2].

家族に対するアプローチが注目された理由には,いくつかのことが考えられる.入院から地域でのケアに比重が移ってきたことから家族が患者のケアの主体となってきたこと,また脆弱性-ストレスモデル[3]の理解が進みストレスとなる環境因子としての家族に関心が向いてきたこと,専門家の手にあった治療に,ユーザー(家族は二次的ユーザー)が参加してきたことなどである.

心理教育が各国に普及した背景には家族の感情表出(expressed emotion; EE)研究[4]が存在する.EE研究の特徴は,統合失調症の発病ではなく再発に焦点を当てたこと,科学的実証性を重視したこと,疫学的観点を重視したことである[5].EEは,主としてCamberwell Family Interview(CFI)と呼ばれる半構造化面接で測定され[4],日本でも評価者間の高い一致が得られている[6].

EEは多くの臨床的事項と関係している.まず,統合失調症を中心とした精神疾患の症状経過との関連が諸外国で数多く報告され[7,8],日本でも追試がされてきた[9,10].Bebbingtonらのレビューでは,家族が患者に対して批判的であったり過度に巻き込まれている場合(高EE)の統合失調症患者の退院後9か月〜1年間の再発率は51.9%,そうでない場合(低EE)は同じく20.2%で,高EE群で再発率が有意に高く危険比は2.6であった[11].さらに高EEの家族と同居する患者の場合,患者と家族の1日の接触時間が再発率と有意に相関している[11].EEは,再発のみでなく陰性症状や抑うつ状態にも影響を及ぼす[12].また,EEの高さと患者の社会機能には関連があり,社会機能の中でもとりわけ社会的に期待される活動の達成レベルと関連している[13,14].

このようなことから，家族への心理教育的なアプローチによりEEを変化させることで再発防止をめざす介入研究が行われ，相次いで良好な結果が報告された[15,16]．2種類以上の心理教育的アプローチを比較することで，よりよい実施法を検索するような研究がある[17-19]．そして現在のところでは，技法の違いによる再発率の差はあまり認められていない．

わが国での今後の心理教育的家族療法の課題としては，1つには臨床場面にいかに自然に取り入れていくかということだろう．欧米では家族療法の歴史が長く，また精神医療の分野でも日常的に使いなれているが，わが国ではそこまでの厚みがない[20]．さらに，心理教育的家族療法にはいろいろな実施形態があるが，どのような家族にどのような方法を適応すればよいかといった点に関しての理論的根拠が示されていないのが現状である．治療に対する家族のニーズを把握するとともに，実施形態ごとに効果を明瞭にしていくことも重要な課題である．最新のメタアナリシス[21]では，心理教育は再発防止に関しては中程度の効果があるが，知識の増加には多少の効果があるにとどまっていると報告されている．患者の精神症状や服薬アドヒアランスには効果が不十分であるという[21]．少数の報告では服薬アドヒアランスの改善を報告している[22]．しかしながら，服薬アドヒアランスに関しての改善は見込みにくく，SSTなどを組み合わせても変化に乏しく，男性でより悪い傾向があると報告されている[23]．心理教育による再発予防効果は単なる服薬コンプライアンスの改善によるものではないことが理解される．ただ，心理教育に関する報告は急増していても，臨床研究であるがゆえに均質ではないことから複数の異質な研究のメタアナリシスには限界が伴う．これらの問題をクリアしていくには大規模な疫学調査が必要であろう．本稿では，エビデンスに配慮しながらも臨床的な場面に必要な報告を重視して解説する．

b. 適応と効果

1）対象者

心理教育的家族療法の適応疾患は幅広い．慢性疾患を有する患者，あるいはその家族であれば対象となる．精神科領域では，統合失調症をはじめとして，気分障害[24]，摂食障害[25]などでも効果を上げている．

心理教育の実施スタイルは，患者本人のみ，患者と家族，家族のみの場合がある．またそれぞれで，グループで行う場合と個別に行う場合がある．いずれのスタイルをとるかは，目的や対象者のニーズによるところが大きく，最

終的に主催者の判断による．例えば，保健所や精神保健福祉センターなどでは，家族のみを対象としたグループ形式の心理教育（家族教室）を行っている場合が多い[2]．

　家族を心理教育の対象者とすることには，以下のような理由づけができる．第一に，患者の問題行動への非効果的対処が EE の高さと関連しており[26]，これらの改善をめざす家族介入が統合失調症の再発予防に重要といえる．第二に，家族は患者ケアに重要な役割を担うことが期待されているが，日常的に患者ケアを行うことは時に困難を伴う．患者のみでなく家族員自身がストレスを抱えることになるため[26-29]，家族の負担の軽減をはかるような取り組みが必要である．第三に，病名を知らされていないなど，医療を受けている当事者が受講できる環境は十分に整っていない現状があり，家族を中心にせざるをえない面がある．患者自身への早期からの心理教育は今後の日本の課題であろう．第四に，家族のみのほうが悲観的な話題なども取り上げやすく，家族にとっては癒される場になりやすいことも指摘できる．第五に，現時点では患者単独を対象にするのではなく，家族を巻き込んだ心理教育を行うほうが患者の予後がよい[21]．

2）心理教育への導入時期

　入院患者の場合では，心理教育的家族療法の開始時期は患者の入院後比較的早い時期がよい．この時期は，精神疾患に起因するさまざまな問題が起こり，家族が心理教育に参加する意欲が高い時期である[1]．実際欧米の研究デザインでは，患者の入院時が多く選択されている．

　患者の入院直後は，家族も心理的に不安定な状態にあることが多い．入院直後の心理検査では，家族の約半数において心理的な健康度が低く抑うつ状態を呈しており，この時期に家族に対する接近が必要である[30,31]．例えば，入院患者に対しては入院から 1 日以内（休日を除く）に家族に電話をかけ，3 日以内（休日を除く）に面会することなどである[32]．家族に対する心理教育をこの時期にスタートすれば，家族は正確な知識を得ることで過度の不安を減らすことができ，患者への対処がスムーズに行えるようになる．

3）効果

　心理教育的家族療法の効果は，どの報告でも再発率を低下させることで共通している．技法の違いによる差はみられない．

患者を含めた単家族を対象とし，原則的に医療スタッフが患者の自宅を訪問するLeffらのファミリーワークは，後述するような基本的なコンセプトはあるが，ケースバイケースで技法を使い分けている．統合失調症の再発防止に有用である[15]．わが国の実践でも，ファミリーワークの教育的なセッションのみでも再発率を低下させることができ，さらに単家族の家族セッションを施行すると情緒的巻き込まれが強い高EEの家族でも，より強い再発防止効果が認められた[33]．

患者を含めた単家族を対象にした行動主義的家族療法では，コミュニケーションの促進や問題解決技法を取り入れ，ロールプレイを援用する．再発率の低下のみでなく維持薬物量の減少も得られる[16]．この介入経過は治療マニュアルとして公表されている[34]．なお，この技法の再発予防効果についての疑義も出されているが[35]，心理教育の効果を否定するものではない．

心理教育の長期的な効果について述べる．約半数がフォロー可能であった7年の追跡期間をもつ48名の対象者では，患者と家族が別個に心理教育を受けた群は有意に再入院率が低かった（54％対88％）[36]．心理教育の長期の効果を示唆するものである．

以下に心理教育の医療経済的な効果について述べる．日本人を対象にした心理教育の医療経済的な研究では，心理教育群では対象群と比較して年間210,000円のコスト削減ができた（500,000円対710,000円）[37]．これらの要因はおもに心理教育による再入院率の低下によるものであった[37]．コストの低さも考慮して，心理教育の保険点数化が望まれる．

c. 実際の治療の要点

心理教育的家族療法では，技法の違いによりプログラムに多少の違いがあるが，最も重要な治療者の姿勢は，家族は統合失調症をもった患者の経過に影響を与えうるが原因として作用することはない，というものである．つまり，家族を治療の必要である人と考えず，治療の協力者とみなし，患者によりよく対処できるように援助しようとする治療者の姿勢である．また，家族がさまざまなサービスを利用できるように援助することも求められる．

心理教育的家族療法については，いろいろな参考書があるので参照してほしい[38,39]．ここでは，治療の要点をファミリーワーク[1]（ここには，教育プログラム，家族グループ，家族セッションの3つのプログラムがある）を例にとって記す．

1) 教育プログラム

　教育プログラムでは，パンフレットを用いて統合失調症の症状，原因と経過，治療に分けて2～6回程度のセッションがもたれる．患者を含むかどうかでは，例えばパンフレットを家族に渡して，患者に渡すかどうかは家族の判断に委ねるという方法もある．また患者自身の参加を促し，時に患者のみの参加で行われることもある．治療者は患者の症状や家族歴を知っていることが重要である．このことにより，より具体的な説明を行うことができる．例えば，パンフレットにある資料をそのまま読むのではなく，各患者のさまざまな状況に合わせたコメントを差しはさむことができる．治療者は家族に対して，教育プログラムを始める前に質問をする時間が十分あることを伝え，おのおのの討論の終了後には家族が質問できるだけの休憩をはさむようにする．教育プログラムにおいて治療者が心得るべきポイントは以下の通りである．

(1) 原因：「病気は家族のせいだ」と責めない．遺伝の役割を強調しない．
(2) 陰性症状：病気のために起こるものであり，患者が自らの意志でコントロールできるものではない．薬が効きにくいが，数年のうちに徐々に改善する．
(3) 予後：統合失調症をもった患者の4人に1人は完全に回復し，何年にもわたって良好な経過をたどる．残りの人もほとんどは病院外で比較的正常な生活を送ることができる．
(4) 治療と管理：患者は病気のためにストレスに過敏になっているので，可能な限りそれを減らすことが患者と家族の利益になる．薬が長期にわたって有効である．患者が混乱しないような首尾一貫した態度(患者に対して拒否的ではなく援助的で寛容な態度)をとれるよう家族を援助することが重要である．この目標について家族が理解していることが必要である．

　(2)で取り上げた陰性症状は，英国では家族が最も批判的になりやすい患者の症状で，EEの主要な構成項目である批判的コメントのうち，約70%が陰性症状に関係している[4]．一方日本では，陽性症状に対する批判的コメントが約30%で陰性症状よりも多く，陽性症状が統合失調症の症状であることをまず強調する必要がある[40]．また，家族が批判的にとらえてしまう患者の陽性症状や陰性症状と，精神科医が判定する実際みられる患者の症状の程度は一致していないこともあり，家族が最も敏感になっている患者の症状について話し合うことが重要である[40]．

2）家族グループ

　家族グループは，家族教室・家族会・家族ミーティングなどさまざまな名称で呼ばれる．教育の部分に加えて，対処技能の向上や情緒的支え合いをめざしている．2週間から2か月に1回の割合で1～2年の長期間継続する．

　家族グループの主たる目的は，①家族が患者に対しての批判や感情的な巻き込まれ過ぎを減らすよう援助する，②家族間で体験を共有し，これまで起こしていた情緒的な混乱に対処できるように相互に援助する，③問題解決の方法を家族間で共有し，共通の困難な事態に新たな対処法を試すように援助する，④孤立感や偏見をもたれているといった感情と戦っていくための家族の社会的ネットワークを強めることである．

　家族グループの長所は，まず費用面からみて効率がよいことである．治療者対家族の割合が低くて再発の予防効果が家族セッションと同程度に得られる．1グループ当たり10～12人の家族員を対象にして，治療者は2人でよい．次に，家族は公開の場において感情を出して処理することができる．患者が聞いたら動転しそうな否定的な感情も表出できる．さらに専門職員に対してとは異なり，お互い遠慮なく言い合え説得力もある．そして傷つけ合うことにはならない．また，困難な問題でも広い範囲からの解決策が出てくること（問題解決法については家族セッションの項で記す），グループを作ることで家族の社会的なネットワークが広がること，家族の孤立感・罪悪感・偏見をもたれている気持ちを和らげることができることなど，集団による利点もある．さらには，多くの家族が参加をしているためにさまざまな段階の患者がおり，このことが急性期の患者と暮らす家族の将来に希望をもたせることにつながることもある．

　一方，家族グループの短所は，まず，患者が参加していないために患者と家族の相互作用を観察することができないことが挙げられる．治療者は家族側の意見しか聞くことができず，問題点の理解を深めにくい．また，個人的で私的な問題（結婚や性の問題）が扱えないのも問題である．さらに，非常に長期間にわたり問題を抱えた家族と出会うことで，新入家族が動揺してしまう場合もある．開催時間がある程度決められるために，参加できない家族がいる場合もある．特に，身体が弱い家族，老齢家族，時間の都合がつかず参加に支障のある家族が無視されてしまう可能性が高い．時間の問題を解決する1つの方法としては，同日に同じ内容で昼と夜に家族グループを行う方法

もある[33]).

日本からの最近の報告によると，4回というやや少ない回数の心理教育であっても，家族の不安尺度と心理的な負担の改善に有意に効果があった[41]．家族へのサービスの提供として心理教育が重要であると思われる．

3）家族セッション

家族セッションは単家族を対象とし，個別家族支援とも呼ばれる．対象には患者も含まれ，通常家庭訪問の形式で行われる．頻度は2週間から1か月に1回で1年程度継続するが，それらは最初に契約される．治療者は複数で，医師と看護スタッフなどの組み合わせで行われる．

治療の目標は，主要な家族が親であるか配偶者であるかによって異なってくる．主要な家族が親の場合は，父親と母親の力のバランスを維持するように努める．親は患者について平等に責任をもつからである．また，統合失調症の子供が自立していけるように，親と子供の間の境界を強化することも重要な目標である．さらに，家族自身が患者と離れてケアから開放される時間をもつことも目標に含まれる．次に主要な家族が配偶者の場合は，パートナー間の力のバランスを維持すること，夫婦関係の中で楽しみを強化すること，患者が家族の幸せに役立つ能力があることを発見できるようにすること，親の場合と同様にケアから離れる時間を保証することなどが目標となる．

家族セッションの長所と短所は，家族グループのそれとほぼ逆の関係になる．つまり，長所としては患者と家族の相互関係が明瞭になり問題点が把握しやすいこと，扱う問題が制限されないことなどであり，一方短所としては費用対効果の面で劣ったり，他家族による支援的な雰囲気が得られないことなどがある．

家族セッションでは，教育的部分から入ると始めやすい．しばらくすると，家族間のコミュニケーションや患者の行動が問題として提出されてくる．この出されてくる問題点に対して問題解決法を援用する．

問題解決法では，まず課題の設定が重要で，より現実的な課題の設定がなされるように配慮する．例えば，「あの子はだらしがない」という言葉（感情が入り批判的に表出される）を「寝室だけでもきれいに片付けてくれたらいいんだけど」といったように言い換えてもらうことが重要である．つまり，治療者と家族がともに考えを出していけるような具体的な目標を立てるように，治療者は家族に助言しなくてはいけない．時に治療者がモデル的な役割をとる

必要がある．多くの問題が持ち出されたときには優先順位を決め，あれこれ話題を変えないようにする．最も優先順位の高い問題が決まれば，治療者は次に，問題解決策を家族に出してもらう．解決策はブレーンストーミングの要領でできる限り出してもらい，良否の判断をはさんではいけない．次に，解決策の1つひとつについて長所と短所を検討する．最後に，その中の1つを家族全員に選んでもらう．家族メンバーが好ましい解決策に自発的に到達しえない場合には，批判的でないなど，感情表出が低められるような解決策に治療者が巧みに導く．次に，解決策の実行にはどのような障害がありそうかを予測してもらう．また誰が，どのように，誰に，どこで，いつ，といった行動要綱を明確にする．以上の解決策の実行を依頼し，次回セッションで振り返りを行う．セッションのたびに問題解決を抜きにして気晴らしをして終わる，ということがないように心がけるべきである．

以上の過程を通じて，困難と思えた問題に自分たちの力で対処できたという思いを家族は得ることができる．批判的でなく過度に依存し合うこともない雰囲気の中で，冷静に問題に対処できるという体験が重要で，家族全体の対処技能が向上する．そのことで，患者の精神状態の安定が得られ，職業や対人的な機能が高まる．

● 文献

1) Kuipers L, et al: Family Work for Schizophrenia; A Practical Guide. Gaskell Royal College of Psychiatrists, London, 1992（三野善央，他訳：分裂病のファミリーワーク．星和書店，1995）[E]
2) 三野善央，他：保健所における精神障害者家族教室．日公衛誌 44:364-371, 1997 [D]
3) Zubin J, Spring B: Vulnerability; a new view of schizophrenia. J Abnorm Psychol 86:103-126, 1977 [E]
4) Leff J, et al: Expressed Emotion in Families; Its Significance for Mental Illness. Guilford Press, New York, 1985（三野善央，他訳：分裂病と家族の感情表出．金剛出版，1991）[E]
5) 三野善央，他：家族病因論と感情表出（EE）研究．石郷岡純（編）：精神疾患100の仮説．pp59-62, 星和書店，1998 [E]
6) Mino Y, et al: Training in evaluation of expressed emotion using the Japanese version of the Camberwell Family Interview. Acta Psychiatr Scand 92:183-186, 1995 [C]
7) Brown GW, et al: Influence of family life on the course of schizophrenic disorders; a replication. Br J Psychiatry 121:241-258, 1972 [C]
8) Vaughn CE, et al: The influence of family and social factors on the course of psychiatric illness. Br J Psychiatry 129:125-137, 1976 [C]

9) 伊藤順一郎, 他：家族の感情表出(EE)と分裂病患者の再発との関連—日本における追試研究の結果. 精神医学 36:1023-1031, 1994 [C]
10) Tanaka S, et al: Expressed emotion and the course of schizophrenia in Japan. Br J Psychiatry 167:794-798, 1995 [C]
11) Bebbington P, et al: The predictive utility of expressed emotion in schizophrenia; an aggregate analysis. Psychol Med 24:707-718, 1994 [A]
12) Mino, et al: Expressed emotion of families and negative/depressive symptoms in schizophrenia; a cohort study in Japan. Schizophr Res 34:159-168, 1998 [C]
13) Otsuka T, et al: Symptoms and social adjustment of schizophrenic patients as evaluated by family members. Acta Psychiatr Scand 89:111-116, 1994 [D]
14) Inoue S, et al: Expressed emotion and social function. Psychiatry Res 72:33-39, 1997 [D]
15) Leff J, et al: A controlled trial of social intervention in the families of schizophrenic patients. Br J Psychiatry 141:121-134, 1982 [B]
16) Falloon IH, et al: Family management in the prevention of exacerbation of schizophrenia; a controlled study. N Engl J Med 306:1437-1440, 1982 [B]
17) Leff J, et al: A trial of family therapy v. a relatives' group for schizophrenia. Br J Psychiatry 154:58-66, 1989 [B]
18) McFarlane WR, et al: Multiple-family groups and psychoeducation in the treatment of schizophrenia. Arch Gen Psychiatry 52:679-687, 1995 [B]
19) Schooler NR, et al: Relapse and rehospitalization during maintenance treatment of schizophrenia; the effects of dose reduction and family treatment. Arch Gen Psychiatry 54:453-463, 1997 [B]
20) 井上新平：家族感情表出と心理教育的家族療法—これまでの諸研究. 精神科診断学 4:321-331, 1993 [E]
21) Lincoln TM, Wilhelm K, Nestoriuc Y: Effectiveness of psychoeducation for relapse, symptoms, knowledge, adherence and functioning in psychotic disorders: a meta-analysis. Schizophr Res 96:232-245, 2007 [A]
22) Agara AJ, Onibi OE: Effects of group psychoeducation(GPE) on compliance with scheduled clinic appointments in a neuro-psychiatric hospital in southwest Nigeria: a randomized control trial(RCT). Ann Acad Med Singapore 36:272-275, 2007 [B]
23) Morken G, Grawe RW, Widen JH: Effects of integrated treatment on antipsychotic medication adherence in a randomized trial in recent-onset schizophrenia. J Clin Psychiatry 68:566-571, 2007 [B]
24) Dowrick C, et al: Problem solving treatment and group psychoeducation for depression; multicentre randomized controlled trial. BMJ 321:1450-1454, 2000 [B]
25) Geist R, et al: Comparison of family therapy and family group psychoeducation in adolescents with anorexia nervosa. Can J Psychiatry 45:173-178, 2000 [B]
26) Birchwood M, et al: Families coping with schizophrenia; coping styles, their origins and correlates. Psychol Med 20:857-865, 1990 [D]
27) Platt S: Measuring the burden of psychiatric illness on the family; an evaluation of some rating scales. Psychol Med 15:383-393, 1985 [E]
28) 大島 巌, 他：精神分裂病者を支える家族の生活機能と EE(Expressed Emotion)の関

連. 精神経誌 96:493-512, 1994 [D]
29) Scazufca M, et al: Links between expressed emotion and burden of care in relatives of patients with schizophrenia. Br J Psychiatry 168:580-587, 1996 [D]
30) Barrowclough C, et al: Appraisal, psychological adjustment and expressed emotion in relatives of patients suffering from schizophrenia. Br J Psychiatry 171:26-30, 1997 [C]
31) Shimodera S, et al: Expressed emotion and family distress in relatives of patients with schizophrenia in Japan. Compr Psychiatry 41:392-397, 2000 [D]
32) Treatment of schizophrenia 1999. The expert consensus guideline series. J Clin Psychiatry 60(Suppl)11:3-80, 1999（大野 裕 訳：エキスパートコンセンサスガイドラインシリーズ：精神分裂病の治療 1999. ライフサイエンス, 2000）[E]
33) Shimodera S, et al: Expressed emotion and psychoeducational intervention for relatives of patients with schizophrenia; a randomized controlled study in Japan. Psychiatry Res 96:141-148, 2000 [B]
34) Falloon IR, et al: Family Care for Schizophrenia; A Problem-Solving Approach to Mental Illness. Guilford Press, New York, 1984 [E]
35) Linszen D, et al: Treatment, expressed emotion and relapse in recent onset schizophrenic disorders. Psychol Med 26:333-342, 1996 [B]
36) Bäuml J, Pitschel-Walz G, Volz A, et al: Psychoeducation in schizophrenia: 7-year follow-up concerning rehospitalization and days in hospital in the Munich Psychosis Information Project Study. J Clin Psychiatry 68:854-861, 2007 [B]
37) Mino Y, Shimodera S, Inoue S, et al: Medical cost analysis of family psychoeducation for schizophrenia. Psychiatry Clin Neurosci 61:20-24, 2007 [B]
38) 後藤雅博（編）：家族教室のすすめ方―心理教育的アプローチによる家族援助の実際. 金剛出版, 1998 [E]
39) 大島 巌：家族会との関わり方・支援方法. 伊藤順一郎, 他（編）：精神科リハビリテーション（I）援助技法の実際. pp143-169, 星和書店, 1995 [E]
40) Shimodera S, et al: Critical comments made to schizophrenic patients by their families in Japan. Compr Psychiatry 39:85-90, 1998 [D]
41) Yamaguchi H, Takahashi A, Takano A, et al: Direct effects of short-term psychoeducational intervention for relatives of patients with schizophrenia in Japan. Psychiatry Clin Neurosci 60:590-597, 2006 [B]

〈下寺信次〉

C 認知行動療法

1. 概説

a. 認知行動療法とは

　認知行動療法は Eysenck による行動療法の提言があって以来実証的研究が積み重ねられ，歴史は浅いものの比較的エビデンスが明確になってきた精神療法の1つである．

　認知行動療法の1つの潮流は Beck の認知療法に端を発している．Beck の抑うつ理論では，体験するストレッサーとその結果生じる感情の過程に認知を想定した．認知の過程は「自動思考」，「推論」，「抑うつスキーマ」の3つのファクターからなり，ストレッサーとしての出来事が直接抑うつ感情を生み出しているのではなく，その出来事をどのように解釈するか（認知するか）が抑うつを生み出していると考える．認知療法はこれまでうつ病，不安障害，強迫性障害，パニック障害などの諸症状に対して適用され効果が認められた．

　また認知行動療法には，学習理論に基づきより望ましい行動を獲得することを目的とする側面もあり，行動療法の歴史と発展から大きな影響を受けている．初期の行動療法では「刺激-反応」という単純な関連の中で行動をとらえていたが，1970年代に入り Bandura らの理論によって行動表出の背景にある個人の認知，すなわち個人が刺激をいかに「解釈」し，結果を「予期」しているか，という面が重要視されるようになり，行動療法から認知行動療法への発展が促された．Bandura の社会学習理論が認知行動療法の理論の発展に与えた影響は大きなもので，古典的な行動療法から認知行動療法への発展を促したといわれている．Bandura は「人は単に刺激に反応しているのではない．刺激を解釈しているのである．刺激が特定の行動の生じやすさに影響するのは，その予期機能によってである」と述べている[1]．ここでいう「解釈」とは，自分の経験していることを「自分自身がどのように解釈しているか？」ということを指しており，その後の行動を決定する大きな要因となるこの解釈に介入し，行動の変容を試みることが認知行動療法の本質である．

　坂野[2]は認知行動療法の3つの要素として，①治療の標的を行動の変化のみでなく信念や思考様式といった個人の認知変容にも置く，または認知の変容をきっかけとして行動の変容もねらう，②治療の方略として行動的な技法

のみならず認知的な技法も用いる，③行動と認知の両者を治療効果の評価対象とする，を挙げている．このように認知行動療法は認知面と行動面の双方が治療ターゲットになっているが，おのおのの治療手法によって認知および行動のどちらにどの程度の重心が置かれるかに差がある．

認知行動療法として，具体的には論理情動行動療法(rational emotive behavior therapy, Ellis)，モデリング療法(Bandura)，自己教示訓練(Meichenbaum)，セルフモニタリング(McFall)，認知行動変容(cognitive behavior modification, Meichenbaum)などさまざまな手法が開発され，わが国にも紹介されてきた．現在精神科リハビリテーションの現場に広く普及している社会生活技能訓練やうつ病への認知行動療法(Beck)なども含めて，これらを広く認知行動療法と総称するようになっている．

また池淵[3]は統合失調症の包括的治療の視点から認知行動療法のおもな標的を①ストレスの緩衝剤となる温かで安定した対人関係をもつためのスキル，②当面のストレス状況に対処するためのスキル(例えば苦手な状況を回避するためのスキル)，③精神疾患のセルフマネジメント(服薬自己管理など)，④持続的な精神病症状への対処技能，⑤当事者をとりまく環境や環境との相互作用への介入，⑥認知プロセス(認知機能)の改善，の6つにまとめている．

この中で，①，②，③に対してはおもに社会生活技能訓練(以下，SST)や心理教育が効果的であるだろう．⑤に対しては家族介入や包括型地域生活支援プログラム(ACT)が，⑥に関しては高次脳機能障害のリハビリテーションの流れを受けて，近年統合失調症の認知機能障害にも応用されるようになった認知機能リハビリテーションが有用と考えられる．そして認知行動療法は④に対する介入としてその役割が期待される．これまで認知行動療法は自発性や意欲の低下，自己効力感の低さなどの陰性症状が標的とされていたが，1990年代以降イギリスを中心に幻覚や妄想などの陽性症状に対して積極的に適用され，その効果が報告されるようになってきている．つまり統合失調症という疾患全体にアプローチするというよりも，統合失調症の症状別にアプローチする認知行動療法が開発されてきているのである．

b. 陽性症状に対する認知行動療法

統合失調症には，抗精神病薬による十分な薬物療法を行っても，持続する幻覚や妄想が認められる症例が約20%存在するといわれ[4]，薬物療法抵抗性の幻覚・妄想症状への介入は統合失調症治療の大きな課題の1つである．

図 19 ABC図式からみた妄想・幻覚

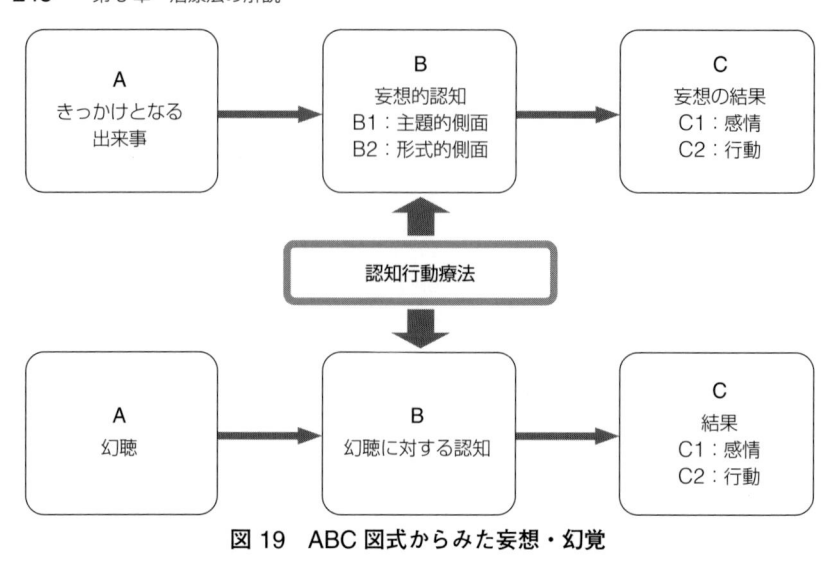

　幻覚, 妄想に対する認知行動療法では, ① 幻覚, 妄想を誤った信念から発生する病理現象ととらえ, ② 陽性症状によって引き起こされた苦痛や自尊心の低下を改善させることによって陽性症状に間接的に影響を与えること, ③ 心理教育を重視すること, の3つの原則が重要であるといわれている[5].

　Chadwick ら[6]は, 妄想を ABC 図式で整理している(図19). A は出来事(Activating events), B は認知(Beliefs), C は感情・行動(Consequences)である. 例えば被害妄想は「家の外で車のクラクションが鳴った」という出来事(A)に対して, 「彼らは私を狙ってやってきた. 私を殺すためにやってきた」という妄想的認知(B)が出現し, その結果「恐怖, 怒り」の感情(C1)や「家から逃げ出す」という行動(C2)が生じる(図20). 認知行動療法をこの図式に当てはめれば, B の認知に介入し, それを変化させることで感情や行動を改善させる治療であると考えられる.

　幻聴についても, ABC図式による把握が有用である. 例えば「彼を殴れ」という幻聴(A)が聴こえてきたときに, 「神が私を陥れようとしている」と悪意的に認知(B)したならば, 結果として「不安」という感情(C1)や「部屋を出ない」という抵抗行動(C2)が生じることになる(図21). この際に重要なことは幻聴の内容がポジティブかネガティブかということと, 幻聴に対する認知が善意的か悪意的かということに直接的な関連がないということであり, 一方

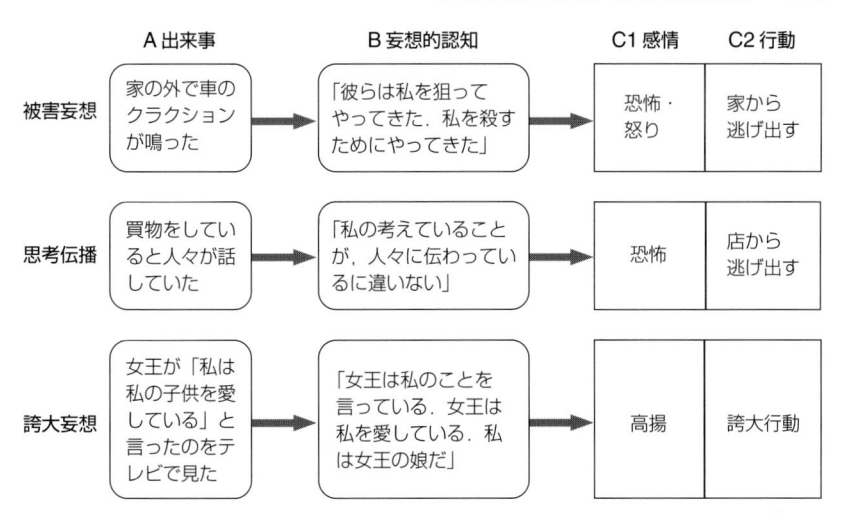

図20 ABC図式からみた妄想

	A 出来事	B 妄想的認知	C1 感情	C2 行動
被害妄想	家の外で車のクラクションが鳴った	「彼らは私を狙ってやってきた．私を殺すためにやってきた」	恐怖・怒り	家から逃げ出す
思考伝播	買物をしていると人々が話していた	「私の考えていることが，人々に伝わっているに違いない」	恐怖	店から逃げ出す
誇大妄想	女王が「私は私の子供を愛している」と言ったのをテレビで見た	「女王は私のことを言っている．女王は私を愛している．私は女王の娘だ」	高揚	誇大行動

〔Birchwood M：精神分裂病の認知行動療法．丹野義彦（編著）：認知行動療法の臨床ワークショップ1．p100, 表5–1, 金子書房, 2002を参考に作成〕

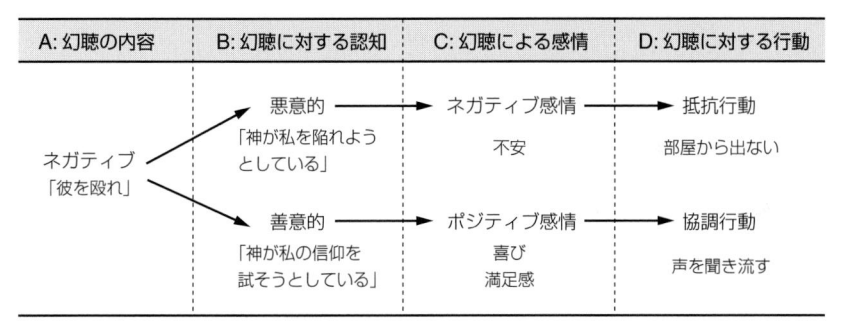

図21 ABC図式からみた幻聴

A：幻聴の内容	B：幻聴に対する認知	C：幻聴による感情	D：幻聴に対する行動
ネガティブ「彼を殴れ」	悪意的「神が私を陥れようとしている」	ネガティブ感情 不安	抵抗行動 部屋から出ない
	善意的「神が私の信仰を試そうとしている」	ポジティブ感情 喜び 満足感	協調行動 声を聞き流す

〔Birchwood M：精神分裂病の認知行動療法．丹野義彦（編著）：認知行動療法の臨床ワークショップ1．p106, 表5–4, 金子書房, 2002を参考に作成〕

幻聴に対する認知と結果としての感情，行動には強い関連があるということである．つまり，幻聴に対する認知が悪意的であればネガティブな感情が起こり，抵抗行動を起こすことになるが，認知が善意的であればポジティブな感情となり協調行動が生じるということになる．Birchwoodらはこの考え方から，幻聴に対する認知に介入を行い，ネガティブな感情や抵抗行動を減少

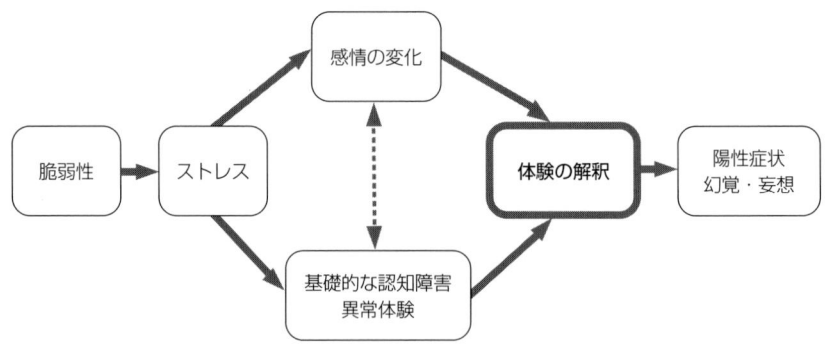

図 22　陽性症状の認知モデル
〔Garety P：統合失調症への認知行動療法．丹野義彦, 坂野雄二, 長谷川寿一, 他（編著）：認知行動療法の臨床ワークショップ 2. p141, 図 5–1, 金子書房, 2004 より改変引用〕

させることが可能であることを示している[7]．

　Garery ら[8]はストレス脆弱性仮説を基に，「統合失調症の陽性症状の認知モデル」を提唱している．このモデルでは，脆弱性を抱える人が生活上でストレスを受けると感情に変化をきたしたり，認知的な変化が生じ，それに対する解釈や意味づけによって陽性症状（幻覚・妄想）に発展するかどうかが決まっていくと考える（図 22）．

　例えばある人がストレス状況下でなんらかの精神病的な体験をしたとしても，「自分がどこかおかしくなっているのだ」と解釈すれば精神病へと発展することはないが，もし体験を「何か自分を陥れようとする陰謀が行われているのだ」と解釈してしまうと，それは妄想に発展していく．つまり精神病症状を呈するかどうかは，体験の解釈の仕方が鍵になると考えることができる．Garety らはこのような理論をもとに，体験への解釈（認知）に介入する認知行動療法を実践し，効果を上げている．

　Kingdon と Turkington[9]は感覚遮断や断眠によって生じる精神病様症状を例に挙げ，精神病理症状と正常体験の間には連続性があるという考え方を示した．例えば妄想は「妄想 ⇔ 支配観念 ⇔ 確固たる信念」という連続性があり，幻覚も「幻覚 ⇔ 偽幻覚 ⇔ 錯覚 ⇔ 正常の知覚体験」の連続性がある．このように精神病体験はストレス状況下でみられる体験が誇張され極端な形になったものと解釈し，このような説明法を「正常類似体験・比較説明法（normalizing rationale）」と呼んだ．そして認知行動療法を行う際にこの説明法を取り入れ

ることで，精神症状の改善，服薬のアドヒアランスの向上，社会適応の向上などにつながるとしている．

c. 早期介入，発病予防のための認知行動療法

精神病未治療期間(DUP)が長期になるほど統合失調症の予後が悪化するという研究報告[10, 11]から，発症ハイリスク群に対する早期介入研究がオーストラリア，ドイツ，米国，イギリスなどで近年盛んに行われている．これらの研究では，いかにしてハイリスクの者を予測するか？ ということと，どのように介入して発病を予防するか？ がおもに論じられている．介入方法としては薬理学的介入と心理学的介入が試みられているが，精神病性の前駆期の症状では抑うつや不安などの気分に関連した症状が優勢であることや，本人や家族が受け入れやすい治療であることから，前駆期の心理学的介入として認知行動療法が推奨されている．

McGorryらも，早期介入において認知行動療法は薬物療法よりも受け入れられやすく，対象者の中には心理療法のみで対処可能な場合もあることを報告している[12]．

2. 適応と効果

a. 認知行動療法の適応

前述のように認知行動療法の標的症状は統合失調症の陰性症状から陽性症状まで幅広く，どの症状に焦点を当てるかによって用いる認知行動療法の技法も変わってくる．対人関係保持能力や社会機能の改善には，SSTのような行動面への介入に重点を置いた技法が有用である．陽性症状に焦点を当てる場合には，妄想への確信などの認知面により重点を置いた認知行動療法が適用される．

幻覚，妄想などの陽性症状の改善を目的とした場合，本人に症状に関する認識が十分にあり，また治療者との治療関係が構築されていることが重要な条件となるため，安定期～回復期において適応されることが多くなるであろう．実際米国精神医学会治療ガイドライン[13]では，認知行動療法は安定期において有効性が実証されている心理社会的療法の1つとして推奨されている．

一方，早期介入，発病予防の観点から，統合失調症の発症リスクが高い人が，助けを求める行動を起している際には，その時点で認知行動療法を適応

することも大切である[14]．さらに安定期～回復期においては再発予防が重要になるが，そのために認知行動的に再発の注意サイン（警告症状）をモニタリングしておくことは，再発や再入院のリスクを減少させると考えられる．

b. 認知行動療法の効果研究

近年認知行動療法に関しては数多くの実証的な効果研究が発表されており，効果に関するレビューもすでにいくつか発表されている．多くの研究は薬物療法抵抗性の陽性症状に対する認知行動療法のある程度の有効性を認めている．

コクラン・ライブラリーを検索すると，システマティックレビューとして"Cognitive behaviour therapy for schizophrenia"が完成している[15]．2004年に更新されたこのレビューでは厳格な基準のもと，統合失調症の認知行動療法の効果に関して19研究（30文献）が採択され，これらのデータから効果が解析されている．結果として，認知行動療法と標準的ケアの組み合わせは，標準的ケアのみと比較して再発や再入院率の有意な減少は認められなかったものの，長期在院のリスクを減少させる効果は認められた．また認知行動療法は精神症状に対して少なくとも短期的には効果的であり，統合失調症をもつ人に価値のある治療であると結論している．

2004年に発表された米国の統合失調症のPatient Outcome Research Team（PORT）による報告[16]では，Family Intervention（家族介入），Supported Employment（援助付き雇用），Assertive Community Treatment（ACT；包括型地域生活支援プログラム），Skills Training（技能訓練），Cognitive Behaviorally Oriented Psychotherapy（認知行動指向の精神療法），Token Economy Intervention（トークン経済介入）の6つが有効性の高い心理社会的療法として推奨されている．その中でCognitive Behaviorally Oriented Psychotherapyは，適切な薬物療法を受けているにもかかわらず，持続する精神病症状を有する患者に対して，薬物療法に付加して行われることが推奨されている．さらに，治療者と患者との間で疾病への理解が共有されていること，標的とする症状が同定されていること，精神症状に対処するための特定の認知および行動上の方法を見つけていくこと，などが認知行動療法の重要なポイントとして示されている．

Pillingら[17]は1999年までに発表された8つの認知行動療法のランダム化比較臨床研究をメタアナリシスし，認知行動療法が治療抵抗性の精神症状に効果的であること，他の治療法と比較してその効果は治療後最大18か月間持

続していたこと，さらに標準的ケアよりも治療のドロップアウトが少なかったことなどを報告している．

Dikerson[18]は認知行動療法の効果を検討した20の臨床研究を解析し，認知行動療法が精神症状全般，特に幻聴の改善に有効であると報告するとともに，薬物療法やその他の心理社会的療法との相互作用に関する研究の必要性を指摘している．

Bustilloら[19]は統合失調症に対する心理社会的療法として家族療法，ケースマネジメント，SST，援助付き雇用，認知行動療法などの最近の研究に関するレビューを発表している．その中で認知行動療法は5研究による検討が行われ，結果として薬物療法抵抗性の幻覚，妄想に対して有効性が報告されている．

個々にも優れた認知行動療法の効果研究が多く報告されている．

Tarrierら[20,21]は慢性統合失調症に対する認知行動療法の効果を検討した．対象は通院中の統合失調症またはその周辺疾患と診断された87人で，対象を認知行動療法＋通常治療群，支持的カウンセリング＋通常治療群，通常治療のみ群の3群に無作為に割り付けた．認知行動療法はストレス対処法の強化，問題解決トレーニング，再発リスクの軽減の方策が実施された．結果として認知行動療法を行った群は症状発現数や重症度に改善が認められ，通常治療のみ群よりもそれらの改善度が高かった．また臨床的改善が認められた患者数は認知行動療法群が最も多く，症状の再燃した者もいなかった．

Drury，Birchwoodら[22-24]は認知行動療法とレクリエーション療法との比較研究を報告している．対象は入院中の統合失調症およびその周辺疾患の患者62人で，対象を無作為に認知行動療法群とレクリエーション群に割り付けた．認知行動療法は個別のセッションとグループセッションの両方で構成され，陽性症状への対処法や負の信念の変容，対人関係技能などへの介入が行われた．その結果，介入7週目以降の陽性症状の評価スコアが認知行動療法群で有意に改善しており，その効果は9か月後も持続していた．さらに5年後の追跡時点では，再発率や陽性症状重症度などは両群で有意差を認めなかったが，疾病を自己コントロールできる感覚は認知行動療法群で有意に高く，再発者の陽性症状の重症度は認知行動療法群のほうが有意に軽度であった．

Garety，Kuipersら[25-27]はロンドン在住の60人の統合失調症またはその周辺疾患の患者を対象にした効果研究を行っている．対象者は少なくとも1つの薬物療法抵抗性の精神症状が持続している者で，無作為に認知行動療法＋

標準的ケア群と標準的ケアのみ群に割り付けられた．認知行動療法は精神症状への対処技能の獲得，信念の修正などの内容で実施された．介入の結果，BPRS で評価される精神症状の有意な改善を認め，この傾向は 18 か月後の追跡時点でも認められた．また，認知行動療法群では治療からの脱落率は有意に低く，かつ治療への満足度も高かった．

Granholm ら[28]は中高年の慢性期統合失調症の患者 76 人を対象にした効果研究を行っている．対象者は無作為にグループによる認知行動的スキルトレーニングを行う群と通常治療群に割り付けられ，介入は 24 週間にわたり行われた．結果は認知行動的スキルトレーニングを行った群では社会機能や病識の改善が認められ，陽性症状の改善度と病識の改善には関連が認められた．

Valmaggia ら[29]は入院中の慢性期統合失調症の患者を対象に，認知行動療法と支持的カウンセリングの比較研究を行っている．両群ともに熟達した心理士が治療を担当し，16 週間の介入を行ったところ，介入終了時には治療抵抗性の幻聴と病識が認知行動療法群で改善していたが，6 か月後の追跡時まで効果は持続していなかった．この結果から認知行動療法は短期的には精神症状に効果的な治療であるとしている．

Turkington ら[30]は地域生活をしている 422 人の統合失調症をもつ者を対象に，短期認知行動療法と通常治療の比較検討を報告している．介入は community psychiatric nurse(CPN)によって行われた．その結果，全般的な精神症状，病識，抑うつなどの改善が認められ，自殺企図の危険性は増加しなかった．このことから，短期認知行動療法は CPN によって安全かつ有効的に実施できると結論づけている．

Rector ら[31]は持続性の陽性症状，陰性症状をもつ統合失調症患者 42 人を対象に認知行動療法の効果を検討した．認知行動療法は個別に 6 か月(20 セッション)実施され，通常治療と比較検討された．介入後の評価では，認知行動療法を行うことによって陽性症状，陰性症状および全般的精神症状に臨床的な効果が認められた．通常治療との比較で最も明らかな効果が認められたのは，6 か月後の追跡時における陰性症状の改善であったと報告されている．

3. 実際の治療法

a. 幻覚・妄想に対する認知行動療法の実際

イギリスを中心に発展してきた幻覚，妄想に対する認知行動療法は，個別

表 35　認知行動療法の 6 つの段階

1) ラポールの形成と問題のアセスメント
2) ストレス対処と症状対処法の検討
3) 精神病症状のフォーミュレーション(定式化)
4) 妄想と幻覚への介入
5) 自尊心の低下や抑うつ，不安に対する治療
6) 再発予防

〔Garety P：統合失調症への認知行動療法．丹野義彦，坂野雄二，長谷川寿一，他(編著)：認知行動療法の臨床ワークショップ 2. p148, 表 5-4, 金子書房, 2004 より改変引用〕

に行われていることが多い．

　Garety らの認知行動療法は 1～2 週に 1 回の頻度で 1 回約 50 分，治療期間は約 9 か月として実施されている[32]．治療者の条件はうつ病や不安障害に対して認知行動療法のトレーニングを受けたことがあることを原則としており，対象は薬物療法抵抗性の持続した幻覚，妄想がある者が最もよい適応であるとしている．その他にも再発リスクの高い者，発病まもない初回エピソードの者なども対象に介入を行っている．

　治療は大まかに 6 段階から構成されており，まず治療関係の確立(ラポールの形成)と現在の精神病体験について聴取し，対象者のもつ問題のアセスメントを行う．次にストレスとなる出来事に対する対処法を検討する．ストレスは自分自身の幻覚や妄想であることもある．第 3 段階では陽性症状の認知モデル〔図 22 (p.250)参照〕をもとに作成されたフォーミュレーションシートにより精神症状の定式化を行う．このとき対象者とよく話し合いながら，できるだけ対象者自身が定式化の作業を行うことが重要である．

　第 4 段階は妄想，幻覚への介入を行う．妄想や幻覚の本人にとっての意味を話し合いながら，妄想を思いついた根拠，妄想が正しいと思う根拠，妄想によって生じる感情や行動などを明らかにしていく．そして最終的には妄想的な解釈に対して，本人がこれまでとは違う見方，何か役に立つような別の説明ができるように導いていく．第 5 段階ではリフレーミングの技法を用いて自分自身に対する否定的な見方や失われた自信を回復するように働きかけ，不安や抑うつを軽減させるように努める．最後の第 6 段階では再発防止のために，再発の誘因，再発の注意サイン，再発予防の方法などを整理していく(表 35)．

　統合失調症の認知行動療法を行ううえで重要になるポイントとしては，①

表 36　幻聴の認知行動療法

1) 信念を支持している証拠を調べる
2) 信念と矛盾する証拠を見つける
3) 直接的でなく間接的な方法で矛盾に気づかせる（コロンボ的アプローチ）
4) 信念が間違っていると仮定する
5) 幻聴をコントロールできるか実験してみる
6) 幻聴の予言が当たるか検証する
7) 対人関係スキーマの変容

〔Birchwood M：精神分裂病の認知行動療法. 丹野義彦(編著)：認知行動療法の臨床ワークショップ 1. p104, 表 5-2, 金子書房, 2002 より抜粋引用〕

患者1人ひとりのニーズに合わせて柔軟に進め，テーラーメイドの治療をめざす，②治療関係が最も大切である，③患者の苦痛を和らげることが治療の第1目標，④常に共感を示す，⑤争わず協調的に接する・患者の安心できる環境の中で協力しながら話し合う，⑥十分な治療関係ができたらフォーミュレーションを使って幻覚や妄想を丁寧に優しく扱う・妄想や幻覚を変容しようと急ぎすぎない・治療者のやり方を押しつけない，⑦治療のターゲットは感情(抑うつ，不安)におく，という7点が挙げられている．

　これらのポイントは，他の認知行動療法の治療者達の指摘する留意点と共通している部分も多い．Birchwoodは統合失調症の認知行動療法を行うときには対象者の考え方がどの程度合理的であるかについて話し合うことが基本であり，対象者の信念を真剣に受け止めること，動機づけが大切であること，十分な協力関係を築くことなどが治療上のポイントであるとしている．

　Birchwoodらによる幻聴の認知行動療法の手順を**表36**に示した[7]．はじめに信念を支持している証拠を調べ，次に信念に矛盾する証拠がないか見つけていく．3番目には間接的な方法で矛盾がどうして生じているのか探っていく(コロンボ的アプローチ)．

　4番目は信念が間違っていると仮定してみることで，これは「もしその証拠が仮に間違っているとしたら，それをそのように説明できるか？」を本人に考えてもらう．5番目は「幻聴をコントロールできるか実験してみる」である．幻聴はコントロールできず服従せざるをえないと考えている場合に，幻聴をコントロールする方法を考えることは有用である．6番目は「幻聴の予言が当たるか検証する」ことで，単純な予想を立ててそれを検証してもらう．最後は

(4条件)

不安　孤立
過労　不眠

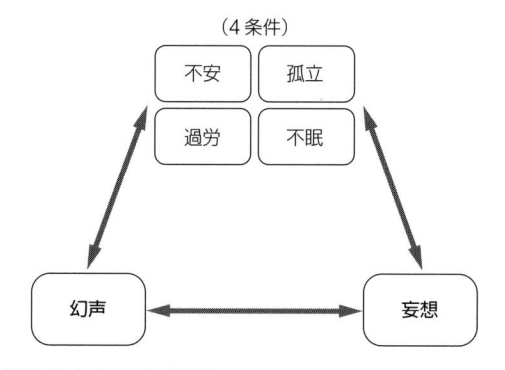

幻声 ⇔ 妄想

図 23　幻声がもたらす悪循環
（原田誠一：統合失調症の治療～理解・援助・予防の新たな視点.
p32, 表 4, 金剛出版, 2006 を参考に作成）

「対人関係スキーマの変容」である．Birchwood らは幻聴が実際の対人関係を反映しており，対人関係スキーマが幻聴に対する信念や抑うつをもたらしているという研究結果から，対人関係への介入を重要視している．実際，対人関係スキーマの変容を目的とした認知行動療法によって，幻聴に対する苦痛の改善や，命令幻聴に従う行動の減少が認められている[33]．このことは幻聴をもつ人の対人関係や社会的状況にも配慮した支援を施すことの重要性を示唆するものであり，医師や心理士のみならず，看護師やその他の精神科スタッフによる包括的な治療と援助が必要であるという考えにもつながるであろう．

b. わが国での認知行動療法

本邦でも原田は幻声に対する独自の認知療法を構築し効果を上げている[34,35]．原田は幻覚，妄想の出現に際して「不安，孤立，過労，不眠の 4 条件が重なりしばらく続くと誰でも幻覚・妄想を体験することがある」と説明している（図 23）．この説明法は Kingdon, Turkington らの正常類似体験・比較説明法と期せずして共通している点も多い．

原田はこの説明法を用いて，幻声への認知療法的接近法を体系化している．この方法は ① 準備段階 → ② 検討段階 → ③ 定着段階の 3 段階で構成されている．準備段階ではまず幻声の素材が自分自身の思考にあることを伝え，次に幻声の成因(不安，孤立，過労，不眠)について説明する．さらに幻声によって妄想が生じ混乱が増すこともあるなど，幻声による悪影響を説明し，幻声

は薬物療法や対処法によって軽減させることが可能であることを伝える．

検討段階では，準備段階での治療者の説明と本人の実感との合致の程度を検討していく．そして幻声の内容に拘泥しないほうがよいことを説明する．さらに幻声の成因の有無や，幻声の性質を検討したりする．

最後の定着段階になると，それまでの幻声についての説明や検討を繰り返すことで，幻声に対する未知性や影響力が減り，幻声を客体化できるようになる．幻声に伴って生じていた妄想も軽快する．さらに幻声の素材や成因について本人が適切に理解できていれば，再発のときに幻声に伴う混乱や苦痛が小さく，回復も早くなる可能性があることを原田は指摘している．

このような統合失調症に対する認知行動療法の実践や実証的研究が，わが国でも今後ますます発展し，エビデンスが積み重ねられていくことを期待したい．

● 文献

1) Bandura A: Self-efficacy: Toward a unifying theory of behavioral change. Psychological Review 84:191–215, 1997 [E]
2) 坂野雄二：認知行動療法．日本評論社，東京，1995 [E]
3) 池淵恵美：精神分裂病治療における認知行動療法の役割．丹野義彦（編著）：認知行動療法の臨床ワークショップ．pp121–146, 金子書房，2002 [E]
4) Kane J, Honigfeld G, Singer J, et al: Clozapine for the treatment-resistant schizophrenic. A double-blind comparison with chlorpromazine. Arch Gen Psychiatry 45:789–796, 1988 [B]
5) 石垣琢磨：認知行動療法からのアプローチ．統合失調症の臨床心理学．pp85–105, 東京大学出版会，2003 [E]
6) Chadwick P, Birchwood M, Trower P: Cognitive Therapy for Delusions, Voices and Paranoia. Johon Wiley & Sons, 1996 [E]
7) Birchwood M：精神分裂病の認知行動療法．丹野義彦（編著）：認知行動療法の臨床ワークショップ 1. pp95–119, 金子書房，2002 [E]
8) Garety P, Kuipers E, Fowler D, et al: A cognitive model of the positive symptoms of psychosis. Psychological Medicine 31:189–195, 2001 [E]
9) Kingdon D, Turkington D（著），原田誠一（訳）：統合失調症の認知行動療法．日本評論社，2002 [E]
10) Crow TJ, Macmillan JF, Johnson AL, et al: The Northwick Park study of first episode schizophrenia:II. A randomized controlled trial of prophylactic neuroleptic treatment. Br J Psychiatry 148:120–127, 1986 [B]
11) Loebel AD, Lieberman JA, Alvir JM, et al: Duration of psychosis and outcome in first episode schizophrenia. Am J Psychiatry 149:1183–1188, 1992 [C]
12) McGorry PD, Yung AR, Phillips LJ, et al: Randomized controlled trial of interventions designed to reduce the risk of progression to first episode psychosis in a clinical sample with subthreshold symptoms. Arch Gen Psychiatry 59:921–928,

2002 [B]
13) 佐藤光源, 樋口輝彦, 井上新平(監訳):米国精神医学会治療ガイドライン コンペンディアム. 医学書院, 2006 [E]
14) French P, Morrison AP (著), 松本和紀, 宮腰哲生(訳):統合失調症の早期発見と認知療法. 星和書店, 2006 [E]
15) Jones C, Cormac I, Silveira da Mota Neto JI, et al: Cognitive behaviour therapy for schizophrenia (Review). Cochrane Review in The Cochrane Library, Update Software, Oxford, Issue 4, 2004 [A]
16) Lehman AF, Kreyenbuhl J, Buchanan RW, et al: The Schizophrenia Patient Outcomes Research Team(PORT): updated treatment recommendations 2003. Schizophr Bull 30:193–217, 2004 [E]
17) Pilling S, Bebbington P, Kuipers E, et al: Psychological treatments in schizophrenia: I. Meta-analysis of family intervention and cognitive behaviour therapy. Psychological Medicine 32:763–782, 2002 [A]
18) Dickerson FB: Cognitive behavioral psychotherapy for schizophrenia: a review of recent empirical studies. Schizophr Res 43:71–90, 2000 [A]
19) Bustillo J, Lauriello J, Horan W, et al: The psychosocial treatment of schizophrenia: an update. Am J Psychiatry 158:163–175, 2001 [A]
20) Tarrier N, Yusupoff L, Kinney C, et al: Randomised controlled trial of intensive cognitive behaviour for patients with chronic schizophrenia. Br Med J 317:303–307, 1998 [B]
21) Tarrier N, Yusupoff L, Kinney C, et al: Durability of effect of cognitive behavioural therapy in the treatment of schizophrenia: 12-month follow up. Br J Psychiatry 174:500–504, 1999 [B]
22) Drury V, Birchwood M, Cochrane R, et al: Cognitive therapy and recovery from acute psychosis: a controlled trial, I: Impact on psychotic symptoms. Br J Psychiatry 169:593–601, 1996 [B]
23) Drury V, Birchwood M, Cochrane R, et al: Cognitive therapy and recovery from acute psychosis: a controlled trial, II: Impact on recovery time. Br J Psychiatry 169:602–607, 1996 [B]
24) Drury V, Birchwood M, Cochrane R: Cognitive therapy and recovery from acute psychosis: a controlled trial, 3: Five-year follow-up. Br J Psychiatry 177:8–14, 2000 [B]
25) Garety P, Fowler D, Kuipers E, et al: London-East Anglia randomized controlled trial of cognitive-behavioural therapy for psychosis, II: Predictors of outcome. Br J Psychiatry 171:420–426, 1997 [B]
26) Kuipers E, Garety P, Fowler D, et al: London-East Anglia randomized controlled trial of cognitive-behavioural therapy for psychosis, I: effect of treatment phase. Br J Psychiatry 171:319–327, 1997 [B]
27) Kuipers E, Garety P, Fowler D, et al: London-East Anglia randomized controlled trial of cognitive-behavioural therapy for psychosis, III: follow-up and economic evaluation at 18 months. Br J Psychiatry 173:61–68, 1998 [B]
28) Granholm E, McQuaid JR, McClure FS, et al: A randomized, controlled trial of cognitive behavioral social skills training for middle-aged and older outpatients with chronic schizophrenia, Am J Psychiatry 162:520–529, 2005 [B]

29) Valmaggia LR, van der Gaag M, Tarrier N, et al: Cognitive-behavioural therapy for refractory psychotic symptoms of schizophrenia resistant to atypical antipsychotic medication. Randomised controlled trial. Br J Psychiatry 186:324–330, 2005［B］
30) Turkington D, Kingdon D, Turner T, et al: Effectiveness of a brief cognitive-behavioural therapy intervention in the treatment of schizophrenia. Br J Psychiatry 180:523–527, 2002［B］
31) Rector NA, Seeman MV, Segal ZV: Cognitive therapy for schizophrenia: a preliminary randomized controlled trial. Schizophr Res 63:1–11, 2003［B］
32) Garety P：統合失調症への認知行動療法．丹野義彦，坂野雄二，長谷川寿一，他(編著)：認知行動療法の臨床ワークショップ 2. pp137–187，金子書房，2004［E］
33) Birchwood M, Meaden A, Trower P, et al: The power of omnipotence of voices: subordination and entrapment by voices and significant others. Psychological Medicine 30:337–344, 2000［D］
34) 原田誠一：統合失調症の治療～理解・援助・予防の新たな視点．金剛出版，2006［E］
35) 原田誠一：幻声に対する精神療法の試み―患者の幻声体験のとらえ方に変化を与え，幻声への対処力を増すための認知療法的接近法．中安信夫(編)：分裂病の精神療法と治療8 治療と展開．星和書店，1997［E］

〈岩田和彦〉

D 職業リハビリテーション

　職業リハビリテーションに関する知識と技術は，最近に至って体系的な図書が刊行[1])されるなど，著しい発展と変化を遂げている．統合失調症の人に対する系統的な職業リハビリテーションもそうした中で例外ではなく，就労支援にかかわる多様な手法や技術の開発，新たな就労支援プログラムの開発，労働行政機関による精神障害者の雇用・就労対策の強化と多様な事業の展開などが行われてきている．
　地域生活の中で実践される就労支援では，有用とみなされる個別の要因ではなく，多様な要因が複雑に関与して相乗的な効果をもたらすことが多い．そのため，この分野でのガイドラインは，「理想的な実践(ベストプラクティス)」を証拠としたフィデリティ基準に準拠して策定されることも多い．

1. 職業リハビリテーションの進め方

　ILO(国際労働機関)第159号条約では，職業リハビリテーションを「障害者

が適当な雇用に就き，それを継続し，かつそれにおいて向上することができるようにすること，ならびに，それにより障害者の社会への統合または再統合を促進すること」と定義している．統合失調症の人に，こうした，仕事を得てそれに適応的に向上して社会的な統合に至るまでの就労支援を行う場合，いくつかの留意すべき点がある．

a. 働くことの意味
1) 心理・社会的価値
　就労支援を実施するための前提となるのは，精神障害のある人自身の働きたいというニーズや意欲である．働くことはさまざまな意味をもっているが，統合失調症の人を対象にした質的研究から次のことが指摘される[2,3]．すなわち，「将来は有能な人になること」，「人生を成功裏に乗り切っていけること」，「社会への帰属意識が開発されること」，「専門家の支援を受けて心身機能を維持すること」，「他者との意味のある人間関係をとおして活動的な役割を遂行すること」，「これまで以上に活動的になりたいという望みをかなえるもの」，「精神障害という疾病に対処する1つの手段」，「エンパワメントの感覚を開発してくれる手段」，「自分を肯定的に見ることを開発してくれる」，「自己開発をさらに追求する機会となる」，「生活の質(QOL)をさらに改善することができる」などである．

　このように，働くことを通して，精神障害のある人は自己効力感や有用感を肯定的に変化させることができ，自分が選択した人生の役割に満足と成功を得ることができる[4]．それゆえ，職業的な成果をもたらす就労支援のガイドラインは，回復(recovery)やエンパワメントに貢献する支援サービスを設計するうえからも重要となろう[5]．加えて，自己効力感は職務満足と成功の水準から予測しうること，仕事に参加して賃金を得ることは就職プログラムへの参加動機を高めること，労働時間を自分で調整できたほうがより長期間まで働く傾向にあること，自分で職を得た人は福祉的就労の経験しかなかったりまったく働いた経験のない人たちよりも雇用されていることを喜び，希望と一致した仕事を得た人は自分の職務への満足が高くて在任期間も長いこと，などが見出されている[2]．

2) 症状の改善
　働くことの意義はこれにとどまらず，最近では，精神疾患の症状改善にも

つながるとされる．特に，米国では包括型地域生活支援プログラム(assertive community treatment; ACT)や個別職業紹介とサポート(individual placement and support; IPS)の実践を通して保健・医療・福祉・労働などの多職種が協働する基盤が確立され，精神障害の治療やケースマネジメントと就労支援とを両立させることの有用性が指摘されている．例えば，米国で実施されている援助付き雇用に関するインターネットを活用した専門職認定研修コースでは，ACT や IPS のプログラムを，職場適応への援助と疾患の管理を統合した新たな支援形態として位置づけている[5]．働くことは，精神障害の再発の危険因子とはならず，むしろ，症状や生活機能の改善にも寄与すると期待されているのである．

これが可能となったのは，就労支援を医療的な支援と切り離すのではなく，服薬管理や家族支援などを含めた生活全体に向けた支援と一体的に取り組む体制ができたからだろう．就労支援と医療的支援の間には，こうした相互補完的な関係が生まれてきており，医療と労働の新しい連携のあり方への認識が深まってきている．

b. 就労を規定する要因

国際生活機能分類(ICF)の概念や職業リハビリテーションの概念モデル[1]とも符合させながら，統合失調症のさまざまな知見をもとに就労を規定する要因をまとめると，図 24 のようになる[6]．これは，個人的な要因としての「就労の準備性」，「職業選択の能力」，「職場定着の能力」に加えて，「職場の条件」や「支援チームのあり方」などの環境的な要因が大きく影響することを示している．つまり，精神障害の人の就労支援は，個体条件と環境条件の双方に焦点を当てながら，しかも継続性をもって行うことが不可欠である．

c. 就労支援の基本モデル

職業リハビリテーションの過程は，働くための準備訓練を行ってから就職や復職を考える「訓練−処遇(Train–Place)モデル」と，仕事に就いたあとで必要なことを訓練する「処遇−訓練(Place–Train)モデル」の 2 つの方向がある[7]．

従来の就労支援の方法は，基本的に Train–Place モデルに準じていたといえよう．だが，最近では Place–Train モデルに基づく実践が重視されつつある．特に，2006 年 5 月に米国保健省が公表した精神保健福祉分野の証拠に基づく実践を踏まえた 5 種類の「実践リソースキット」[8]のうち，就労支援に関

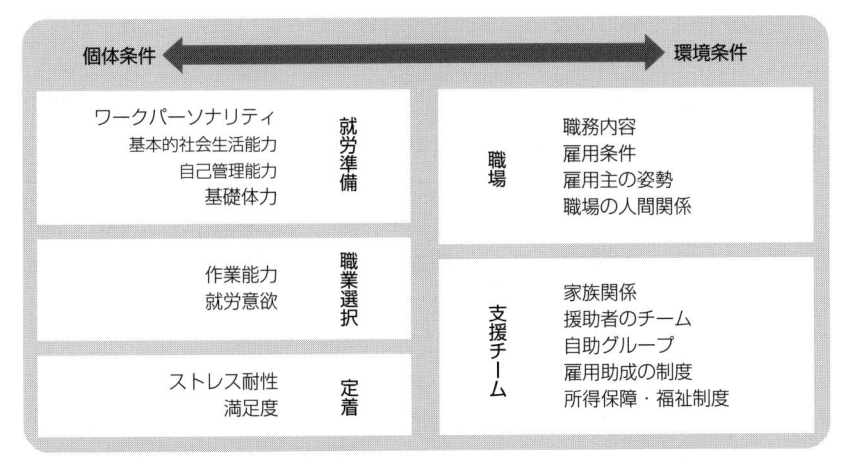

図24 精神障害者の就労規定要因
〔八木原律子, 寺谷隆子：精神障害者の就労支援における個体条件と環境条件. 野中猛, 松為信雄(編)：精神障害者のための就労支援ガイドブック. 金剛出版, 1998 より改変〕

個体条件		環境条件	
ワークパーソナリティ 基本的社会生活能力 自己管理能力 基礎体力	就労準備	職場	職務内容 雇用条件 雇用主の姿勢 職場の人間関係
作業能力 就労意欲	職業選択	支援チーム	家族関係 援助者のチーム 自助グループ 雇用助成の制度 所得保障・福祉制度
ストレス耐性 満足度	定着		

するキットは Place-Train モデルに即した援助付き雇用プログラムが紹介されている.

とはいうものの, Train-Place モデルは必ずしも排除されるものではない. 特にわが国では, 障害者自立支援法の施行で,「就労移行支援事業」をはじめとして福祉分野から雇用への移行支援の強化がはかられている. 障害のある人を一般雇用の場に送り込むのは, 支援者と事業所の双方にとっても容易なことではなく, そのため, 同モデルに基づいた福祉から雇用への段階的な移行支援プログラムを活用することもありうるからである[9].

d. 医療・保健領域の職業リハビリテーションの進め方

医療・保健領域と連携して精神障害の人の職業リハビリテーションを進める場合, 次のことが推奨されている[10].
(1) 疾病や症状の管理は, リハビリテーションを進める際の前提となる. 対象者が病名と障害の特性を理解したうえで, それを支援者(専門家, 家族)や事業所と共有して進めていくことが不可欠である.
(2) 病名の公表は, 状況に応じて使い分ける. 病名を明らかにすることで, 専門家の援助をオープンに受け入れることができ, 受診日の休暇などの

交渉を通じて無理のない仕事の仕方を設定できる．他方，公表することは，受け入れ事業所の減少，福祉的な就労場面の選択，低収入といった状況になりやすい．
(3) 本人と家族への心理教育を行う．心理教育プログラムは，疾病と治療についての正確な知識と情報を本人や家族に伝えて，日常的な困難への対処能力を高めることを目的としている．そうした障害特性を理解することは，職業リハビリテーションを進めるうえで不可欠である．また，障害者雇用にかかわる事業や制度についての情報などを，心理教育の中で提供することが望まれる．
(4) 対象者の選定や職業リハビリテーションの開始時期を検討する．対象者は，長期入院などで病状は安定しているが社会復帰に際してなんらかの日常的な支援を必要とする人，あるいは，比較的入院期間が短くて社会的能力が損なわれていない人，などである．特に後者の場合，急性症状が消退後の過剰な睡眠や意欲低下が著しい時期は避けるとともに，病状の変化に本人も周囲もすぐに対応がとれる疾病管理ができていることが必須となる．

2. 個別条件の効果

a. 個人特性と就労規定要因

図 24 で示した就労規定要因のうち，どのような個人的要因が就労の成果を規定するかについては，特に，2000 年以前のレビューで数多く指摘されている[11-13]．それらの全体をまとめると，以下のようになる[14,15]．
(1) 病前の職業歴は，就労の可能性を予測できる指標である．特に，発病前に就職して働いた経験があり，職務の遂行能力が高かったりキャリア形成につながる職業歴があったりすると，雇用の可能性が高まるとともに職務遂行の成績も良好である．また，実際の作業場面での実務技能の程度から職業的な成果を予測することができ，そうした作業遂行技能に焦点を当てた評価尺度は，就労可能性の指標となる．
(2) 社会的技能の水準からも，就労の可能性が予測できる．例えば，統合失調症の場合でもコミュニケーション能力が高いと雇用の可能性が高まる．だが，病院内や地域の施設や作業所などの非雇用的な場面，あるいは，日常生活の場面での社会的機能の状態だけから，職業的な成果を予測する

(3) 精神医学的な症状や診断名だけで就労の可能性を予測することは困難であり，医療的な支援だけでは実際の就労につながりにくい．ただし，DSM-IV の診断による陰性症状の程度は，雇用されるかどうかではなくて，実際の仕事の遂行能力や就職面接の成果などと強い相関関係がある．
(4) 認知機能の程度から，職業的な成果を予測することができる．認知機能の程度は実務作業の成績との相関が強く，また，作業成績の向上を予測する際の指標ともなる．
(5) 自己有用感(効力感)が高いほど，就労の目標に到達する可能性が高くなる．
(6) 実際の作業能力に対する訓練よりも，職業生活に焦点を当てた訓練のほうが有効である．例えば，通勤の指導，約束を遵守すること，上司の指示に従うこと，上司や同僚と報告・連絡・相談を密にすること，同僚との付き合い方などの訓練が重要である．また，こうした能力は，職場などの実際的な場面の中で評価することが妥当である．
(7) 特に証拠があるわけではないが，急性期や寛解前期の段階で就労場面に向かわせることは，再発の要因となる可能性がある．それゆえ，寛解後期を経た社会化の臨界期以降が，現実社会への訓練を開始する時期として適切である．
(8) 就労すること自体よりも，それを維持することのほうが困難である．そのため，作業への適応，職場への適応，職業生活への適応，余暇時間の過ごし方，転職の仕方などが就労支援の課題となる．その場合，すでに働いている仲間が加わったセルフヘルプグループ活動は有用性が高い傾向にある．

b. 認知障害に配慮した環境の整備

近年，統合失調症患者の認知機能の障害が社会機能の低下の基礎をなし，そのことが「生活のしづらさ」をもたらすことが明らかにされつつある[16]．その結果，「脆弱性-ストレスモデル」が共通の認識となり，① 精神症状に対する適切な薬物療法，② 社会生活技能の障害に対する生活技能訓練，③ 自己喪失による挫折感から救出するための精神療法，④ 社会的支持や家族機能の回復などによる社会的不利益の改善，などを必要に応じて統合的に組み合わせて実施することが，よい統合失調症治療の条件とされている[17]．

日常生活で生じている具体的な障害を，脳機能障害を踏まえながら多面的

かつ包括的にとらえると，① 事物の処理機能の障害，② 社会的認知の障害，③ 自己に対する認識の障害，④ 非特異的な日常生活上の障害，の4種類に分けることができる[18]．このことは，認知障害に対する有効なリハビリテーション技法として，実際に活用する機能の改善に焦点を当てながら包括的に取り組むことが有用であることを示す．また，そのためには，環境そのものを調整することが重要であり，機能障害があったとしても周囲の環境や対人関係を調整することで生活上の支障をきたさないようにする[19]．

こうした環境調整の視点から，障害のある人を雇用して職場適応に向けた職場環境のさまざまな取り組み事例を収集整理し，それらの多面的な認知障害に応じてデータベース化したのが，Job Accommodation Network（JAN）である[19,20]．これは，精神障害の人に対する環境整備の要点について，① 勤務中の体力維持，② 集中力の維持，③ 計画的な行動および締め切り遵守，④ 記憶障害，⑤ 上司との協調，⑥ 同僚との付き合い，⑦ ストレスや感情の制御，⑧ 労働時間の問題，⑨ 変化への対応，の領域別に項目化されている．ベストプラクティスをもとに構成された項目リストは，認知障害に対する職場環境の整備を進めるうえで有用だろう[19]．

3. 支援プログラムの成果

a. 援助付き雇用
1）援助付き雇用プログラムの効果

Place–Train モデルに即した援助付き雇用プログラムの成果に関しては数多くの研究が蓄積されている．そのうちの13種についての包括的なレビュー[21]によると，同プログラム参加群のほうが，Train–Place モデルによる支援を受けた対照群よりも，平均して一般雇用の達成率が高く，雇用継続の期間も長かった．対象者を無作為に両群に配した6つの統制試験でも，援助付き雇用プログラムの対象者は全員が雇用されてそれを維持し，採用，勤務時間，稼得高などで対象群よりも良好な成果を得ている．

こうした結果を含めて，ACT が職業的な成果をもたらす要因として，次のことが指摘されている[21]．すなわち，① チームを核にした就労支援を継続的に行ったこと，② ACT プログラムとしてのフィデリティ基準を可能な限り維持したこと，③ 一般雇用に向けて本人が主体的に取り組むように常に動機づけを工夫したこと，④ 就労支援の専任スタッフ〔就労支援専門家（employment specialist; ES)〕を配置するとともに，チーム全体に雇用到達に向けた責任をもたせたこと，⑤ 自主的判断を必要とする仕事には就かせないこと，などである．また，既存の精神保健サービスを援助付き雇用プログラムに転換することに伴う費用対効果は高い[21-23]．

2) 援助付き雇用プログラムのガイドライン

こうした成果をもたらす援助付き雇用の質的水準は，就労支援専門家（ES）のあり方に関する以下の15項目のフィデリティ基準をガイドラインとして遵守することで維持される．これは，それぞれの項目ごとに5段階の評定があり，それらの合計点が一定以上でなければ援助付き雇用プログラムとみなされない[7]．

第一は支援の体制に関する項目分野であり，① ケースロードのサイズは大きすぎないか，② 職業リハビリテーションサービスに専従しているか，③ 就労支援の全過程に関与しているか，である．第二は所属する組織に関する項目分野であり，① 精神保健の支援チームとどれだけ統合されているか，② 組織間や組織内でサービスの相互提供やバックアップがあるか，③ 希望者の全員にサービスを提供する原則は守られているか，などがある．第三は就労支援のサービスに関する項目分野であり，① アセスメントは実際の職場でどれだけ随時に行われているか，② 一般雇用のための迅速な求職活動が行われているか，③ 求職活動でどれだけ個人の興味・長所・状態を考慮しているか，④ 多様な職場を開拓しているか，⑤ 常用雇用の職場をどれだけ紹介しているか，⑥ 転職に際して支援をしているか，⑦ 就職後のフォローアップを対象者本人と事業主の双方にどこまでしているか，⑧ どれだけ地域に出向いて仕事をしているか，⑨ 積極的な関係づくりとアウトリーチをしているか，などである．

こうした基準に適合したプログラムであれば，精神障害であることを職場の中で開示できるし，仕事の範囲・タイミング・支援の強さなどで精神障害の特性を配慮することも容易である[24]．また，参加者がその効果について事前に説明を受けると，参加意欲が促されて脱落者が減少する[25]．他方で，失職を頻繁に繰り返す人の場合には，プログラムの有用性を見出せない[26]．また，重い精神障害がある場合には，仕事の経験が限定されたり教育・訓練の機会も制約されることが多く，得られた仕事のほとんどは未熟練作業であり，しかも，対象者の半数は6か月以内にプログラムから離脱してしまう[21]．

b. IPSプログラム

「個別職業紹介とサポート」[7]と訳されたIPSは，精神保健分野の臨床サービスとしてのACTチームに，援助付き雇用を推進する就労支援専門家(ES)が加わって職業リハビリテーションを実施するプログラムである．わが国でも，国立精神・神経センターで実施しているACTの包括的な研究の一環としてIPSユニットが活動している[27]．

IPSプログラムの原則は以下の6点である．① ノーマライゼーションの観点から，地域で障害のない人と一緒に働くことを目標とする．② 対象者の自主的な選択や興味を踏まえて支援を開始する．③ 求職活動を直ちに開始し，職業準備訓練や評価に時間をかけない．④ 仕事に就いたあとで必要な訓練やアセスメントを行う．⑤ 多職種構成のチームが医療・福祉・労働のサービスを直接提供することで，職業リハビリテーションと精神保健サービスを統合させる．⑥ 個別のニーズに合わせた支援を，継続的に期限を定めず行う[28,29]．

また，IPSは，それ以前の就労支援の仕方とは，以下の点で異なる[30]．すなわち，① 回復モデルに基づいて支援をする〔従来は(以下，同じ)，脆弱性-ストレスモデルに基づいていた〕，② 一般雇用は回復の重要な要素とみなす(ストレス原因になるとみなされていた)，③ 職業的な成果への期待は楽観的である(悲観主義的であった)，④ 希望すればすべて対象者とする(基本的な生活習慣などを含む，職業準備性の程度を基準として設けることがあった)，⑤ 実際の職場で必要なスキルに焦点を当てたアセスメントをする(職業準備性に係る広汎な個人特性をアセスメントしていた)，⑥「できること」に着目する(できない課題に着目しがちであった)，⑦ Place–Trainモデルを規範とする(Train–Placeモデルに準じていた)，⑧ 利用者の興味や能力に応じて個別的に職場開拓をする(障害者雇用に協力的な事業所などを優先させていた)．

IPSの効果は，個人特性や地域環境の違いを越えた汎用性があり，しかも，精神医学的症状の悪化は必ずしも多くはなく[31]，症状・人生の質(QOL)・自己効力感などの向上が著しい[32]．

4. 就労支援の施策と活用

a. 労働行政における障害者の就労支援体制

労働分野において障害者雇用を推進する機関や組織としては，① 就職を希

望する障害者の求職登録を行い，専門職員や職業相談員が障害の種類や程度に応じて個別に職業相談・紹介や職場定着の指導を行う「公共職業安定所(ハローワーク)」，② 職業リハビリテーションの専門機関としての各種の「障害者職業センター」，③ 就職が特に困難な人に職業準備訓練を中心とした就労支援を行う「障害者雇用支援センター」，④ 身近な地域にある雇用・保健福祉・教育などの関係機関が連携する拠点として，就業面と生活面の一体的な相談支援を行う「障害者就業・生活支援センター」，⑤ 障害の特性に応じた職業訓練や技術革新に対応した在職者の訓練などを行う「障害者職業能力開発校」などがある．

このうち，「障害者職業センター」は，① 職業リハビリテーション技術の研究・開発や専門職員の養成などを行う「障害者職業総合センター」，② 障害者職業能力開発校や医療施設などと連携して系統的な職業リハビリテーションを行う「広域障害者職業センター」，③ 障害のある人に職業評価，職業指導，職業準備訓練そして職場適応援助などの多様な職業リハビリテーション支援をしたり，事業主に雇用管理に関する助言などを行う「地域障害者職業センター」がある．これらのセンターには，障害者職業カウンセラーが配属されている．

b. 障害者の雇用・就労支援施策

現在の障害者の雇用・就労に向けた支援施策は，求職活動への準備段階から始まって就職後の職場定着のための支援に至るまで，さまざまである[33]．

1) 精神障害の人に焦点を当てた雇用対策

これらの施策のうち，精神障害のある人を対象とした支援には，次のことがある．
(1) 精神障害者に対する総合的雇用支援の実施：精神障害の人を対象とした復職や雇用促進と，在職精神障害の雇用継続に取り組む事業主に対する総合的で体系的な支援が，地域障害者職業センターを中心に行われている．
(2) 精神障害者雇用環境整備事業の展開：ハローワークが主体になって，精神障害の人を雇用していたり雇用予定のある事業主に各種の支援関係の情報を提供する．そのため，事業主団体と連携して事業主向けの相談窓口を設けたり，障害者の雇用管理ノウハウをもった専門機関への適切な橋渡しをしている．

(3) 職業準備支援事業の展開：地域障害者職業センターでは，同事業の中でも，精神障害の人を対象とした自立支援コースが展開されている．
(4) 医療機関などと連携した精神障害者の実践的な求職活動指導(ジョブガイダンス事業)：就職意欲は高いが職業準備が整っていない精神障害の人を対象に，ハローワークの担当者が医療機関などに出向いて，就職活動に関する知識や方法を実践的に示して，就職に向けた取組を的確に行えるように支援する．

2) 障害のある人すべてを対象とした雇用対策

精神障害の人に限らず，障害のある人すべてを対象とした支援として，次のことがある．
(1) ITを活用した重度障害者の在宅就業への支援：在宅就業を行う障害のある人に就業継続のための各種相談や支援を行う．また，情報機器やインターネットを活用して在宅就労訓練を行う事業者の技術指導などの支援も併せて行っている．
(2) 障害者試行雇用事業(トライアル雇用)の展開：短期間の試行雇用を行うことで，障害のある人が実践的な能力を習得するとともに，事業主も障害者雇用の契機とする．それによって，長期の常用雇用に円滑に移行させる契機とする．
(3) 職場適応援助者(ジョブコーチ)による人的支援の推進：職場適応が困難な障害のある人の働く職場にジョブコーチを派遣して職場定着などを支援する．ジョブコーチは，地域障害者職業センターに所属する他にも，社会福祉法人などに所属する第1号や民間企業に所属する第2号ジョブコーチがいる．
(4) 当事者団体と連携した障害者の職業自立等啓発事業の実施：身体・知的・精神の各当事者団体と連携して，ピアカウンセリングや家族に対する相談あるいは情報提供などの事業を行って，職業的な自立を支援する．
(5) 福祉的就労から一般雇用への移行の促進：ハローワーク，福祉施設，地域障害者職業センターなどの関係機関が緊密に連携して，福祉施設で就労している人を一般雇用に移行させるよう支援する．
(6) 能力開発訓練の推進：障害者職業能力開発校のない地域でも，公共の職業能力開発施設に訓練コースを設けて，障害のある人を受け入れている．
(7) 多様なニーズに対応した委託訓練の展開：障害者雇用企業，社会福祉法

人などの多様な委託訓練先を開拓して，障害の態様に応じた職業訓練を行っている．

わが国の障害者雇用の施策は，障害者雇用率制度を基軸にしながら，前述のように多面的に展開されている．なかでも，福祉や教育分野から雇用への移行過程での緻密な支援を行うトライアル雇用やジョブコーチ支援は，統合失調症の人に対する就労支援としての有用性も高い．

精神障害の人を対象にしたIPSプログラムは，医療と労働の新しい連携のあり方を示しているが，米国では，さらにその先を行くプログラムとして「カスタマイズ就業(customized employment; CE)」が試験的に始まっている[34,35]．これは，障害のある求職者と必要な人材を求める雇用主の双方のニーズを満たすために，個別の調整に焦点を当ててマッチングの成立をめざす．そのために，求人情報に依存しない「創造的な職探し」と系統的な「キャリア支援」の両側面から支援し，特に，就労支援の担当者が「福祉サービス」から「経営支援サービス」へと意識変革を遂げることが重要であるとされる[5]．

トライアル雇用やジョブコーチ支援は，求職者と雇用主の双方のニーズを満たすための個別調整に十分な時間を費すことから，Train-PlaceとPlace-Trainモデルの双方の特徴を有しており，また，カスタマイズ就業(CE)の視点に通じるところがある．

そうしたことから，統合失調症の職業リハビリテーションでもこれらの支援プログラムをさらに展開させることが望ましい．と同時に，それに従事する人は，創造的な職探しと系統的なキャリア支援ができ，福祉サービスから経営支援サービスへと意識変革をすることが強く求められている．

● 文献

1) 松為信雄, 菊池恵美子(編)：職業リハビリテーション学―キャリア発達と社会参加に向けた就労支援体系. 協同医書出版, 2006 [E]
2) Honey A: Psychiatric vocational rehabilitation―Where are the customer's views? Psychiatr Rehabil J 23:270-279, 2000 [E]
3) Provencher G, Gregg H, Mead M, et al: The role of work in the recovery of persons with psychiatric disabilities. Psychiatr Rehabil J 26:132-144, 2002 [E]
4) Regenold M, Sherman MF, Fenzel M: Getting back to work―Self-efficacy as a predictor of employment outcome. Psychiatr Rehabil J 22:361-367, 1999 [E]
5) 春名由一郎：米国における精神障害がある人への「援助付き雇用」―ジョブコーチ支援

から進化した新たな社会的支援と就業支援. 職リハネットワーク 59:17-21, 2006［E］
6) 八木原律子, 寺谷隆子：精神障害者の就労支援における個体条件と環境条件. 野中 猛, 松為信雄(編)：精神障害者のための就労支援ガイドブック. pp70-82, 金剛出版, 1998［E］
7) Becker DR, Drake RE: A Working Life for People with Severe Mental Illness. Oxford University Press, New York, 2003（大島 巌, 松為信雄, 伊藤順一郎 監訳, 堀 宏隆 訳者代表：精神障害をもつ人たちのワーキングライフ—IPS；チームアプローチに基づく援助付き雇用ガイド. 金剛出版, 2004)［A］
8) http://mentalhealth.samhsa.gov/cmhs/communitysupport/toolkits/［D］
9) 松為信雄：あとがき 2—本における IPS の可能性. 大島 巌, 松為信雄, 伊藤順一郎(監訳), 堀 宏隆(訳者代表)：精神障害をもつ人たちのワーキングライフ—IPS；チームアプローチに基づく援助付き雇用ガイド. pp229-233, 金剛出版, 2004［E］
10) 後藤雅博, 香山明美：職業リハビリテーション. 佐藤光源, 井上新平(編)：統合失調症治療ガイドライン. pp240-258, 医学書院, 2004［E］
11) Anthony WA, Jansen MA: Predicting the vocational capacity of the chronically mentally ill; Research and policy implications. Am Psychol 39:537-544, 1984［E］
12) Anthony WA, Cohen MR, Danley KS: The psychiatric rehabilitation model as applied to vocational rehabilitation. In Ciardiello JA, Bell MD (eds): Vocational Rehabilitation of Persons with Prolonged Psychiatric Disorders. The Johns Hopkins University Press, Baltimore, 1988（松為信雄 訳：職業リハビリテーションに適用される精神科リハビリテーション・モデル. 岡上和雄, 松為信雄, 野中 猛 監訳：精神障害者の職業リハビリテーション—遷延性精神分裂病をもつ人々のために. pp71-99, 中央法規出版, 1990)［C］
13) Tsang H, Lam P, Ng B, et al: Predictors of employment outcome for people with psychiatric disabilities; A review of the literature since the Mid'80s. J Rehabil 66:19-31, 2000［A］
14) 松為信雄：証拠に基づいた就労支援. 精神障害とリハビリテーション 7:145-151, 2003［A］
15) 野中 猛：作業療法士に就労支援活動が求められている. OT ジャーナル 40:1162-1165, 2006［E］
16) 安西信雄：統合失調症. 松為信雄, 菊池恵美子(編)：職業リハビリテーション. pp355-358, 協同医書出版, 2006［E］
17) 西園昌久, 皿田洋子：分裂病治療における生活技能訓練の意義と役割. 臨床精神医学 19:1331-1335, 1990［E］
18) 福田正人, 安藤直也, 間島竹彦：認知機能障害としての統合失調症. こころの科学 120:20-28, 2005［E］
19) 松為信雄：精神認知機能の障害と就労支援. 精神認知と OT 2:266-270, 2005［D］
20) Job Accommodation Network: http://www.jan.wvu.edu/［D］
21) Bond GR, Drake RE, Mueser KT, et al: An update on supported employment for people with severe mental illness. Psychiatr Serv 48:335-346, 1997［D］
22) Becker DR, Meisler J, Stormer B, et al: Employment outcomes for clients with severe mental illness in a PACT model replication. Psychiatr Serv 50:104-106, 1999［C］
23) Dixon L, Hoch JS, Clark R, et al: Cost-effectiveness of two vocational rehabilitation programs for persons with severe mental illness. Psychiatr Serv 53:1118-1124, 2002［A］
24) Rogers ES, MacDonald-Wilson K, Danley K, et al: A process analysis of sup-

ported employment services for persons with serious psychiatric disability; Implications for program design. Journal of Vocational Rehabilitation 8:33–242, 1997 [C]
25) Bebout RR, Beaker DR, Drake RE: A research induction group for clients entering a mental health research project; A replication study. Community Ment Health J 34:289–295, 1998 [C]
26) McFarlane WR, Dushay RA, Deakins SM, et al: Employment outcomes in family-aided assertive community treatment. Am J Orthopsychiatry 70:203–214, 2000 [C]
27) 西尾雅明：ACT 入門. 金剛出版, 2004 [E]
28) 香田真希子：ACT と IPS. 松為信雄, 菊池恵美子（編著）：職業リハビリテーション学—キャリア発達と社会参加に向けた就労支援体系（改訂第 2 版）. pp264–270, 協同医書出版, 2006 [E]
29) Bond G: Supported Employment—Evidence for an evidence based practice. Psychiatr Rehabil J 27:345–359, 2004 [E]
30) 石井准也, 西尾雅明：IPS の理念と実践上の課題. OT ジャーナル 40:1157–1160, 2006 [E]
31) Bond GR, Becker DR, Drake RE, et al: Implementing supported employment as an evidence-based practice. Psychiatr Serv 52:313–322, 2001 [A]
32) Drake RE, McHugo CI, Bebout RR, et al: A randomized clinical trial of supported employment for inner-city patients with severe mental illness. Arch Gen Psychiatry 56:627–633, 1999 [A]
33) 松為信雄：就労支援をめぐる近年の動向. 作業療法ジャーナル 39:851–856, 2005 [E]
34) 障害者職業総合センター：米国のカスタマイズ就業の効果とわが国への導入可能性. 調査研究報告書 80, 2007 [E]
35) 障害者職業総合センター：カスタマイズ就業マニュアル. 資料シリーズ 36, 2007 [E]

（松為信雄）

E 包括型地域生活支援プログラム（ACT）

a. ACT の定義と歴史

　ACT（assertive community treatment；包括型地域生活支援プログラム）は，1970 年代頃から現代にかけて精神医療・保健・福祉を病院中心から地域中心に変換してきた米国，英国，カナダ，オーストラリアなどで広汎に普及した多職種チームによる訪問型の包括的生活支援プログラムである．
　1950 年代後半から始まった脱施設化の施策によって，欧米の多くの精神障害をもつ人々は地域移行を果たしたが，より重い障害をもつ人々は，通所型のデイケアや作業所のような従来のサービスだけでは支えきれずに，再入院

などの回転ドア現象を起こしていた．また，地域サービスの多様化は同時にサービスの断片化，ケアの責任の所在があいまいになることをもたらし，ホームレス化したり，自殺したり，他害の恐れの高い状況に追いこまれた人々に対して，十分なケアが届かない状況があった．ACTはこのような人々を支援するためにつくられた．

大島の文献[1]によれば，米国では41の州でなんらかのかたちで州政府がACTに取り組んでいることが確認されている．また英国では9割以上の州においてACTが制度化されている．つまり，重い精神障害をもっている人であっても地域で暮らせることを可能にするためのプログラムとしてACTは先進国で認知されているといってよい．

b. ACT の目標：リカバリー（recovery）の達成

ACTの目標は，通所を中心とする従来型のサービスでは安定した地域生活が望めないような人々に対して，より質の高い満足のいく生活が可能になるように支援することにある．

最近では，当事者運動の高まりとともに，ACTはリカバリーのプロセスを促進するようなサービスである必要がある，との認識が深まりつつある．

ここでいうリカバリーとは，当事者の視点から見た回復の過程である．Anthony[2]は，リカバリーは，人の姿勢，価値観，感情，目的，技量，役割などの変化の（個人的な）過程であり，疾患によりもたらされた制限が生活の中にあったとしても，満足感のある，希望に満ちた，人の役に立つ人生を生きることを意味する，としている．また，Deegan[3]は，病気からの回復ではなく，人々の偏見，精神医療の弊害によりもたらされる障害，自己決定を奪われていること，壊された夢などからの回復が"リカバリー"であると述べている．

慢性疾患や障害を抱えながらの人生であっても，それが価値あるものと本人にいえるようになるためには，症状や問題の解決以上に，どのような生活の実現をめざすのかが当事者とそれを支援する者の両者で共有され，取り組まれる必要がある．ACTは医療から生活支援，就労支援にわたる幅広いサービスを提供しながら，このリカバリーの実現に取り組もうとするのである．リカバリーのプロセスを歩むことによって，人は希望，エンパワメント，自己責任をとる，生活の中の有意義な役割をとれることなどの実現を果たす〔Ragins[4]〕といわれているが，ACTの支援の目標となるものがこれらの実現であるといえる．

c. ACT の特徴

以下は ACT という支援プログラムの特徴である．明確な機能と構造をもっていることが，ACT が科学的根拠のある支援プログラム(evidence-based program)として支持されてきた一因でもある．

(1) **重い精神障害をもち，そのために既存のサービスでは地域生活の維持が難しい人々のみを対象としたプログラムである．**

統合失調症，双極性障害，重症うつ病などの精神障害を主診断にもち，頻回の入院を繰り返したり，ホームレスになったりするなど，安定した地域生活が困難な人々が対象になる．欧米では重複診断として薬物依存，薬物乱用をもつ者が多い．わが国では，60歳くらいまでの年齢で，長期に入院していた人々なども対象になろう．加入基準を明確にし，病棟や保健所などから ACT を必要とする事例が確実に挙がるようにシステムを作ることで，地域の中での ACT の役割も明快になる．

(2) **精神科医，看護師，ソーシャルワーカー，作業療法士，職業カウンセラー，心理士などさまざまな職種よりなる多職種チームを組む．**

処方に加え副作用や合併症への対応，心理教育さらに危機介入といった医療系のサービスから，対人関係や生活上の相談，家事や公共機関利用などの日常生活支援やスキルトレーニング，それに家族支援や就労の支援まで可能な限りのサービスを多職種チームの特性を生かして ACT が提供する．これは ACT の対象者はしばしば大きな対人関係上の困難をもっているので，同一チームでさまざまな支援を行うことで支援の一貫性ができ，ドロップアウトを最小限に減らすことができるからである．

(3) **チームが全体で1人ひとりの利用者のケアを共有して支援していく．**

それぞれの利用者にはプライマリ・ケースマネジャーの他に2, 3人のケースマネジャーがつき，小さなチーム単位でサポートを行う．この小チームを ITT (individual treatment team) と呼ぶ．また平日の毎朝，前日のかかわりについて情報交換を行うミーティングがもたれ，チーム全体が利用者全員の状況を把握する．このような構造をもつことで，夜間や休日の相談に ITT 以外のケースマネジャーも対応が可能になる．

(4) **必要なサービスの多くをチームが責任をもって直接提供する．**

(1)でも述べた包括的なサービス提供を可能にするために，ケアの主たる責任を ACT のチームが集中して担う．特に，医療的責任と生活支援

の責任の結合は，支援の目標を明確にするときのポイントであろう．さらに，入院を必要とする場合の判断や退院に当たってのケアの組み方については，ACTチームが関与していることが重要であり，ケア計画の企画や実施を病棟側と協働することが求められる．

(5) **利用者の生活の場に積極的に訪問をしていく．**

　　服薬管理や金銭管理のために，短時間であっても頻回に訪問を行い，生活のリズム作りに貢献する．また自宅訪問ばかりでなく，スーパーマーケットに同行したり，交通機関を一緒に利用したり，就労に当たってはともに企業に赴いたりなど，地域生活を維持するために必要な行動が円滑にできるように積極的にサポートを行う．これはon the job training（現場におけるスキルトレーニング）を積極的に行っていく姿勢でもある．これらの実現のためには，利用者との良好な関係作りが欠かせない．

(6) **ケースマネジメントの技法を活用．**

　　多様なサービスをニーズに合わせて組み立てるための方法論はケースマネジメント（ケアマネジメント）である．ニーズの把握（アセスメント），ケアプラン作成，プランに基づくサービスの直接提供，定期的な評価とケアプランの見直しという一連の流れをチームが共有して行う．この作業は利用者とチームとの支援に関する合意形成のプロセスでもあり，利用者の積極的な参加が望まれる．

(7) **ケースロードを1:10以下に抑える．**

　　密度の濃いサービスは，対象者数があまりに多いと困難である．標準的なACTのケースロードは1:10以下が望ましいといわれている．また，チームの規模もあまりに大きいとチームでのケースの共有が難しくなるため，10人のケースマネジャーで100事例までを対象とする程度が理想的である．

(8) **ニーズがなくなるまで，継続的な関与をする．**

　　基本的にはニーズがなくなるまでの長期的な関与が必要であるが，終了基準は明確にしておくべきである．リカバリーのプロセスの中でACTのサービスが不要になった場合は，密度は低いが利用者が活用しやすい地域のサポートシステムに移行していくようなプランを立てる．また，訪問区域外に転居した場合はACT以外の資源を活用するように引継ぎを行う．これらの作業が円滑に行えるためには，ACTが他の生活支援プログラムと同じく地域のネットワークの中に位置づいて，協働して資源

(9) 原則24時間週7日のサービス提供体制をもつ.
　　夜間・休日であってもオンコールないし当直体制をとり,緊急事態には夜間も出動できる態勢をとる.ただし緊急対応は日中に集中して行うことで,夜間対応の頻度を減らすことは可能である.

d. ACTの効果

ACTの効果についてかなり初期にまとめたMueserら[5]によるレビュー論文〔1998〕によれば,コントロール群をおいた効果判定を実施した研究報告において,入院期間の短縮,地域生活の安定,患者の満足度について有効であるという報告数が多い.服薬管理の向上,症状の軽減,QOLの向上,家族の満足度という点については有効であるという論文数と不変であるという報告数が,ほぼ同等である.一方,逮捕・拘留期間の減少,薬物乱用の軽減,社会適応(役割など)の向上,職業的機能の向上といった分野においては不変であるという報告が有効の報告を上回っている.なお,いずれもコントロール群よりも劣っているという報告はまれである.

近年のレビュー論文では,Smithら[6]がコクラン・レビューを用いた1995年以降10年間のケースマネジメントの系統的な検討を行い,そこでもACTが通常タイプのケースマネジメントに比べ病院への総入院日数の減少に貢献し,また雇用期間の延長,服薬の遵守性の向上,一般住居での独立した生活の増加,利用者の満足度の増加をもたらしていることを明らかにしている.

また,対象を限定しての効果測定の論文も最近は増えており,Coldwellら[7]は重症精神疾患をもつホームレスの人々のリハビリテーションにおけるACTの効果を評価し,対象ケースが総計5,775ケースにのぼる10の研究論文のメタアナリシスよりACTが通常ケアマネジメントに比べ37%ホームレスを減少させ,26%精神症状を改善させたと報告している.一方で薬物乱用と精神障害の重複診断をもっている者へのケースマネジメントでは無作為に割り付けた3年間の追跡調査から,精神障害と薬物乱用へのアプローチを統合するモデルが物質使用の減少も含めよい成果を上げるが,それが行われるプログラムはACTであっても臨床的な要素を持つ標準化されたケースマネジメントであっても大きな差がないとしている[8].また,地方都市におけるACTの展開では,人口密度が少ないことや専門職が少ないことなどによりチームのサイズを小さくしたり,スタッフの専門性の偏りを許容したり,サービス

密度を薄くするなどの変更を余儀なくされているが，そのような変更がよい効果を上げるのに役に立っているというデータはないとの報告があり，状況に応じたACTのあり方に課題を投げかけている[9]．

わが国では，2003年5月より国立精神・神経センターにおいて初のACTプログラムが開始されている．米国と同じ標準のACTチームを形成し，対象としては統合失調症，双極性障害，うつ病の患者を中心に，頻回に入院，救急受診を繰り返しているケースを主たる対象にして支援を行っている．すでに完了したパイロットスタディ1年間の前後比較では，入院日数，入院回数の有意な減少，GAFの上昇，抗精神病薬CP換算値の減少などの結果が出ている[10]．

e．わが国でのACT定着の課題

今後わが国の精神保健医療福祉サービスを入院中心から地域中心に移行させていくのであれば，精神障害をもっており，かつ従来のサービスでは長期入院や頻回入院をしているような人々に対してはACTのサービスは必須であろう．しかし，ACTの定着に当たってはいくつかの課題に取り組む必要がある．以下にその中でも重要と思われる3点について言及し，本稿のまとめとしたい．

(1) ケース(ケア)マネジメントが，地域生活支援のシステムとして定着すること

より障害が重い人々の地域生活を支えるためには，医療も含めた包括的な支援が不可欠である．また，ACTは単体としてあるものではなく，地域生活支援のシステムの中に組み込まれて存在するものである．ニーズに応じ必要なサービスが提供されるという形態が定着するためにはケース(ケア)マネジメントが地域生活支援分野の技法として確実に位置づく必要がある．

(2) 多職種チームによる包括的な支援技術が向上すること

良質な包括的支援の鍵は，多職種チーム内の円滑なコミュニケーションである．特に従来の医師を頂点とした階層構造とは異なる対等に議論ができる関係性の構築は，疾病への対策よりもリカバリーを上位概念においた支援の場合に必須であろう．リカバリーに貢献する支援とは何かを利用者も交えて模索していく姿勢も，わが国の支援者にとっては新しいあり方である．数多くの研修，スーパーバイズの機会の設定など，ス

タッフの教育には長期的な計画が必要である.
(3) 医療と生活支援が協働するチームに財源を確保すること

従来,医療と福祉,あるいは就労支援は分野が異なるという考え方から,それぞれ別の財源から経費が拠出されてきた.しかし,ACT の対象者はその障害のもたらす不安定性,活動の制限などから,これらのサービスを統合して提供することが必要な人々である.したがって,包括的な支援が円滑にできるような財源の設定が望まれる.伊藤ら[11]は訪問看護ステーションに精神保健福祉士を参入可能にし,看護師,保健師,作業療法士とともに多職種チームを形成することを提案しているが,それは1つの選択肢であろう.今後もさまざまな可能性の検討が必要である.

● 文献

1) 大島 巌(編著):ACT・ケアマネジメント・ホームヘルプサービス精神障害者地域生活支援の新デザイン.精神看護出版,2004 [E]
2) Anthony WA: Recovery from Mental Illness. The Guiding Vision of the Mental Health System in the 1990s. Psychosocial Rehabilitation Journal 16:521-538, 1993 [E]
3) Deegan PE: Recovering our sense of value after being labeled mentally ill. J Psychosoc Nurs Ment Health Serv 31:7-11, 1993 [E]
4) Ragins M: A Road to Recovery. Mental Health Association in Los Angeles County. 2002 (前田ケイ 監訳:ビレッジから学ぶ リカバリーへの道.金剛出版,2005) [E]
5) Mueser KT, Bond GR, Drake RE, et al: Model of community care for severe mental illness; a review of research on case management. Schizophren Bull 24:37-74, 1998 [E]
6) Smith L, Newton, R: Systemic review of case management. Aust NZ J Psychiatry 41:2-9, 2007 [E]
7) Coldwell CM, Bender WS: The effectiveness of assertive community treatment for homeless populations with severe mental illness: a meta-analysis. Am J Psychiatry 164:393-399, 2007 [E]
8) Essock AM, Mueser KT, Drake RE, et al: Comparison of ACT and standard case management for delivering integrated treatment for co-occurring disorders. Psychiatr Serv 57:185-196, 2006 [B]
9) Meyer PS, Morrisscy JP: A comparison of assertive community treatment and intensive case management for patients in rural areas. Psychiatr Serv 58:121-127, 2007 [E]
10) 西尾雅明,伊藤順一郎,鎌田大輔,他:パイロット・アウトカム研究.厚生労働科学研究補助金(こころの健康科学事業)「重症精神障害者に対する包括型地域生活支援プログラムの開発に関する研究」研究報告書(主任研究者 伊藤順一郎).2006 [C]
11) 伊藤順一郎,深谷 裕:ACT の事業化における訪問看護ステーションの機能強化について.厚生労働科学研究補助金(こころの健康科学事業)「重度精神障害者に対する包括

型地域生活支援プログラムの開発に関する研究」研究報告書（主任研究者 伊藤順一郎）．2007［E］

（伊藤順一郎）

F ケアマネジメント

a. 概説

　ケースマネジメントは，アメリカ合衆国における1970年代の脱施設化にともなって，精神障害や知的障害を有する人々に対する地域生活支援の方法論として発展した．イギリスでは，1990年の通称コミュニティケア法によって，医療保健と福祉のサービスを統合した枠組みとなり，共通の方法論としてケアマネジメントという用語で導入された．わが国にはイギリスの行政政策を参考に，おもに福祉サービス提供の方法論としてケアマネジメントの用語で広まっている．文献検索の際には，ケアマネジメントもケースマネジメントに統合されるように処理されていることが多い．以下，両者ともにCMと略称する．

　わが国では，2000年の高齢者に対する介護保険法，2006年10月実施の障害者自立支援法における相談支援事業において導入され，実行に移されている．もちろん，本来は臨床技術であるために，1980年代からわが国においても試行があり，法の定めがなくともエビデンスに従って実践することが望ましい．これら以外にも，特別支援教育法における教育コーディネーター，医療観察法における社会復帰調整官，児童虐待，就労支援など，さまざまな領域においてCMが実施されており，もはやCMを抜きに臨床活動を実践できない段階にある．各種の統合失調症治療ガイドラインには必ずCMが明記されている．

　プリミティブな形態は仲介型CMと呼ばれ，サービスを必要とするクライアントを適切なサービスにつなげる活動として開始された．クライアントと環境の強さに注目してこれらを向上させようという立場のストレングス型CM，クライアントの能力向上と環境調整を重視するリハビリテーション型CM，精神療法を主体として長期的な向上をめざす臨床型CMなどの工夫が重ねられた．マジソン市では医師も含む多職種チームが入院に代替する地域ケ

アを実践し，現在では包括型地域生活支援プログラム(assertive community treatment; ACT，イギリスでは assertive outreach; AO)と呼ばれ，積極的ケースマネジメント(intensive case management; ICM)とともに包括型 CM に分類される．

CM を Solomon[7]は 4 分類し，Mueser ら[4]は 6 分類し，Thornicroft[8]は 12 要因で分類している．実際には，どのような人々を対象にし，何を目標にするかによって，前提となる医療保健福祉サービスシステムのありようなどによって，さまざまな形態が工夫されている．現実的な分類として，医師もチームに含み，入院決定や処方が可能な包括的 CM と，1 人のケースマネジャーが利用者と環境に介入する臨床的 CM と，サービスを仲介するだけにとどめる仲介的 CM に分けて検討すべきであろう．わが国における介護保険法における介護支援専門員と自立支援法における相談支援専門員が行う CM もそれぞれ微妙に異なっているが，臨床的 CM としてまとめることができる．本稿では，臨床的 CM のエビデンスを論じる．

Moxley[3]の包括的な定義によると，「多様なニーズをもった人々が，自分の機能を最大限に発揮して健康に過ごすことを目的として，フォーマルおよびインフォーマルな支援と活動のネットワークを組織し，調整し，維持することを計画する人もしくはチームの活動」である．要は，医療という健康上のニーズばかりでなく，多様な生活上の困難さを抱えた人々に対して，多領域多専門職の力を結集しようという対人支援の方法論である．支援の継続性，協働性，責任性などが求められ，本人のセルフケア能力向上が目標となる．共通の枠組みとして CM のプロセスがあり，それぞれの段階でさまざまな技術が工夫されている(図 25)．段階を追って進めること，サービスに期限を設けて，利用者と契約しながら展開することが原則である．

b. 適応と効果

比較的形態が定まっている包括的 CM は，フィデリティ尺度も開発され，研究対象が明確なために効果研究も盛んに行われ，コクラン評価においても一定のエビデンスが確認されている．比べて臨床的 CM は，形態の多様さ，対象の診断や重症度の多様さ，サービスシステムや地域資源の差，政策方針の変動などのために，RCT およびメタアナリシスの困難さを有している．精神保健にかかわるプログラム評価は，範囲が限定された個々の技術に加えて，病院や施設などのセッティングにおける評価と，プログラム利用や継続的ケア

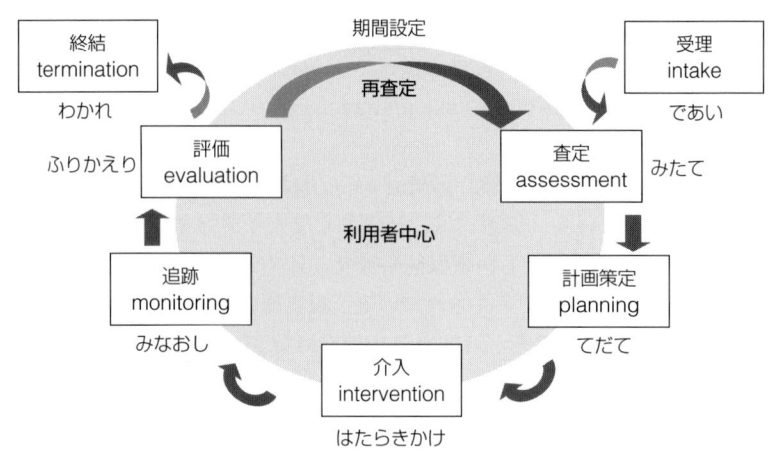

図 25 ケアマネジメントのプロセス
〔Moxley DP: The Practice of Case Management. Sage Publication, Thousand Oaks, 1989（野中 猛，加瀬裕子 監訳：ケースマネジメント入門．中央法規出版，1994）より改変〕

（図中：期間設定，再査定，利用者中心，終結 termination／わかれ，評価 evaluation／ふりかえり，追跡 monitoring／みなおし，介入 intervention／はたらきかけ，計画策定 planning／てだて，査定 assessment／みたて，受理 intake／であい）

などのフローに関する評価とが，マトリックスを形成して評価される必要がある．CM はサービス利用の継続性を目標とするプログラムであり，フローの評価に位置づけられる．

Marshall ら[2]は，1999 年のコクラン評価で臨床的 CM を取り上げたものの，CM のない標準的ケアと比較して有意な相違を認めなかった．対象に成人の重症精神疾患患者を含み，標準的ケアと比較した RCT である研究を取り上げ，オッズ比と治療効果発現必要症例数（NNT）により推定した．結果は，臨床的 CM では入院人数が 2 倍になったこと，1 つの研究で遵守性が向上したことを除いて，精神医学的および社会的側面において，標準的ケアと有意な相違が認められなかったばかりか，費用はより高いものと判断された．

翌年 Ziguras ら[9]は，1980 年から 1998 年までに発表された CM の効果研究に関するメタアナリシスを報告し，Marshall らとの相違について 2002 年に追加して論じている．彼らは，ACT も含む CM と標準的ケアとの比較研究のうち，前後比較研究も加え，ピアレビューを経ていない尺度使用も認め，データが正規分布をしていないものも含めた．取り上げた 44 研究のうち，35 研究が標準的ケアと比較し，9 研究が ACT と臨床的 CM を直接に比較していた．効果を 12 領域に設定し，Q-value で比較した．結果は，ACT と臨床

的CMの両者が標準的ケアに比べて，家族の困難感，サービスに対する家族の満足感，費用の点で有意に良好となり，入院回数と入院率はACTが少なく，臨床的CMのほうは増加したが，両者とも入院日数は減少した．精神症状，サービス利用率，中断率，社会的機能，利用者の満足度などについては両者とも同様に良好であった．ACTとの直接比較では，入院を減少する程度がACTで高い他はあまり大きな差がなかったが，事前の入院回数はACT対象のほうが多く，対象の違いがあった．Zigurasら[10]はケアの継続性という意味でACTとの相違を強調すべきでないとして，Goreyら[1]の限定的なメタアナリシス結果を引用している．これによると，CM効果に影響しているのは単にケースロード（ケースマネジャー1人当たりの利用者数）であり，取り上げた研究の80％は20人以下であった．

わが国における臨床的CMの効果研究は始まったばかりである．西尾らは2005年に三障害を対象に障害者ケアマネジメント活動の前後比較研究を行った．全国9地域において，サービス利用前と6か月後における利用者41名，家族33名，担当したCM従事者42名のデータから探索的に検討した．利用者において前後差が認められた項目はQOLの心の健康だけで，ソーシャルサポートの増加や自尊心の向上には差が出なかった．ピアサポートを活用すると満足度が高く，ケア会議に参加している者において精神的健康が高かった．家族では，サービス満足度は8割で高いものの，身体的健康はあとでかえって悪化していた．従事者の支援内容との関連では，面接時間が長いほどソーシャルサポートが少なく，インフォーマルサービス活用が少ないほど利用者の精神的健康が高いなど，CM活動上の配慮すべき諸点が推測された．CMによる効果が発現するには2～3年の経過を要すると思われる．

c. 今後の課題

CMの成果をめぐって，診断別の効果，地域支援システム全体における効果，あるいはユーザー参画の効果などが追究されている．量的なエビデンスを明らかにするためには，CM活動のフィデリティを明確にした研究計画が必要であろう．一方で，利用者が望む方向の目標を達成することがCMの1つの目的であるため，ナラティブなvalue-based practice（VBP）の必要もあり，効果指標の設定がさらに工夫されなければならない．

わが国では，行政主導で導入された経緯から，現場の技術者にCMの実践技術が広まっていない．CMシステムとしての協働技術およびCM担当者と

しての能力向上を目的とした研修活動は，効果発現の前提として欠くことができない[6]．

● 文献

1) Gorey KM, Leslie DR, Morris T, et al: Effectiveness of case management with severely and persistently mentally ill people. Community Mental Health J 34:241–250, 1998 [A]
2) Marshall M, Gray A, Lockwood A, et al: Case management for people with severe mental disorders. The Cochrane Database of Systematic Reviews, CD000050, 1998 [A]
3) Moxley DP: The Practice of Case Management. Sage Publication, Thousand Oaks, 1989 (野中 猛，加瀬裕子 監訳：ケースマネジメント入門．中央法規出版，1994) [E]
4) Muser KT, Bond GR, Darake RE, et al: Models of communiy care for severe mental illness: A review of research on case management. Schizophr Bull 24:37–74, 1998 [A]
5) 西尾雅明，他：ケアマネジメント・アウトカム評価研究．平成18年度厚生労働科学研究報告書「障害者ケアマネジメント評価および技術研修に関する研究」（主任研究者：野中 猛），2006 [C]
6) 野中 猛：ケアマネジメントにおける人材育成をめぐる諸課題．日本福祉大学ケアマネジメント技術研究会（編）：「ケアマネジメント従事者の人材育成」日本福祉大学課題研究報告書．pp3-16, 2007 [E]
7) Solomon P: The efficacy of case management services for severely mentally disabled clients. Community Ment Health J 28:163–180, 1992 [A]
8) Thornicroft G: The concept of case management for long-term mental illness. Int Rev Psychiatry 3:125–132, 1991 [E]
9) Ziguras SJ, Stuart GW: A meta-analysis of the effectiveness of mental health case management over 20 years. Psychiatr Serv 51:1410–1421, 2000 [A]
10) Ziguras SJ, Stuart GW, Jackson AC: Assessing the evidence on case management. Br J Psychiatry 181:17–21, 2002 [E]

〈野中　猛〉

G 自助グループ活動

a. 自助グループ活動とは

　自助グループ活動は，医療や福祉などの分野で同じ課題や悩みを共有する人々が中心となり，互いに励まし合い，力を合わせて，より自立的，主体的な社会生活の獲得や，その維持をめざす活動である．世界的に1930年代前

後から設立が相次いだ．日本では1926年のハンセン病療養所患者自治会が最初の自助グループとされる．近年自助グループ活動は，障害をもつ人々などがノーマライゼーションを実現する手段の1つとして，その社会的意義を増している．

自助グループの形態や運営は多岐にわたっている．自助グループでは，活動を当事者のみの活動に限定するのが原則であるが，専門職や第三者をパートナーとして受け入れている活動も少なくない．本稿では，後者のようなタイプも含めて記述することとする．

精神障害の領域の当事者は，精神障害者本人とその家族である．この両者は，それぞれ独自の目的，理念をもってグループないし組織的活動を行っているので，項を分けて述べることとする．

b．精神障害者の自助グループ活動

1）歴史的経緯

アメリカで設立されたアルコール無名者の会(Alcohol Anonymous; AA, 1935年)が初期の自助グループの代表例とされる．統合失調症などの精神障害者の自助グループとしては，1940年に州立精神病院を退院した患者が「自分たちはひとりぼっちではない」(We are not alone; WANA)を合言葉にして結集し，のちのファウンテンハウスの母体となったとされる活動が有名である[1]．今日では，地域の小ミーティングから，「私達抜きに私達の事を決めないで」(Without us, nothing for us)を合言葉として行われる，社会的偏見や差別に立ち向かう大規模な社会運動に至るまで，さまざまな活動が世界各地で展開されている[2,3]．

日本においては，小坂功らが1967年に起こした活動に続き，保健所などの支援もあり，1970年以降各地で患者会と称する自助グループ活動が組織された．1993年には，その全国組織である全国精神障害者団体連合会(全精連)が結成された．

2）現在の活動状況

岩田ら〔1998〕の報告によると，「精神病の人々のセルフヘルプグループ」と考えられたグループは375あったという[4]．おそらくは，グループの生成や消滅が頻繁に生じていると考えられ，その実態は必ずしも明らかではない．こうしたグループの活動の基本は，メンバー同士の交流や相互学習などと考

えられるが,一見型破りの大胆な発想で全国に名を知られるようになった「べてるの家」(http://www18.ocn.ne.jp/~bethel/index.html)の活動をはじめ,地道な病院訪問を通じて精神科医療改革を進めようとするグループ,クラブハウス活動を通じて世界各国の精神障害者と交流するグループ,さらには「精神医療ユーザーアンケート」と名づけた大規模な調査の報告書[5]を刊行し精神障害者の声を広く発信していこうとするNPO法人など,さまざまなグループが多岐にわたる活動を展開している.最近では,障害当事者が仲間を支援するピアサポート事業を行っている精神障害者ピアサポートセンターが全国的なネットワークを結成する動きが広がっている.

3) 精神障害者の自助グループ活動の意義

a) 本人にとっての意義

岡は,自助グループ活動の意義を「わかちあい」,「ひとりだち」,「ときはなち」の3つの段階に整理した[6].「わかちあい」は,例えば精神障害に罹患した人が,自分が1人ではないことを発見し,同じ境遇の人と気持ちを通い合わせ,病気や障害に対処するために必要な情報や考え方を共有することを指す.「ひとりだち」とは,自分の心身や環境を考慮し,自らの生き方を自分で決め,社会参加をすることを指す.最後の「ときはなち」は,社会への働きかけを行い,自分に対する尊敬の念を再び獲得することであるとされる.自助グループ活動で達成されるゴールは,希望を取り戻し,病気に対処しながら,人々の中で自分らしく生き,社会の差別や偏見を克服していく「回復(recovery)」と呼ばれる生き方である.

b) 治療的観点から見た意義

統合失調症の自助グループの治療的有効性はいまだ十分に研究されていない[7].しかし,自助グループ活動は,当事者同士の交流を通じて疾病や障害に対する態度変容を促進し,再発防止に寄与する可能性がある.また,仲間への援助を行うピアサポート活動やピアヘルパー活動では,精神障害に罹患した当事者が援助者という役割をとることによって,自らの症状軽減や社会機能の回復が促進される可能性がある.Riessmannは,援助を与える人が最もよく援助を受けることになるとして,これをヘルパーセラピー原則と名づけた[8].アメリカなどでは,多くの精神障害からの回復者が精神保健福祉分野のさまざまなサービスの担い手となって働くようになっている[9].今までの精神保健システムに代わる精神障害当事者自身によるシステム(オルタナティ

ブ)も一部で実現している[2].このようにアメリカなどでは,自助グループから出発した相互支援活動が,精神障害に対する治療システムの構成要素の1つとして確立していく兆しをみせている.

専門家として,当事者の自助グループ活動にどのようにかかわるかはケースバイケースというべきである.専門家が自らリーダーシップをとって結成を促すこともあろうが,一般的には,機会があれば,グループの求める方向を尊重しつつ控えめにかかわることになろう.一方,自助グループ活動は,抗精神病薬の効果を否定したり,科学的に承認されていない治療法を唱道したりするなど,エビデンスに基づく治療を否定する情報が流布される機会となる可能性もある[7].専門家は,こうした言説が,現在の精神科医療に対する不満や不信感に由来する可能性があることを念頭に置き,自助グループ活動自体を否定的にみることなく,実証的ではない言説に対しては丁寧に説明することを通じて誤解を正していくべきである.

c. 精神障害者家族の自助グループ活動
1) 歴史的経緯

1960年代に,精神障害者治療における家族の重要性に着目した竹村堅次(昭和大学烏山病院)や古川復一(茨城県立友部病院)らの精神科医が,病棟や病院単位の家族会を組織するようになった.1964年統合失調症とされる青年が駐米大使を刺傷した事件(「ライシャワー事件」)を機に,1965年9月に全国組織である全国精神障害者家族会連合会(全家連)が発足した[10].その後,保健所や精神保健福祉関係者の働きかけもあって,各地に家族会が設立され,全家連は,最小単位である単会家族会や都道府県の連合会をまとめながら,調査や提言など全国規模の活動を展開し,1996年からは国の社会復帰促進センターにも指定された.しかし,2002年に「補助金目的外流用」が明るみに出た結果,2007年4月に解散に追い込まれた.解散前の全家連には,1593の家族会が参加していたが,目下のところ,新たに発足した「NPO法人全国精神障害者保健福祉会連合会」が都道府県の家族会連合会などと連絡を取り,今後の方向性を模索している状況である.

なお,精神障害者家族の全国組織は全家連が世界初とされるが,その後,アメリカでNational Alliance for Mentally Ill(NAMI,1979年),イギリスでNational Schizophrenia Fellowship(NSF,1978年)が発足するなど,世界各国で精神障害者家族を有力なメンバーとする組織が生まれている.

2) 現在の活動状況

個々の家族は主として単会家族会の活動に参加している．現在の家族会のおもな活動は，① 家族相互の支え合いや相談，② 外部講師を招いての講演会や社会技能訓練（SST）などの学習活動，③ 精神障害者への直接的支援（作業所などの社会復帰施設の開設，運営など），④ 行政への陳情活動，⑤ 電話相談などの行政からの委託事業，⑥ 事業資金捻出のためのバザーなどの募金活動，⑦ イベント開催などの啓発活動などである．各地の家族会では，社会復帰施設を利用できない，いわゆる「ひきこもり」状態の当事者への対応や，高齢化した会員の「親亡き後」の心配などが大きなテーマとなっている．

近年，家族会の中にはNPOなどの法人格を取得し，障害者自立支援法の指定事業者として事業展開をはかるところが出てきている．一方で，病気の本人でも専門家でもない家族本来の立場に立ち戻り，自分自身の生活を重視し，早く「子離れ」をめざすべきであるという観点から，家族会をそうした目的を実現するための相互支援の場にしたいとの声もある．

3) 精神障害者家族会の意義

a) 家族にとっての意義

家族が家族会に入会するのは，身内が罹患した精神障害への対応が1人では限界があると感じるためと考えられる．実際，孤立無援に近い状態で患者にかかわってきた家族は，初めて家族会に参加するときなど，涙を流しながら自身の体験を語ることが多い．時代が変わっても，当事者が出会い，支え合うという家族会本来の意義は決して変わったとはいえない．しかし，最近はインターネットなどを通じて病気や療養に関する情報は比較的に手に入るようになっており，また，かつてのように家族だけが作業所などの開設運動や行政への陳情活動をする時代でもない．今後，メンバー構成や地域特性などを勘案し，会員の参加動機を吟味したうえで，独自性のある活動を標榜する家族会が増えていくのではないかと考えられる．

b) 治療的観点からの意義

家族会が参加家族にもたらす効果を実証的に検証することは容易ではない．逆に，初発の患者家族に対し，「家族会で慢性化した患者さんや再発を繰り返している患者さんの話を聞くと，将来を悲観して逆効果になる」という懸念をもつ専門家もいるようであるが，これも実証されているわけではない．一般

的に家族会が家族の孤立化を防ぎ,療養継続のための力になっていることは否定できないことであるので,専門家としては,折に触れて家族会に関する情報を担当する患者家族にも提供すべきであろう.

また,多くの家族会では精神科医をはじめとする精神保健福祉従事者が学習会や講演会などの講師として関与してきた.専門家から家族会会員などへのこうした情報提供は,一度では明らかな効果をもたらさないまでも,その積み重ねによって病気の受容や療養の構えの確立を促す力になっていると推定されるので,専門家は家族会から講演などを依頼されたときには協力を惜しむべきではないだろう.

● 文献

1) 増野 肇:セルフヘルプ活動が精神医療の中で果たしてきた歴史的役割と治療的意義. 精神障害とリハビリテーション 11:7-10, 2007 [E]
2) Chamberlin J(中田智恵海 監訳):精神病者自らの手で. 解放出版社, 1996 [E]
3) Meagher J(山本和儀 監訳):本物のパートナーシップか見せかけか:精神医療サービスのコンシューマーとサービスを計画し提供する人のためのエンパワーメントとアドボカシーのハンドブック. 世界精神保健連名日本支部, 高知, 2000 [E]
4) 松田博幸:セルフヘルプグループ. 精神保健福祉白書編集委員会(編):精神保健福祉白書 2007 年版. pp75-76, 中央法規出版, 2006 [E]
5) NPO 全国精神障害者ネットワーク協議会調査研究会(編):精神医療ユーザーアンケート「ユーザー 1000 人現状・声」. 全国精神障害者ネットワーク協議会, 2006 [E]
6) 岡 知史:セルフヘルプグループわかちあい,ひとりだち,ときはなち. 星和書店, 1999 [E]
7) 米国精神医学会(日本精神神経学会 監訳):米国精神医学会治療ガイドライン「精神分裂病」. pp91-93, 医学書院, 1999 [E]
8) 三島一郎:セルフヘルプグループの機能と役割. 久保紘章, 石川到覚(編):セルフヘルプグループの理論と展開. pp39-56, 中央法規出版, 1998 [E]
9) Mowbay CT, et al (eds): Consumers as Providers in Psychiatric Rehabilitation. International Association of Psychosocial Rehabilitation Services, Columbia, 1997 [E]
10) 全家連 30 年史編集委員会:みんなで歩けば道になる. 全家連 30 年のあゆみ. 全国精神障害者団体連合会. 1997 [E]

(白石弘巳)

第4章

その他の重要な問題

I. 自殺

　統合失調症の患者では自殺の危険を予測することが難しく，突然，自殺が起きて驚いたという経験をもつ精神科医は少なくないはずである．Kraepelin も 20 世紀の初頭に，統合失調症患者の自殺はまれではないが，明白な原因が見当たらない場合がしばしばあると指摘している．確かに，うつ病では，その重症度が自殺の危険と比較的密接に関連するのとは対照的に，統合失調症では必ずしもこの関係は明らかでないというのが現実である．単に急性期の幻覚妄想状態だけが自殺の危険と結びつくばかりでなく，発病から長期間経過したのちの残遺状態にあって，現実の問題と直面して自殺をはかる統合失調症患者も存在する．また，本来，生と死の境界が，健常者ほど明瞭でない患者もいる．このような複雑な事情が，統合失調症患者の自殺の予測をいっそう難しくしている．

a. 統合失調症と自殺に関する一般的な事実

　表 37 に統合失調症における自殺率と標準化死亡比(standardized mortality ratio; SMR)を挙げておく．De Hert らの総説によると，統合失調症患者の約 10%が自殺している[1]．統合失調症患者の自殺率は人口 10 万人当たり 350〜650 という報告が多く，一般人口の自殺率よりも 30〜40 倍高い．

　表 38 には，一般的な自殺の危険因子についてまとめた[2]．なお，統合失調症患者の場合，一般的な自殺の危険因子と異なる特徴もあるので，その点を中心に解説する．

　従来の報告によれば，統合失調症患者においても，男性，無職，自殺未遂

表 37 統合失調症における自殺率と標準化死亡比(SMR)

報告者	報告年	自殺率	SMR(全死亡)	SMR(自殺)
Tsuang	1978		1.7～4.2	3.3～6.4
Evenson	1982	147		
Wilkinson	1982	615		>50
Pokorny	1983	456	1.6	19.8
Black ら	1985	524	3.9	31～62
Martin ら	1985		3.0	
Nyman & Jonsson	1986	587		25
Allebeck	1989	395	2.4	9.9～17.5
Cohen ら	1990	810		
Mortensen & Juel	1990		1.3	
Newman & Bland	1991	446	2.6	15.5～20.6
Mortensen & Juel	1993		3.3	20.7
De Hert	1995	635	7.8	39.7
Peuskens ら	1997	896		56
De Hert & Peuskens	1998	1,018		58

注：De Hert M, et al: Psychiatric aspect of suicidal behavior; Schizophrenia. In Hawton K, et al (eds): The International Handbook of Suicide and Attempted Suicide. pp120–134, Wiley, New York, 2000 による.
自殺率は人口 10 万人当たりの年間自殺者数で示している.
標準化死亡比(SMR)：2 つの集団における死亡の頻度を比較するとき，性，年齢など，その疾病の頻度に強い影響を与える因子の影響を除外する操作の 1 つである．一般に年齢構成の異なる集団の間で死亡率を比較するときに用いる．すなわち，年齢差による影響を除くために，対象集団の各年齢群が，基準集団と同じ率で死亡したと仮定して計算される死亡数の和と，対象集団で実測された死亡数の和との比を求める．これが標準化死亡比である．

表 38 一般的な自殺の危険因子

1)	自殺未遂歴	自殺未遂の状況，方法，意図，周囲からの反応などを検討
2)	精神疾患の既往	気分障害，統合失調症，パーソナリティ障害，物質乱用
3)	援助組織の欠如	未婚者，離婚者，配偶者との離別．近親者の死亡を最近経験
4)	性別	自殺既遂者：男＞女　　自殺未遂者：女＞男
5)	年齢	年齢が高くなるとともに，自殺率も上昇
6)	喪失体験	経済的損失，地位の失墜，病気や外傷，近親者の死亡，訴訟
7)	自殺の家族歴	近親者に自殺者が存在する
8)	事故傾性	事故を防ぐのに必要な措置を不注意にも取らない 慢性疾患に対する予防あるいは医学的な助言を無視する

歴，自殺の家族歴，最近経験した重要なライフイベント，これまでにも衝動的・攻撃的行動に及んだことがある，治療に非協力的な態度をとる，慢性の身体疾患の合併などが自殺の危険因子として挙げられている．さらに，急性の幻覚妄想状態，抑うつ症状や薬物乱用の合併も，自殺の危険を高める．また，他の精神障害と比較して，統合失調症患者は致死性の高い方法を用いる傾向や，より若年で自殺しているとの指摘もある．

　さらに，頻回の再燃やそれに伴う入院も自殺の危険因子とされている．なお，海外ではわが国と比較して平均在院期間が短い傾向にあるので，海外の知見を直ちにわが国に当てはめることは難しいかもしれないが，退院直後の時期に自殺の危険が高まるという報告も少なくない．さらに，病前の社会適応能力が高く，学歴や知能指数が高い患者のほうが，自殺の危険が高いという報告もある．統合失調症のサブタイプとしては，解体型よりも妄想型のほうが自殺率が高い．

　なお，従来の研究はその方法論の欠陥がしばしば指摘されてきた．例えば，標準化された診断基準が用いられていない，対象数が乏しい，比較的高齢の入院患者に偏っている，長期的な追跡調査がない，対照群が設定されていないなどである．しかし，最近になってコントロール研究も少しずつではあるが報告されるようになってきている．それらの報告によっても，従来から指摘されてきた点がほぼ確認されているといってよい[3-6]．

b. 臨床像の特徴

　統合失調症患者の自殺に関してエビデンスに基づいた報告はむしろ少ないが，それでも臨床家は患者の自殺の危険を判断していかなければならない．統合失調症に特異的な自殺の危険に関連していると考えられる特徴を挙げておきたい．

1）急性の精神症状に支配された行動

　従来から，「屋上から飛び降りろ」，「電車に飛び込め」といった命令性の幻聴などの活発な精神症状が自殺に密接に関係していると指摘する報告は多かった．当然，発病初期や再燃期に病的な症状に支配されて，それが直接自殺に結びつく可能性を高める．

　命令性の幻聴ばかりでなく，妄想に取り込まれた希死念慮もしばしば認められる．被害関係妄想が自殺の危険を増している症例もまれではない．自尊

心の低下や無価値感の強い自責的な妄想のある患者に,「生きている資格はない」,「家族に迷惑をかけるばかりだ」,「早く死んでしまえ」などといった幻聴が存在し,それが妄想を強化したり,直接,自殺行動に結びつくこともある.

2) 急性症状の消退直後

急性症状が活発な時期に自殺の危険が高いのは当然であり,治療者も十分な注意を払う.ところが,ひとたび急性症状がおさまり治療者も家族も安心した段階で,しばしば患者はそれまで以上に危険な状態に直面していることもある.

梶谷[7]によると,統合失調症の自殺の中にも,清明な意識,希死念慮,死の見通しの備わっている自殺があり,病者には健全な病識があることが多く,病気によってもたらされた自己価値の頽落に目覚めることによって自殺を企図する例があるという.急性の幻覚妄想状態が改善したものの,明確な病識が戻ってきた統合失調症患者においてはそれらが自殺の予告兆候の一種であり,心理的に支えていくことを怠ってはならない.

統合失調症の病識の欠如は,「背後に無意識の葛藤を隠している防衛であるという積極的な意味をもっている」と土居[8]も指摘している.統合失調症においては,「病識が出始めたときに,内心非常に深刻な衝撃を受けるものであり」,「患者としては,自分の行動は異常であり,しかもそのことを今まで知らなかったことに気づくことは,その全存在を侵害されるような事件である.それは,病的体験そのものよりももっと苦痛であり,統合失調症患者にとって,最大の心理的危機であると考えられる」とも述べている.

病識は病を直視するだけではなく,現実に直面することも患者に強いる.松浪[9]は,「病識は,病者をしてその頽落存在としての自己を認識させるというだけではなく,病者の現実に対する耐性を弱化する」と述べ,病識が出現してきた患者では,特に家族や医療者からの支持が重要であると説いている.このように,単に急性症状が消退しただけでは治療が完結したことにはならず,患者の脆弱性はまさにこの時点で最高潮に達していることさえある.

3) 慢性経過をたどる患者

統合失調症の自殺の大多数が,明らかな精神病症状がないか,あるいは非常に少ない状態で生じているという報告も少なくない.

Yarden[10]は,統合失調症患者の自殺のうち65%が寛解期に生じたと報告し

た．患者の多くは，いわゆる慢性欠陥状態を呈していた．感情鈍麻，会話の貧困化，引きこもりなどの統合失調症の陰性症状を持続的に認めた．西山[11]も，自殺は統合失調症の経過の後期ないし慢性期にも，また幻覚・妄想などの症状の認められないときにもしばしば起こることを指摘している．

以前の研究と最近の研究の知見の相違点は，向精神薬の出現に関連する可能性がある．従来の研究では，おもに慢性の入院患者を対象としていた．最近の研究では，対象患者は，入院患者ばかりでなく外来患者も多く，向精神薬を投与されており，以前に比べて表面に現れた症状は軽い傾向がある．過去の研究では，自殺の動機は精神症状の重症度に関連していたが，最近の統合失調症患者では，慢性疾患を抱えながら生きていくうえで直面する多くの問題のために自殺に至る例も少なくない．統合失調症患者は，しばしば，社会生活のうえでも孤立し，慢性疾患のために将来に絶望していることも多く，それが自殺につながる危険を増している可能性がある．

4) 抑うつ症状

慢性の統合失調症患者にもしばしば抑うつ症状の合併を認める．Falloonら[12]は1年間に彼らの診療所を受診した統合失調症患者の38%が重症の抑うつ状態を呈したと報告した．慢性の統合失調症患者の30〜60%が重症の抑うつ状態となり，抗うつ薬による治療や入院が必要だったとの報告もある．

統合失調症の自殺においても抑うつ症状が重要な役割を果たしている．自殺直前に精神科を受診した患者の診療録を検討すると，抑うつ症状が高率に認められる．自殺した統合失調症患者の65%が，自殺前の数か月間に治療者に絶望感を訴えたとの報告もある[13]．統合失調症患者の自殺に関する研究を総説すると，26〜100%(平均67%)の患者で自殺直前の時点でなんらかの抑うつ症状を認め，自殺しなかった統合失調症患者に比べて高率に抑うつ症状の合併を認めている．

5) 生と死の境界が不分明な患者

1)〜4)の分類以外にまさにこのように描写するしかない患者が存在することもまた臨床的な現実である．生と死の境界自体が健常者に比べて明瞭ではなく，統合失調症のサブタイプとしては解体型(破瓜型)の患者が多い．

治療も比較的効果を上げていて，周囲の人々との関係も良好であり，特別な社会的な問題も認めない．そのような統合失調症の患者が突然，自殺に及

び，担当医や家族にはその理由がまったく理解できないことがある．漠然とした圧倒されるような不安が患者の自殺につながった可能性や，担当医に語られていなかった患者の社会的な問題が完全には除外できないが，生と死の境界自体が本来健常者とは異なるとしか表現できない患者が存在するというのは臨床的な経験からの実感といってもよいだろう．

6）医原性の自殺

これは治療者の側の責任で引き起こされた自殺というべきものである[14]．毎回一応は規則的に外来に通院し，慌ただしい外来の診察室で特に病状を訴えることもない慢性患者に対して，医師も漫然と処方だけをして，それ以上情報を集めることもしない．家族から話を聞くこともなく，患者が服薬を規則的にしているかどうかも十分に確認できない．また，表面上は落ち着いてみえるために，病状を十分に確認しないで，不必要に薬を減らして，急性症状を再燃させ，自殺行動を引き起こしてしまうといった例も，この医原性の自殺の例に当てはまる．

なお，アカシジアやジストニアなどは抗精神病薬を用いていると，まれな副作用ではなく，対策も立てられる．ところが，患者は病状の悪化やさらに新たな奇妙な病状が出現したと思い込み，自殺に至った症例の報告もある．

統合失調症患者の自殺の危険を予測することは極めて難しいのは事実である．しかし，本稿で解説したような特徴を十分に認識したうえで，自殺の危険が高いと判断された患者に対して，適切な精神科治療を徹底させるとともに，周囲の人々との絆を再構築させていくように，治療計画を立てる必要がある．また，緊急の自殺の危険に備えて，外来と入院の間で緊密な連係がとれる場で治療を進めていくといった工夫も必要とされる．

● 文献

1) De Hert M, et al: Psychiatric aspect of suicidal behavior; Schizophrenia. *In* Hawton K, et al (eds): The International Handbook of Suicide and Attempted Suicide. pp120–134, Wiley, New York, 2000 [E]
2) 高橋祥友：医療者が知っておきたい自殺のリスクマネジメント 第2版．医学書院, 2006 [C]
3) Fenton WS, et al: Symptoms, subtype and suicidality in patients with schizophrenia spectrum disorders. Am J Psychiatry 154:199–204, 1997 [B]

4) Rossau, CD: Risk factors for suicide in patients with schizophrenia; Tested case-control study. Br J Psychiatry 171:355–359, 1997 [B]
5) Heila H, et al: Suicide and schizophrenia; A nationwide psychological autopsy study on age- and sex-specific clinical characteristics of 92 suicide victims with schizophrenia. Am J Psychiatry 154:1235–1242, 1997 [B]
6) De Hert, et al: First-episode schizophrenia; A naturalistic 10 year follow-up study. Schizophr Res 29:143–145, 1998 [B]
7) 梶谷哲男：精神分裂病の自殺：病識のある病者の自殺. 精神医学 7:137–140, 1965 [E]
8) 土居健郎：病識の問題. 精神経誌 63:430–431, 1961 [E]
9) 松浪克文：心理療法と自殺. 季刊精神療法 13:106–117, 1987 [E]
10) Yarden PE: Observations on suicide in chronic schizophrenics. Compr Psychiatry 15:325–333, 1974 [E]
11) 西山 詮：自殺と精神科外来—自殺の小社会学. 精神経誌 81:311–341, 1979 [D]
12) Falloon I, et al: A comparative controlled trial of pimozide and fluphenazine decanoate in the continuation therapy of schizophrenia. Psychol Med 8:59–70, 1978 [E]
13) Drake ER, et al: Suicide attempts associated with akathisia. Am J Psychiatry 142:499–501, 1985 [E]
14) Chiles JA, Strosahl KD: Clinical Manual for Assessment and Treatment of Suicidal Patients. American Psychiatric Publishing, Washington DC, 2005 [E]

〔高橋祥友〕

Ⅱ. 身体合併症

a. 統合失調症患者の身体合併症

　統合失調症患者には身体疾患の合併が多い．入院患者，外来患者，デイケア患者，精神科救急受診者などいろいろな患者群を対象とした研究の結果をまとめると，入院患者ではおよそ40〜60%，外来患者では20%前後に身体合併症が認められている．そしていずれの研究も，統合失調症患者は身体疾患を有する危険性が高く，しかもその存在が気づかれておらず，治療を受けていないことが多いと結論している[1-4]．

　統合失調症患者にみられる身体合併症は多彩である[5]．例えば，米国の州立病院で半数が統合失調症である精神科疾患患者529人のうちの200人に291の身体疾患が見出されている．頻度の多いものは，神経疾患（おもにけいれん疾患），内分泌および栄養疾患（おもに糖尿病），心循環器疾患（おもに高血圧），呼吸器疾患，消化器疾患（おもに肝炎）の順であり，以下頻度は低くなるが皮膚疾患，血液疾患，泌尿器疾患，筋骨格系疾患，耳鼻咽喉科疾患，中毒性疾患，婦人科疾患，眼疾患が報告されている[6]．

　日本での報告では，入院患者の65%を統合失調症が占める精神科病院から治療のために他科病院へ転院した患者のおもな原因疾患として，肺炎，脳血管障害，消化性潰瘍，イレウス，骨折が挙げられている[7]．また約60%が統合失調症患者である精神科病院で，内科医が診察を依頼された疾患は，呼吸器，消化器，および循環器疾患で7割を占めており，具体的には呼吸器疾患では感染症，消化器疾患では胃炎，胃潰瘍やイレウスが，循環器疾患では診断や治療の確認の相談が多い．肝疾患は数少ないが，その中では肝炎が主であるという[8]．

　以上のことより，統合失調症の治療に当たっては，身体合併症が多いことと，どのような疾患でも生じうることを常に念頭に置いておく必要がある．

b. 身体合併症の診断

　統合失調症患者の身体合併症は医療者に気づかれるのが遅く，治療されないままに時間が過ぎることが多い．その理由の1つとして，統合失調症患者

は，痛みに対する感受性が鈍いことが指摘されている[9,10]．さらには，抗精神病薬には鎮痛作用があることも痛みに対する閾値の上昇に関与している[2]．

その他の理由に，精神症状が身体疾患を覆い隠していることが多いことがある．すなわち，統合失調症患者は錯乱状態や連合弛緩によりコミュニケーション能力が高度に障害されており，自らの症状を医療者に適切に伝えることができない．「身体がつらい」という愁訴で紹介された統合失調症患者のうち，疾患の部位や性状，あるいは随伴する疼痛の部位や強さを適切に伝えることができた例は23％にすぎず，しかも，診断が確定した患者の8割で，患者が述べた症状は発見された身体疾患と関連がなかったという指摘がある[11]．心気的な妄想や体感幻覚は，実際の身体症状の評価を混乱させる．さらに身体症状は抗精神病薬の影響もあって，典型的でないことが多い．咳や痰の明らかでない肺炎，典型的な心窩部痛を訴えない胃潰瘍，右季肋部痛の不明な胆囊炎などが報告されている[8]．精神科病院入院患者に胆石保有率が高いが，8割以上が自覚症状を認めない[12]．

統合失調症患者の身体疾患を見逃さないためには，十分な病歴の聴取と，丁寧な身体的ならびに神経学的診察に加えて，血液生化学検査，肝機能検査，甲状腺機能検査，梅毒反応，血算，赤血球沈降速度，検尿，心電図，胸部X線検査を含む必要にして十分なスクリーニング検査が不可欠である．身体的な診察や問診には，十分な時間をかけることが重要である．さらに，訴えが強くないときでも，十分な身体的検索を行うべきであり[8]，血清葉酸濃度，ビタミンB_{12}濃度，睡眠脳波，神経心理学検査，HIV検査，脳のCTやMRIも必要である．患者の訴えに信頼性をおけない場合は，画像診断を活用する必要がある．場合によっては，尿の薬物検査も必要である[2,13]．胆石の可能性が考えられるときは，侵襲のない腹部エコーがすすめられる[12]．

精神科主治医が身体疾患に対して関心が乏しいことも，身体合併症の早期発見を遅らせる原因である[14]．身体合併症の可能性を常に念頭に置いておくことが主治医に求められる．

急性期の統合失調症患者は，認知や感覚が障害されており，思いがけない行動をとったり，暴力行為に及ぶこともまれではない．治療を拒否し，病院から逃げ出そうとする．このような場合は，抗精神病薬の適量を用いて最小限の副作用で速やかに精神病症状をコントロールする必要がある．患者に治療処置をするときは，処置の目的，内容，やり方，効果などをわかりやすく説明し，安全なことを保証することが特に大切である．妄想的な恐怖は，いったんは

受け入れて,そののちに穏やかに訂正する.最初から否定してはいけない[15]).

統合失調症患者は,病識の欠如から身体合併症の治療を拒否することが少なくないが,この場合のインフォームドコンセントの問題は,身体合併症の治療に限った問題ではなく,統合失調症の治療全般において考慮すべきことであり,ここでは略する.

c. おもな身体合併症を有する患者の治療

身体合併症が急性の疾患で軽症の場合は,主治医の精神科医が治療する.重症の場合と専門性の高い疾患の場合は,専門医に治療を依頼する.たとえ重症な身体合併症であっても,精神科医が心身両面にわたって,広く責任をもち主体性をもって治療に当たるという medical psychiatry の立場もあるが,日本ではごく一部の施設を除いては実現されていない[16]).慢性の身体合併症の場合,専門医の助言を受けて精神科主治医が治療を続けるのが一般的である.

身体合併症を有する患者の薬物療法では,精神障害の治療薬と身体疾患の治療薬との間に,薬物相互作用が生じる可能性がある.また,肝機能や腎機能の障害は,抗精神病薬の薬物動態を変化させることがあり,抗精神病薬の有害作用が身体疾患に影響することもある[17]).身体疾患合併症を有する患者では,以上の点を念頭に置いて薬物を処方すべきである.

1) 肝疾患

肝不全では,① 代謝の第Ⅰ相反応(酸化反応)の低下,② グルクロン酸抱合を受ける薬物の第Ⅱ相経路の減少,③ 肝血流量の減少,④ 血漿蛋白,特にアルブミンの量と親和性の減少による遊離薬物の濃度上昇,および ⑤ 腹水患者での分布容積の増加により,薬物の血中濃度や半減期に変化を生じる[18]).

フェノチアジン系抗精神病薬は肝機能障害を惹起することがあり,肝機能障害を生じやすい人では血清濃度の上昇がみられる[17]).肝硬変患者では,鎮静効果が強く出やすい.抗精神病薬の血中濃度のモニターと肝酵素のチェックがすすめられているが[17]),すべての薬物について血中濃度のモニターを行うことは実際には困難である.

高力価の抗精神病薬のほうが,肝臓で代謝されるべき薬物の量が数 mg と少ないので,低力価のものより適している[18]).肝障害を有する患者には,代謝過程で活性代謝物を生じないハロペリドールが適しており[19]),活動期の肝障害では,抗精神病薬,特にフェノチアジン系薬物は,できれば避けるのが

望ましい[3]．また，筋肉内注射は初回通過効果を避けることができるので，一時的ではあるが，肝臓への障害を少なくすることができる[3]．

　肝不全患者では，薬物は少量から投与を開始し，投与間隔を長くし，増量もゆっくりと行う．特に，第Ⅰ相反応による代謝を受ける薬物では，肝疾患（特に肝硬変）では代謝が半減している可能性を考え，健常者の半量からスタートする．非代償性の重症の肝硬変では通常投与量の10〜20％から開始すべきである[20]．なお，川上[21]の肝疾患の際の薬物投与ガイドラインが実際の投与量を決定するうえで参考になる．

　新規抗精神病薬のリスペリドンの薬物動態は肝硬変患者と健常者との間に有意な差はないが，低アルブミン血症では遊離型のリスペリドンが増加するので投与量に注意する必要がある[22]．その他の新規抗精神病薬ではペロスピロンは動物の肝障害モデルで血中濃度の上昇がみられており[23]，リスペリドン，オランザピン，アリピプラゾールについては，肝障害を悪化させる恐れがあり，またブロナンセリンも肝障害患者で血中濃度が上昇する恐れが指摘されている[23]．

2）腎疾患

　腎不全では多くの薬物の血漿蛋白結合能が低下して遊離型薬物の濃度が高くなる．このため薬物中毒量と治療有効量とが接近し，投与量を制限しないと薬理作用が増強したり，中毒症状が出現する[24]．腎からの排泄が減少するため，薬物の体内蓄積，中毒を生じる可能性もある．代謝されずに活性をもったまま腎臓から排泄される薬物の場合，特に問題になる．また薬物自体が腎排泄性でなくても，代謝の過程で活性のある代謝物が腎臓から排泄される場合に注意が必要である[24]．ベンザミド誘導体，リスペリドン，リチウムは腎から排泄されるが，精神科で用いられる向精神薬の多くは肝臓で代謝・排泄され[25]，腎から排泄される活性代謝物は少ないことと，容積分布が大きいことから，腎障害のある患者に比較的安全に使用でき[24]，クエチアピン，オランザピン，アリピプラゾールについては用量の調整は不要である[17,26]ともいわれるが，安全のためには，通常使用量の1/3〜1/2で投与を開始し，慎重に経過を観察するのが原則である[24]．そして常用量の2/3を超えないようにすべきである[18]．

　慢性腎不全・透析患者への適正な薬剤投与には，投与量の変更，投与間隔の変更，あるいはその両者の変更が必要な薬剤がある．投与量と投与間隔は，

$$\text{投与量} = \frac{\text{正常投与量} \times \text{正常時の薬物半減期}}{\text{腎不全時の薬物半減期}}$$

$$\text{投与間隔} = \frac{\text{正常投与間隔} \times \text{腎不全時の薬物半減期}}{\text{正常時の薬剤半減期}}$$

で計算する[27]．しかし，フルフェナジン，ハロペリドール，スルピリドなどごく一部の抗精神病薬を除いては，腎機能障害における抗精神病薬の薬物動態についてのしっかりしたデータは乏しい[27]．腎不全時の薬物動態が明らかでない薬剤は使用を避けるのが賢明である[27]．

なお，ハロペリドールの代謝物には多少の活性があり，蓄積の可能性があることから，注意が必要である[17]．リスペリドンも腎疾患患者では，代謝物の半減期の延長とクレアチニンクリアランスの低下がみられ，用量を調整する必要がある[22]．スルピリドも腎機能の障害患者では，消失半減期の延長，クレアチニンクリアランスの低下，未変化体の尿中排泄の減少などがあり，投与量を35～70%減らすか，投与間隔を1.5～3倍にするようにすすめられている[28]．ペロスピロンも腎障害の動物モデルで血中濃度の上昇がみられている[23]．

3）心循環器系疾患

クロルプロマジン，チオリダジン，レボメプロマジンなど低力価のフェノチアジンは末梢性のα_1アドレナリン阻害作用によって低血圧を惹起する[18,29]．また，ペルフェナジン，ピモジド，リスペリドン，オランザピン，クエチアピン，ペロスピロン，アリピプラゾールも一過性の血圧低下を生じる危険性が高い[18,23]．ハロペリドールは血圧をはじめ循環動態に与える影響は少なく，心疾患患者でも比較的安全に使用できる[18,29]．

クロルプロマジン，チオリダジンなどのフェノチアジンやピモジドは強力なキニジン様作用があり，心電図上QRS幅の増大，ST・T波の変化，QT時間の延長，U波の出現などをきたす[29]．高力価のハロペリドールは経口投与，筋肉注射いずれも安全であるが，静注の場合は心室性期外収縮の危険があるので注意がいる[18]といわれていたが，近年QT時間の延長の結果として，多形性心室頻拍（トルサードポアン：torsade de pointes）が，ハロペリドールの静注[30,31]のみならず，経口投与[32,33]によっても生じたことが報告されている．新規抗精神病薬のブロナンセリンでは，QT時間の延長のリスクが低いこと[34]が，またアリピプラゾールではQT時間の短縮が報告されている[35]．

抗精神病薬を投与する前には心電図検査を実施し，その後も定期的に心電

図検査を施行すべきである．その際，QT時間の延長（0.48sec以上）やU波の増高を重篤な不整脈の出現を予測する変化として注意する必要があり[27]，0.6secを超えた場合は，薬物を中止ないし減量する[36]．

4）メタボリック・シンドローム

メタボリック・シンドロームとは，肥満，ことに内臓肥満に付随して一個人に脂質代謝異常，血圧高値，高血糖などの心疾患の危険因子が集積した状態をいう．これらの因子の2つ以上が組み合わさることで相乗的に動脈硬化性疾患の発症リスクが高まる[37]．そして，精神疾患患者，とりわけ統合失調症の患者でメタボリック・シンドロームの頻度が高い[37,38]．

メタボリック・シンドロームの危険因子の1つに抗精神病薬があり，特に新規抗精神病薬が体重増加や耐糖能異常，脂質代謝異常を誘発することが示唆されている[37]．clozapine，オランザピンでは体重が増加することが知られており，リスペリドンとクエチアピンでも体重増加がみられる[39]．しかし，アリピプラゾールでは体重増加はなく[40,41]，ブロナンセリンも体重増加のリスクが低いことが示唆されている[34,42]．糖尿病の危険性が，オランザピン，クエチアピンで認められており，日本の添付文書では糖尿病もしくはその危険因子を有する患者への投与は禁忌，リスペリドン，アリピプラゾール，ペロスピロンおよびブロナンセリンは慎重投与となっている[23]．脂質代謝異常についてはclozapine，オランザピンは異常がみられているが，リスペリドンとクエチアピンでは結果は一定していない[39]．アリピプラゾールは脂質代謝異常は生じないとされている[41,43]．なお，従来型抗精神病薬ではフェノチアジン系薬物では中性脂肪の有意な増加が認められるが，ブチロフェノン系薬物は血清脂質に与える影響をほとんど無視できる[43]．

抗精神病薬がメタボリック・シンドロームのリスク因子ではあるが，薬物の調整だけでは治療効果は不十分である．食事，運動などを中心とした健康管理プログラムが必要である．さらに近年はこれに認知行動療法を加えることで体重コントロールの成績が高まることが報告されている[44]．

● 文献

1) Molnar G, et al: Intercurrent medical illness in the schizophrenic patient. *In* Stoudemeiner A, et al (eds): Principles of Medical Psychiatry. pp451-461, Grune & Stratton, Orland, 1987 [E]

2) Adler LE, et al: Concurrent medical illness in the schizophrenic patient. Epidemiology, diagnosis, and management. Schizophr Res 4:91-107, 1991 [E]
3) Vieweg V, et al: Medical disorders in the schizophrenic patient. Int J Psychiatry Med 25:137-172, 1995 [E]
4) Goldman LS: Medical illness in patients with schizophrenia. J Clin Psychiatry 60(Suppl 21):10-15, 1999 [E]
5) Lima BR, et al: Concurrent medical and psychiatric disorders among schizophrenic and neurotic outpatients. Community Ment Health J 23:30-39, 1987 [C]
6) Koran LM, et al: Medical evaluation of psychiatric pateinets. I. Results in a state mental health system. Arch Gen Psychiatry 46:733-740, 1989 [E]
7) 本津浩明, 他:精神病院における身体合併症問題について. 他科精神病院へ転院した症例の調査から. 臨床精神医学 28:673-680, 1999 [E]
8) 岡田宏基, 他:精神科入院患者の身体合併症について―内科医の視点から. 臨床精神医学 23:105-115, 1994 [E]
9) Bickerstaff LK, et al: Pain insensitivity in schizophrenic patients. Arch Surg 123:49-51, 1988 [E]
10) Dworkin RH: Pain insensitivity in schizophrenia; a neglected phenomenon and some implications. Schizophr Bull 20:235-248, 1994 [E]
11) Bunce DFM II, et al: Medical illness in psychiatric patients: barriers to diagnosis and treatment. South Med J 75:941-944, 1982 [E]
12) 橋口 知, 他:精神病院入院患者における胆石―腹部超音波断層法による検討. 精神医学 33:627-632, 1991 [C]
13) Karasu TB, et al: The medical care of patients with psychiatric illness. Hosp Community Psychiatry 31:463-472, 1980 [E]
14) 野島秀哲, 他:悪性腫瘍を合併した精神分裂病―コンサルテーション・リエゾン精神医学の立場から. 臨床精神医学 25:1449-1456, 1996 [E]
15) Dickson L, et al: When schizophrenia complicates meidical care. Am Fam Physician 35:153-159, 1987 [E]
16) 野村総一郎, 他:我が国における Medical Psychiatry の展望―立川共済病院 Medical Psychiatric Unit(MPU)の経験から. 精神医学 34:1129-1135, 1992 [E]
17) Ellingrod VL: Disorders affecting psychotropic absorption, metabolism, and toxicity. In Robinson RG, et al (eds): Psychiatric Treatment of the Medically Ill. pp459-229, Marcel Dekker, New York, 1999 [E]
18) Jachna JS, et al: Psychopharmacology. In Rundell JR, et al (eds): Textbook of Consultation-Liaison Psychiatry. pp958-1005, American Psychiatric Press, Washington DC, 1996 [E]
19) 樋口 久, 他:肝障害における薬物動態変化と薬物投与計画―向精神薬を中心に. 臨精薬理 2:231-237, 1999 [E]
20) 木谷健一:肝機能と精神科治療薬―特に肝疾患と加齢の影響について. 神精薬理 16:557-569, 1994 [E]
21) 川上富美郎:肝障害と精神科薬物療法. 神精薬理 16:605-612, 1994 [E]
22) Snoeck E, et al: Influence of age, renal and liver impairment on the pharmacokinetics of risperidone in man. Psychopharmacology 122:223-229, 1995 [C]
23) 日本医薬品集フォーラム(監修):日本医薬品集 医療薬 2007 年版. じほう, 2006 [A]

24) 一宮洋介, 他：腎障害, 透析と精神科治療薬. 神精薬理 16:613-618, 1994 [E]
25) 村竹辰之, 他：腎障害時の向精神薬投与計画. 臨精薬理 2:239-246, 1999 [A]
26) Stahl SM: Essential Psychopharmacology: The Prescriber's Guide. Cambridge University Press, Cambridge, 2005（仙波純一 訳：精神科治療薬処方ガイド. メディカル・サイエンス・インターナショナル, 2006）[E]
27) 田部井薫, 他：腎機能と精神科治療薬. 神精薬理 16:571-583, 1994 [E]
28) Bressolle F, et al: Pharmacokinetics of sulpiride after intravenous administration in patients with impaired renal function. Clin Pharmacokinet 17:367-373, 1989 [C]
29) 松島英介, 他：循環器疾患と向精神薬. 神精薬理 16:619-627, 1994 [E]
30) Metzger E, et al: Prolongation of the corrected QT and torsades de pointes cardiac arrhythmia associated with intravenous haloperidol in the medically ill. J Clin Psychopharmacol 13:128-132, 1993 [E]
31) Di Salvo TG, et al: Torsade de pointes caused by high-dose intravenous haloperidol in cardiac patients. Clin Cardiol 15:285-290, 1995 [E]
32) Hunt N, et al: The association between intravenous haloperidol and torsades de pointes. Three cases and a literature review. Psychosomatics 36:541-549, 1995 [E]
33) Jackson T, et al: Torsade de pointes and low-dose oral haloperidol. Arch Intern Med 157:2013-2015, 1997 [C]
34) 三浦貞則：統合失調症に対する blonanserin の臨床評価. Risperidone を対照とした二重盲検比較試験. 臨床精神薬理 11:297-314, 2008 [A]
35) Goodnick PJ, et al: Psychotropic drugs and the ECG: focus on the QTc interval. Expert Opin Pharmacothrer 3:479-498, 2002 [E]
36) 田原 旭, 他：精神科病棟における身体合併症—循環器疾患について. 日精協誌 15:1139-1147, 1996 [E]
37) 岡崎由希子, 他：メタボリックシンドロームの病態と治療的介入. 臨床精神薬理 10:377-386, 2007 [E]
38) Newcomer JW: Antipsychotic medications: metabolic and cardiovascular risk. J Clin Psychiatry 68(Suppl 4):8-13, 2007 [E]
39) 河盛隆造：精神科薬物療法と糖代謝異常. 臨床精神薬理 10:395-400, 2007 [E]
40) McQuade RD, et al: A comparison of weight change during treatment with olanzapine or aripiprazole: results from a randomized, double-blind study. J Clin Psychiatry 65(Suppl 18):47-56, 2004 [B]
41) Spurling RD, et al: Changes in metabolic parameters with switching to aripiprazole from another second-generation antipsychotic: a retrospective chart review. J Clin Psychiatry 68:406-409, 2007 [C]
42) 村崎光邦：統合失調症に対する blonanserin の臨床評価. Haloperidol を対照とした二重盲検法による検証的試験. 臨床精神薬理 10:2059-2079, 2007 [A]
43) 鈴木誠司：精神科薬物療法と脂質代謝異常—その評価と対応について. 臨床精神薬理 10:401-407, 2007 [E]
44) 中川敦夫：統合失調症患者に対するメタボリック・シンドロームの心理教育. 臨床精神薬理 10:415-420, 2007 [E]

（越野好文）

III. 早期精神病

近年,統合失調症の初期段階での治療が重視されるようになっている.早期精神病(early psychosis)とは,精神病の予防活動から生まれた実践的概念で,前駆期,未治療期間,および初回精神病エピソードが含まれるようである[1].国際的には,国際早期精神病連合(International Early Psychosis Association)が,1998年オーストラリアで設立され,2年ごとに活発な国際会議が開催されている.

a. 早期精神病の概念と神経生物学的変化

1) 前駆期,あるいは臨床的「超ハイリスク」状態

統合失調症の発症に先行して,しばしば非特異的症状(抑うつ,不安,強迫症状,集中力低下,食欲不振,睡眠障害など),萌芽的精神病の症状,機能水準の低下などを示す時期があり,これは前駆期と呼ばれる.米国精神医学会の診断基準DSM-IV-TR[2]では,前駆期,精神病症状活動期,そして残遺期を合わせて6か月以上で,統合失調症と診断される.前駆期が,診断基準に含まれる背景には,前駆期から疾患が始まっているという考えがあるようである.この前駆期は後方視的概念であり,前駆症状を示す人々が必ずしも精神病を発症するとは限らないので,前方視的な取組みでは,「心のリスク状態(at risk mental sate)」における「超ハイリスク(ultra high risk)」という名称が用いられることもある[3,4].

この「超ハイリスク」状態の人々についてのPantelisら[5]の報告によれば,後に(平均6か月後)精神病(統合失調症,精神病症状を伴う気分障害など)に移行した群は,初回撮像時に比べて,発症後の再検査(撮像間隔は約1年)では,両側の帯状回,左の海馬傍回と紡錘状回,眼窩回の灰白質の体積減少が進行していた.ほぼ同じ対象群についてのその後の画像解析では,精神病移行群には右前頭前野に有意の進行性の体積減少が見出された[6].

2) 未治療期間

精神病的症状が出現してから治療開始までは「精神病未治療期間」(duration

of untreated psychosis; DUP), DUP と前駆期の和は,「疾病未治療期間」(duration of untreated illness; DUI) と呼ばれている[7]．

未治療期間の長期予後に及ぼす影響については，メルボルン大学の Harris ら[7]が，318 例の初回精神病患者を 8 年間前方視的に追跡した結果，DUP が短いほど，陽性症状が軽く，社会職業的機能もよかった．DUP が 3 か月を超えると転帰の指標は悪化した．DUI は，陰性症状の予測因子であった．なお，この追跡群の DUP は平均 168.8 日（中央値 40.5 日）で，前駆期は平均 387.7 日（中央値 125.5 日）であった．東京都の 2 病院では，初回エピソード統合失調症の DUP は平均 13.7 か月（中央値 5.0 か月）であった[8]．

未治療期間が長期予後と関連することは，この期間に神経生物学的変化が進行していた可能性を示唆する．実際に，統合失調症患者で左の上側頭回灰白質，側頭葉や側頭平面の体積減少は，DUI や DUP の長さと相関することが見出されている[9-11]．

3）初回精神病エピソード

初回精神病エピソードには，統合失調症の他，DSM-IV-TR では統合失調様障害（1 か月以上で 6 か月未満），短期精神病性障害（1 日以上で 1 か月未満）や失調感情障害が，ICD-10[12]では急性一過性精神病性障害や失調感情障害が含まれよう．

Kasai ら[13]は，初回エピソード統合失調症患者 13 例について平均 1.5 年後に MRI を再検し，左の後部上側頭回の体積が 9.6％進行性に減少したことを示した．この進行性の変化に初回撮像時での体積減少[14]を考慮すると，慢性期統合失調症にみられる左の後部上側頭回の変化は，治療開始後 1.5 年頃までにほぼ完成し，その後はほとんど進行していない可能性がある．実際に，慢性期統合失調症患者の後部上側頭回の平均 3.1 年後の体積変化は，健常者と有意差がなかった[15]．発症 2 年後の精神状態が長期予後を予測する主要な要因であるという研究結果[16,17]もこれと合う所見である．ただし，一部の転帰不良の患者群では，形態学的変化が進行している可能性もある[18]．

b. 前駆状態，あるいは「超ハイリスク」の判定

前駆期に類似した症状を示す人が，その後，精神病，あるいは統合失調症に発展するかどうかを予測することは，たいへん難しい問題である．実際には多くの人々は，ほぼその状態で経過するようである．

わが国では，中安[19]の先駆的業績があり，統合失調症の顕在発症の予防をめざして，「初期統合失調症」が取り出された．初期統合失調症とは，① 自生体験，② 気付き亢進，③ 漠とした被注察感，および ④ 緊迫困惑気分を4主徴とする症候群であり，臨床的にたいへん参考になると思われる．

ドイツでは，統合失調症研究ネットワーク[20]という国家的プロジェクトが組織されていて，そこでは，前駆期は初期と後期の2つに分けられている．初期前駆（前精神病）期〔early prodromal (prepsychotic) stage〕とは，基底症状群(basic symptoms[21])を示す，あるいは，第1度親族(first-degree relative)に統合失調症があり，機能の全般的評定で著しい低下を示す場合である．なお，第1度親族とは，発端者の両親，子，および同胞のことで，発端者と遺伝子の50%か平均50%が共通している．これは，日本の法律上の1親等とは，一致しない（同胞は2親等）．後期前駆（早期精神病）期〔late prodromal (early psychotic) stage〕は，短期間欠性精神病的症状(brief limited intermittent psychotic symptoms)，あるいは減衰した陽性症状(attenuated positive symptoms)を示す時期である．

国際的には，メルボルン大学の臨床的「超ハイリスク」の概念[4,11,22]が普及している．これには半構造化面接も作成されていて，日本語にも翻訳されている[23]．この「超ハイリスク」状態には，3つの群があり，第1群は閾値下精神病的症状(attenuated psychotic symptoms)で，症状の強さが閾値以下（関係念慮，離人症状，知覚の変化，非言語性，あるい呼名のみの幻聴，迂遠な会話など），あるいは頻度が閾値以下である場合である．第2群は短期間欠性精神病的症状で，明らかな精神病症状はあるが，この症状が自然に（抗精神病薬治療なしに）1週間未満で消失する場合である．これは，DSM-IV-TR では，短期精神病性障害と診断されうる．第3群は素質と状態のリスク因子(trait and state risk factors)で，第1度親族に精神病，あるいは本人に統合失調型パーソナリティ障害があり，機能の全体的評定(GAF)の得点が病前レベルから30%低下し，少なくとも1か月持続している場合である．

Yung ら[24]によれば，「超ハイリスク」と判定された人々の精神病への移行率は，当初の調査では6か月までに34%，12か月までは40.8%であった[25]．しかし，その後の対象群では，6か月後までの精神病移行率は9.6%にすぎなかった[24]．この精神病への移行率の低下の要因としては，早期介入の効果，すなわち前駆症状が出現して受診するまでの期間の短縮や一般的治療（支持的療法，抗うつ薬や抗不安薬）の効果が挙げられている．

c. 前駆状態，あるいは「超ハイリスク」状態の治療
1）治療研究

　McGorryら[3]は，「超ハイリスク」の人々について，無作為割り付け比較試験（randomized controlled trial; RCT）で，「必要に応じた介入」（needs-based intervention）を対照に，少量の抗精神病薬（リスペリドン，平均 1.3 mg/日）＋認知行動療法の効果を検討した．「必要に応じた介入」とは，支持療法や家族教育を含むケースマネジメントで抗うつ薬やベンゾジアゼピン系睡眠薬の使用も含まれる．その結果，6か月後の精神病への移行は，「必要に応じた介入」群では，28例中10例であったのに対して，抗精神病薬・認知行動療法群では，31例中3例であった（$p=0.03$）．この群からは，その後の6か月の追跡期間中にさらに3例が移行したので，両群の移行率に有意差はなくなったが，抗精神病薬・認知行動療法は精神病への移行を遅らせることが示唆された．

　McGlashanら[26]は，前駆症状を示す人々を対象に，無作為割り付け二重盲検試験で，偽薬とオランザピンの効果を検討した．その結果，1年の治療期間中，偽薬患者は 37.9％が精神病に移行したのに対して，オランザピン患者群では 16.1％で有意に近い差であった．薬物治療により，前駆的陽性症状は有意に改善したが，体重増加（8.8 kg）が認められた．

　ドイツでは，RCTで，前期前駆期には臨床的マネジメントを対照に包括的な認知行動療法の効果，後期前駆期には臨床的マネジメントを対照に薬物療法（amisulpiride）＋臨床的マネジメントの効果が検討されている．その中間報告では，前期の認知行動療法は，症状を軽減させ[27]，後期前駆期や精神病への移行を遅らせることが示唆され，後期の薬物療法は，症状を軽減させ，機能水準を改善させることが示唆されている[20]．

　Morrisonら[28]は，超ハイリスクの人々に対して，RCTで，モニタリングを対照に認知療法[29]（6か月）の効果を検討した．その結果，1年後の精神病への移行率は，モニタリング群 26％に対して，認知療法群は 6％であり，認知療法群が有意に少なかった．また，認知療法は陽性症状を減少させ，抗精神病薬の必要性も減少させた．

　日本では，中安[30]は「初期統合失調症」の初期症状に対してはスルピリド 100～200 mg/日，極期への進展防止にはフルフェナジン 0.75 mg/日を推奨していた．また，安部川ら[31]は，統合失調症の警告期状態に対するリスペリドン，ペロスピロン，およびオランザピンの効果について報告している．

以上のように，複数のRCTにより，超ハイリスク，あるいは前駆状態の人々に対しては，認知行動療法や少量の抗精神病薬が症状を軽減させ，精神病への移行も遅らせることが示されている．RCTが実施されていない抗精神病薬，一部の抗うつ薬や神経保護作用のある薬剤にもその効果がある可能性はある[4]．

2) 治療ガイドライン

現時点では最も詳しいと思われるオーストラリア・ニュージーランドの治療ガイドライン[32]を要約すると，以下の通りである．「超ハイリスクの若い人に対しては，治療的楽観主義の観点からリスクのレベルについての情報を注意深く提供し，精神状態と安全性をスティグマの少ない，支持的な環境のもとで定期的(2~4週間ごと)にモニターする．抗精神病薬は，少なくとも1週間，明らかな陽性精神病的症状が続くのでなければ，通常は処方されるべきではない．例外としては，自傷，または攻撃性のリスクを伴っている場合である」．

以上のように前駆期，あるいは超ハイリスクの状態に対する診断と治療は，臨床と研究が平行して進められている段階で，ガイドラインでは，控えめな方針が述べられている．しかし，この時期の症状や機能低下は患者に苦悩をもたらすものであり，自ら相談機関に来所，あるいは病院に受診した人々に対しては，特に機能水準の低下を伴う場合は，適切な対応が必要と思われる．予後の説明に際しては，現行の診断基準では偽陽性が多く，精神病への移行率も低いことから，本人や家族にスティグマや過度の不安を与えないような注意が必要である．治療においては，精神疾患の発症予防というよりも現在の症状の改善とそれへの対応をおもな目標にするのがよいと思われる．

● 文献
1) McGorry PD, Jackson HJ (eds): Recognition and Management of Early Psychosis. Cambridge University Press, New York, 1999 (鹿島晴雄 監修, 水野雅文, 他 訳：精神疾患の早期発見・早期治療. 金剛出版, 2001) [E]
2) American Psychiatric Association: Diagnostic and Statistical Manual of Mental Disorders, 4th ed, Text Revision (DSM-IV-TR). APA, Washington DC, 2000 (高橋三郎, 他訳：DSM-IV-TR 精神疾患の診断・統計マニュアル. 医学書院, 2002) [E]
3) McGorry PD, Yung AR, Phillips LJ, et al: Randomized controlled trial of inter-

ventions designed to reduce the risk of progression to first-episode psychosis in a clinical sample with subthreshold symptoms. Arch Gen Psychiatry 59:921-928, 2002 [B]
4) Yung A, Phillips L, McGorry PD (eds): Treating Schizophrenia in the Prodromal Phase. Taylor & Francis, London, 2004（宮岡 等, 齋藤正範 監訳：統合失調症の前駆期治療. 中外医学社, 2006)[E]
5) Pantelis C, Velakoulis D, McGorry PD, et al: Seuroanatomical abnormalities befor and after onset of psychosis: a cross-sectional and longitudinal MRI comparison. Lancet 361:281-288, 2003 [B]
6) Sun D, Phillips L, Velakoulis D, et al: Progressive brain structural changes mapped as psychosis develops in 'at risk' individuals. Schizophr Res (in press), 2008 [B]
7) Harris MG, Henry LP, Harrigan SM, et al: The relationship between duration of untreated psychosis and outcome: Ana eight-year prospective study. Schizphr Res 79:85-93, 2005 [C]
8) Yamazawa R, Mizuno M, Nemoto T, et al: Duration of untreated psychosis and pathways to psychiatric services in first-episode schizophrenia. Psychiatry Clin Neurosci 58:76-81, 2004 [D]
9) Keshavan MS, Haas GL, Kahn CE, et al: Superior temporal gyrus and the course of early schizophrenia: progressive, static, or reversible? J Psychiatric Res 32:161-167, 1998 [B]
10) Lappin JM, Morgan K, Hutchison G, et al: Gray matter abnormalities associated with duration of untreated psychosis. Schizophr Res 83:145-153, 2006 [C]
11) Takahashi T, Suzuki M, Tanino R, et al: Volume reduction of the left planum temporale gray matter associated with long duration of untreated psychosis in schizophrenia: a preliminary report. Psychiatry Res: Neuroimaging 154:209-219, 2007 [C]
12) World Health Organization: The ICD-10 Classification of Mental and Behavioural Disorders. World Health Organization, Geneva, 1992（融 道男, 中根允文, 小見山実 監訳：ICD-10 精神および行動の障害. 臨床記述と診断ガイドライン 新訂版. 医学書院, 2005)[E]
13) Kasai K, Shenton ME, Slisbury DF, et al: Progressive decrease of left superior temporal gyrus gray matter volume in patients with first-episode schizophrenia. Am J Psychiatry 160:156-164, 2003 [B]
14) Hirayasu Y, Shenton ME, Salisbury DF, et al: Lower left temporal lobe MRI volumes in patients with first-episode schizophrenia compared with psychotic patients with first-episode affective disorder and normal subjects. Am J Psychiatry 155:1384-1391, 1998 [B]
15) 吉田 猛, Niznikiewicz M, 中村元昭, 他：慢性統合失調症における上側頭回皮質および扁桃-海馬複合体体積における前方視的研究. 第 28 回日本生物学的精神医学会プログラム講演抄録, p407, 名古屋, 2006 [B]
16) Carpenter WT, Strauss JS: The prediction of outcome in schizophrenia IV: Eleven-year follow-up of the Washington IPSS cohort. J Nerv Ment Dis 179:517-525, 1991 [C]
17) Harrison G, Hopper K, Craig T, et al: Recovery from pyshcotic illness: a 15- and

25-year international follow-up study. Br J Psychiatry 178:506-517, 2001 [C]
18) Davis KL, Buchsbaum MS, Shihabuddin L, et al: Ventricular enlargement in poor-outcome schizophrenia. Biol Psychiatry 43:783-793, 1998 [C]
19) 中安信夫：初期分裂病. 星和書店, 1990 [E]
20) Wolwer W, Buchkremer G, Hafner H, et al: German research network on schizophrenia. Bridging the gap between research and care. Eur Arch Psychiatry Clin Neurosci 253:321-329, 2003 [B]
21) Klosterkötter J, Hellmich M, Steinmeyer EM, et al: Diagnosing Schizophrenia in the initial prodromal phase. Arch Gen Psychiatry 58:158-164, 2001 [C]
22) Yung AR, Yuen HP, McGorry PD, et al: Mapping the onset of psychosis: the comprehensive assessment of at-risk mental states. Australian New Zealand J Psychiatry 39:964-971, 2005 [E]
23) 小林啓之, 他：統合失調症前駆症状の構造化面接(Structured Interview for Prodromal Syndrome: SIPS)日本語版の検討. 日本社会精神医学会雑誌 15:168-173, 2007 [E]
24) Yung AR, Yuen HP, Berger G, et al: Declining transition rate in ultra high (prodromal) services: dilution or reduction of risk? Schizophr Bull 33:673-681, 2007 [C]
25) Yung AR, Phillips LJ, Yuen HP, et al: Psychosis prediction: 12-month follow up of a high-risk ("prodromal") group. Schizophr Res 60:21-32, 2003 [C]
26) McGlashan TH, Zipursky RB, Perkins D, et al: Randomized, double-blind trial of olanzapine versus placebo in patients prodromally symptomatic for psychosis. Am J Psychiatry 163:790-799, 2006 [B]
27) Bechdolf A, Ruhrmann S, Wagner M, et al: Interventions in the initial prodromal states of psychosis in Germany: concept and recruitment. Br J Psychiatry 187 (Suupl 48): s45-s48, 2005 [C]
28) Morrison AP, French P, Walford L, et al: Cognitive therapy for the prevention of psychosis in people at ultra-high risk. Br J Psychiatry 185:291-297, 2004 [B]
29) French P, Morrison AP: Early Detection and Cognitive Therapy of People at High Risk of Developing Psychosis. John Wiley & Sons, West Sussex, 2004 (松本和紀, 宮腰哲生 訳：統合失調症の早期発見と認知療法. 星和書店, 2006) [E]
30) 中安信夫：初期分裂病. 精神科治療学 10(精神科治療ガイドライン)：88-89, 1995 [E]
31) 安部川智浩, 北市雄士, 松山哲晃, 他：「統合失調症の警告期状態」に対する非定型抗精神病薬の使用経験. 精神経誌 106:1357-1372, 2004 [E]
32) Royal Australian and New Zealand College of Psychiatrists Clinical Practice Guidelines Team for the Treatment of Schizophrenia and Related Disorders: Royal Australian and New Zealand College of Psychiatrists clinical practice guidelines for the treatment of schizophrenia and related disorders. Australian and New Zealand J Psychiatry 39:1-30, 2005 [E]

〈倉知正佳〉

第 5 章

今後の改訂と研究成果への期待

　統合失調症の治療に焦点を当てた本書は，脆弱性−ストレスモデル（vulnerability-stress model）をもとに編集されたガイドラインであり，治療関係者が統合失調症とその治療計画の理解を共有して，薬物・身体療法と心理社会的療法とをバランスよく組み合わせた治療を，患者・家族と理解し合いながら進めることをめざしたものである．

　この基本的な観点を生かしながら研究の進展を取り入れて改訂を重ね，時代が変わってもガイドラインとして変わらぬ価値をもてるようにするためには，どのような改訂の方向をもち，どのような研究成果を取り入れていかねばならないであろうか．本章では，脆弱性−ストレスモデルをもとにそれを拡張した「脆弱性−ストレス−対処（力量）モデル（vulnerability-stress-coping model）」の精密化，薬物・身体療法，心理社会的療法の統合，国際生活機能分類（ICF）の導入と活用，治療者−患者関係の新しい展開，の4つの視点からこの点を検討した．

a.「脆弱性−ストレス−対処（力量）モデル」の精密化

　統合失調症治療方略を立てるのに適切な発病と治癒のモデルの1つは，Zubin に始まる「脆弱性−ストレスモデル」に治療の要因を組み込んだ Liberman らの「脆弱性−ストレス−対処（力量）モデル」である．「脆弱性−ストレスモデル」は統合失調症の発病機序を説明する生物学的モデルとして有用である．しかし，治療のモデルとなると治療にかかわる要因を組み込むことが必要となり，「脆弱性−ストレス−対処（力量）モデル」へと拡張されている．現在，このモデルについて精密化が求められていると考えられる．それは発病危険性の反対概念である発病抵抗性の概念をより意識的にモデルに組み込むことが求められているということである．

　1960年代，70年代に行われた統合失調症の高危険児研究の中で，統合失調症発病を免れる発病抵抗性の個人内要因として，例えばIQが高いことな

どが報告されたことがある．こうした発病抵抗性個人内要因についての精密な検討はその後に引き継がれてはこなかったように思われる．もともと「脆弱性−ストレスモデル」の「脆弱性」には，発病危険性と発病抵抗性の両要因が含まれた概念であると思われるが，一般に脆弱性といえば発病危険性の要因が挙げられる．

近年，resilience（レジリエンス）という概念が日本でも広まってきている．レジリエンスという用語自身は1980年代から疾患に対する防御因子や抵抗力を意味する用語として導入されたものであるが，90年代になってPTSDについての防御因子が注目されたことを介して統合失調症についてもレジリエンス研究が広がりつつある．レジリエンスという用語は治療と予防の全体にわたる発病抵抗性要因のことを指して使用されるので，「脆弱性−ストレス−対処（力量）/レジリエンスモデル」というように個人内外の発病抵抗性概念を明確にして検討されるならば，早期介入・再発予防の取り組みにとって有用な概念となり有意義なものとなる可能性がある．「脆弱性−ストレス−対処（力量）モデル」の精密化とエビデンスの集積が期待される．

b. 薬物・身体療法，心理社会的療法の統合

統合失調症を含む精神疾患の治療は薬物・身体療法，心理社会的療法の二本柱によりなされる．本ガイドラインもこの考え方に立って構成されていることはご覧の通りである．2つの領域の治療法について，これまでに集積されてきているエビデンスは各治療法単独について行われた研究によるものが多い．エビデンスの集積に当たり，自然科学的な研究成果と被験者の特性や個々の経済・文化的な背景が問われる心理社会的な研究成果の評価の仕方も問題となっている．しかしながら，実際の治療は2つの領域を総合して行われている．治療のエビデンス研究は2つの治療法が総合して行われるという実地に即してなされるべきであるが，そのようなエビデンス研究は乏しい．

統合失調症治療にかかわる多面的な要因が明らかにされ，生物−心理−社会モデルが受け入れられ，治療法も豊かになってきた21世紀こそ，原因・病因についての多面性に沿い，多様な生物学的治療法と心理社会的療法をうまく総合して進めることが求められているし，生物学的な治療と心理社会的治療の統合による治療法の優位性をEBMの立場から実証的に明らかにする研究が進められなければならないと思われる．薬物・身体療法，心理社会的療法の統合は二者の寄木細工であってはならない．

c. 国際生活機能分類（ICF）の導入と活用

「国際生活機能分類」（ICF; International Classification of Functioning, Disability and Health）は2001年にWHO総会で採択された国際障害分類（ICIDH）の改訂版である．ICFは障害を，人が生きること全体の中に位置づけて，「生きることの困難」として理解するという見方に立つ．WHOはICFの他にICDなどいくつもの国際分類を作っており，それらはWHO国際分類ファミリー（WHO-FIC; WHO Family of International Classifications）と呼ばれる．ICFはWHO-FICの1つである．

ICFは障害を，構造/機能，活動，参加の三次元で評価するが，評価に当たり障害の背景因子として「環境因子」と「個人因子」を評価しプラス面を重視するという新しい考え方を導入している．ICFは治療的介入のための障害評価の国際基準となるものであり，今後ICFとのすり合せ，各疾患用の短縮版作成により，いっそう実際的な評価尺度として定着するものと考えられる．

ICFの活用は，単に障害の評価にとどまるものではなく，治療的介入，ことに生活機能の改善のための介入の実際的なガイドラインを得ることになる．統合失調症の治療に当たっては，他の精神疾患や身体疾患にまして生活機能の改善が治療上の標的となっているので，統合失調症治療の中にICFを積極的に導入した研究に基づき，効果的に組み入れることが国際的な視点からも望まれる．

d. 治療者−患者関係の新しい展開

統合失調症という病名に変更された理由の1つは病名告知に基づく治療の促進にあった．また，近年は治療へのアドヒアランスという考え方が広まってもいる．治療へのアドヒアランスとは，患者が自分の病気について理解し，自らの病気の主体的な治療者として，治療者とともに自覚的に治療を進める態度のことを指す．病名告知に基づく治療といい，当事者が治療に主体的に参加することといい，治療者−患者関係の新しい展開が進行しているということである．

ところで，こうした新しい治療者−患者関係は当事者の病識を前提とするのではないか，統合失調症については病識の獲得は困難といわれているのであるから，こうした新しい治療者−患者関係の構築は本当に可能なのか，という疑問が治療者の中に底流としてあるように思われる．この点を突き詰めて明

らかにする研究が，治療者−患者関係の新しい展開という目標を空念仏に終わらせないために必要であろう．

　病識とは自分の内的体験を客観化・対象化して，現実であるか否かの吟味を行えるようになることである．治療が進行する前の当事者にとっては，自分が確かに体験している経験は「真実」であるのだから，現実検討力・認知機能が障害されている当事者に対して，治療が進行する以前に病識をもって主体的に治療に参加してもらうという目標を立てることは治療者の自己矛盾である．

　それならば，新しい治療者−患者関係を展開しようとする治療者は何を研究すべきであろうか．当事者は自分の体験としての症状についての病識をもつことは困難であるが，自分の生活の困難，生きづらさを感じることは十分に可能である．もし生活の困難に関して当事者と治療者が共通の物差しをもつことができるならば，当事者が治療に主体的に参加することが可能となるであろうし，治療者と当事者が共通の目標をもつことも可能となる．新しい治療者−患者関係を展開しようとするならば，治療者はこのような生活機能，精神機能に関する当事者と共有できる物差しづくりを研究することが，今後の新しい治療体制を展開するために欠かせない研究であると考える．

　　　　　　　　　　　　　　　　　　　　　　　　　　（丹羽真一）

索引

和文

[数字]

2 症候カテゴリー　3
2 症候群仮説　19
3 因子　22
3 症候群カテゴリー　3
4 因子　24
4A 症状　2

あ

アカシジア，従来型抗精神
　病薬の副作用　127
アドヒアランス　315
アリピプラゾール
　　　　　69, 148, **197**
アルコール無名者の会
　　　　　　　　　285
アンフェタミン　208
悪性症候群　**130**, 166
安定期　34, 49
　――の症状評価　96
　――の治療　96

い

イミノジベンジル系　125
インドール系　125

インフォームドコンセント
　　　　　　　　　51
医原性の自殺　296
移民，危険因子　11
維持療法　114
　――，従来型抗精神病薬
　　　　　　　　　136
　――，新規抗精神病薬
　　　　　　　　　153
閾値下精神病的症状　308
一級症状　2
因子分析研究，症状の　19
陰性症状　3, **19**, 25
　――，新規抗精神病薬によ
　　る治療　156
　――，二次性の　88
　――に対する抗うつ薬の
　　効果　206
　――に対する新規抗精神
　　病薬の効果　190
　――についての心理教育
　　　　　　　　　240

え

エストロゲン　209
エナント酸フルフェナジン
　　　　　　　　　138
疫学　2, 7
援護寮　106
援助付き雇用
　　　　108, 234, **266**
　――のガイドライン　267

　――の効果　266
援助プログラム，再発防止
　　　　　　　　　115

お

オキシペルチン　125
オランザピン
　　　　　68, 159, **195**
　――に関する緊急安全性
　　情報　171
オランザピン口腔内崩壊錠
　　　　　　　　　153
オルタナティブ　286

か

カスタマイズ就業　271
カルバマゼピン　205
カルピプラミン　125
家族
　――の自助グループ活動
　　　　　　　　　287
　――への接触，急性期
　　　　　　　　　80
　――への対応，安定期
　　　　　　　　　105
　――への対応，回復期
　　　　　　　　　93
家族援助への適用，社会生
　活技能訓練　224
家族教室　238

家族グループ・家族教室・
　家族会・家族ミーティン
　グ　241
家族セッション　242
家族への心理教育
　　　　　　116, 224
家族療法，心理教育的
　　　　　　107, 236
過鎮静　189
回転ドア現象　274
回復　29, 37, 38
回復期　49
　──，寛解と　29
　──の症状評価　83
　──の治療　83
開放病棟　86
解体症状　3
外来治療，急性期　58
概念構成障害　22
隔離　79, 151
合併症　12
肝疾患を有する患者の治療
　　　　　　　　　300
患者への心理教育，再発防
　止　117
患者・家族の教育　50
感応性妄想性障害　4
感情鈍麻　2
感情表出　108, 236
寛解　29, 37, 39
　──と回復期　29
　──の操作的基準　30
　──をめざした治療，新
　　規抗精神病薬　190
寛解期の自殺　294
寛解後疲弊病期　90
簡易精神症状評価尺度
　　　　　　　55, 84

き

危険因子　10
気分安定薬　203

気分症状を伴う統合失調症
　　　　　　203, 206
希死念慮　55
記銘力障害，従来型抗精神
　病薬の副作用　125
起立性低血圧，従来型抗精
　神病薬　131
基底症状群　308
基本訓練モデル　229
期間有病率　8, 9
機能の全体的評価尺度　56
　〔⇒「GAF」も見よ〕
逆耐性現象　18
急性一過性精神病性障害
　　　　　　　　　4
急性期　48
　──における身体管理
　　　　　　　　　71
　──における電気けいれ
　　ん療法　215
　──に対する新規抗精神
　　病薬の効果　189
　──の症状評価　54, 61
　──の治療　54
　──の治療アルゴリズム
　　　　　　　　　63
急性期エピソード，新規抗
　精神病薬による治療
　　　　　　　　　146
急性興奮時の注意　71
急性ジストニア，従来型抗
　精神病薬の副作用　128
急性症状の消退直後の自殺
　　　　　　　　　294
急性錐体外路症状，従来型
　抗精神病薬の副作用
　　　　　　　　　126
急速解離仮説　161
急速飽和法　135
居住プログラム，安定期
　　　　　　　　　106
教育プログラム　240
橋中心髄鞘融解　133

緊急時の治療アルゴリズム
　　　　　　　　　135
緊張病症状　23

く

クエチアピン
　　　　　69, 159, 196
クロカプラミン　125
クロルプロマジン　124
グループホーム　106
訓練-処遇モデル　262

け

ケースマネジメント
　　　　　　276, 280
ケアマネジメント
　　　　　　107, 280
　──，再発防止　117
　──の適応と効果　281
けいれん発作，従来型抗精
　神病薬の副作用　130
経過　2, 33
　──に関する研究成果
　　　　　　　　　34
　──の分類　33
経過型　2, 33
経過型分類，江熊の　37
痙性斜頸　130
継続・維持電気けいれん療
　法　216
血中プロラクチン値の上昇,
　新規抗精神病薬　166
幻覚・妄想に対する認知行
　動療法　248, 254
幻声への認知行動療法
　　　　　　　　　257
幻聴への認知行動療法
　　　　　　222, 256
現実歪曲症候群　22

和文索引

こ

コリン作動性リバウンド症候群　177
コロンボ的アプローチ　256
呼吸性ジスキネジア　129
個人精神療法
　――，安定期　103
　――，回復期　91
　――，急性期　77
　――，再発防止　115
個人特性と就労規定要因　264
個別家族支援　242
個別職業紹介とサポート　262, **268**
口周囲ジスキネジア　128
公営住宅単身入居　106
公共職業安定所　269
交差-用量設定法，抗精神病薬の切り替え　177
行動主義的家族療法　239
行動評価，回復期　84
行動療法　221, 246
抗アドレナリン性副作用，従来型抗精神病薬　131
抗うつ薬　206
抗コリン性副作用，従来型抗精神病薬　131
抗精神病薬　60, **121**
　――の神経伝達物質受容体阻害と副作用の関連　162
　――の選択，急性期　63
　――の中止または減量　101
　――の併用，治療抵抗性　67
　――の変更，急性期　65
抗てんかん薬　203
抗利尿ホルモン不適合分泌症候群，従来型抗精神病薬の副作用　133

攻撃性を伴う精神運動興奮　135
高用量の抗精神病薬，治療抵抗性　67
後期前駆期　308
国際生活機能分類　315
昏迷，ベンゾジアゼピンによる治療　207
婚姻状態，危険因子　11

さ

作業療法
　――，回復期　93
　――，急性期　80
再発
　――の早期徴候と行動計画　112
　――への早期介入　114
再発防止　114
再発防止プログラム，包括的な　118
催奇形性，抗精神病薬　134
在宅就業への支援　270
残遺期　34

し

ジョブガイダンス事業　270
ジョブコーチ　270
死亡率　41
施設症　86
脂質代謝異常，新規抗精神病薬の副作用　168
自我境界の喪失　2
自己教示訓練　247
自殺　291
　――の危険因子　291
自殺念慮，回復期　92
自殺率　41, 291
自助グループ活動　284
自動思考　246
自閉　2

自立生活のための技能　230
持効性抗精神病薬　137
持続性妄想性障害　4
持続勃起症，従来型抗精神病薬の副作用　132
時点有病率　8, 9
疾病未治療期間　307
疾病率　7
実生活でも行われる社会生活技能訓練　223
社会階層，危険因子　11
社会学習理論　246
社会生活機能
　――の評価　5
　――の評価尺度　62
社会生活技能訓練（SST）　107, 221, 247
　――，回復期　93
　――，急性期　80
　――，実生活でも行われる　223
　――の効果　226
　――の治療構造　228
　――の適応　224
　――の評価　232
社会適応訓練制度　106
社会適応度分類，江熊による　39
社会適応面での転帰　40
社会的機能の評価
　――，安定期　96
　――，回復期　84
　――，急性期　56
社会的選択-移動仮説　11
社会復帰施設，安定期　99
社会復帰病棟，安定期　105
主観的症状の評価
　――，安定期　96
　――，回復期　84
修正型電気けいれん療法　71, **214**

集団療法
　——, 安定期　105
　——, 回復期　93
　——, 急性期　79
就労援助のための認知行動
　療法　223
就労支援　260
　——の基本モデル　262
　——の施策と活用　268
就労支援専門家　266
就労支援体制, 労働行政に
　おける　268
就労を規定する要因　262
住民罹病調査　7
従来型抗精神病薬
　　　　　　　　60, 121
　——, 経口薬の種類・臨床
　　用量　122
　——, 注射薬の種類・用
　　法・臨床用量　123
　——から新規抗精神病薬
　　への切り替え　176
　——と新規抗精神病薬の
　　比較　148
　——の使用機会　134
　——の治療効果　124
　——の標的症状　122
　——の副作用　125
重複と漸減, 抗精神病薬の
　切り替え　177
宿題, 社会生活技能訓練
　　　　　　　　　　229
出生季節, 危険因子　11
処遇−訓練モデル　262
初回エピソード精神病の症
　状構成　23
初回精神病エピソード, 早
　期精神病　307
初期前駆期　308
初期統合失調症　308
初期分裂病の4徴候　24
小規模共同作業所　106
生涯発病危険率　7

生涯有病率　8, 9
症状
　——, 急性期の　55
　——の因子分析研究　19
　——の構造　19
　——の増悪防止, 回復期
　　　　　　　　　　88
症状自己管理モジュール
　　　　　　　　　　231
症状評価
　——, 安定期の　96
　——, 回復期の　83
　——, 急性期の　54
焦燥感, ベンゾジアゼピン
　による治療　207
障害者雇用支援センター
　　　　　　　　　　269
障害者試行雇用事業　270
障害者就業・生活支援セン
　ター　269
障害者職業センター　269
障害者職業能力開発校
　　　　　　　　　　269
障害者の雇用・就労支援施
　策　269
衝動性　55
食欲亢進, 従来型抗精神病
　薬の副作用　132
職親制度　106
職業準備支援事業　270
職業自立等啓発事業　270
職業リハビリテーション
　　　　　　　　　　260
　——, 安定期　106
　——の進め方　260
職場適応援助者　270
心循環器系疾患を有する患
　者の治療　302
心理教育　236, 247
　——, 職業リハビリテー
　　ション　264
　——と認知行動療法の統
　　合　222

　——と認知行動療法の併
　　用の効果　227
心理教育的家族支援プログ
　ラム, 再発防止　116
心理教育的家族療法
　　　　　　　　107, 236
　——の開始時期　238
　——の効果　238
　——の適応　237
心理社会的治療施設, 安定
　期　105
心理社会的療法　221
　——, 安定期　102
　——, 回復期　90
　——, 急性期　76
　——, 再発防止　115
身体合併症　42, 298
　——の診断　298
身体合併症患者の薬物療法
　　　　　　　　　　300
身体拘束　79
神経遮断薬惹起性欠損症候
　群　125
進行期　33
診断基準　25
新規抗精神病薬　60, 145
　——による副作用の改善
　　　　　　　　　　194
　——によるメタボリック・
　　シンドローム　303
　——の使い方　187
　——の等価換算　199
　——の特徴　194
　——の脳内各種受容体へ
　　の結合親和性　161
　——の標的病状と治療効
　　果　146
　——の副作用　161
　——の用法・用量　174
新規抗精神病薬処方の際の
　留意点　173
新世代型抗精神病薬〔⇒「新
　規抗精神病薬」を見よ〕

腎疾患を有する患者の治療 301

す

スキーマ
　――, 対人関係　257
　――, 抑うつ　246
スティグマ　51
スピペロン　124
スルトプリド　124
スルピリド　124
推論　246
錐体外路性副作用（錐体外路症状）　121, 163
　――, 急性　126
　――, 新規抗精神病薬 163
　――, 遅発性　128
　――の評価　84

せ

セルフヘルプグループ　285
セルフモニタリング　247
セレギリン　208
セロトニン・ドーパミン拮抗薬（SDA） 68, 146, 197
生活訓練施設　106
生活支援, 安定期　106
生活指導
　――, 回復期　92
　――, 急性期　79
生と死の境界が不分明な患者　295
正常類似体験・比較説明法 250
性機能障害, 従来型抗精神病薬の副作用　132
性差, 危険因子　10
静穏　189
静坐不能症　127

精神医学的管理　47
精神医学的評価　50
精神運動興奮　55
　――, 攻撃性や暴力を伴う 135
　――, ベンゾジアゼピンによる治療　207
精神運動貧困症候群　22
精神科リハビリテーション 90
精神障害者雇用環境整備事業　269
精神障害者ピアサポートセンター　286
精神症状の評価
　――, 安定期　96
　――, 回復期　84
　――, 急性期　55
精神症状への認知行動療法 222
　――の効果　228
精神症状面での転帰　37
精神状態のモニター, 安定期　103
精神病エピソード　3
　――, 脆弱性と　18
精神病期　2
精神病圏の障害　4
精神病後うつ状態　90
精神病性　3
精神病性激越　152
精神病未治療期間 33, 306
精神保健福祉システム　48
精神保健福祉法　58
脆弱性-ストレス-対処（力量）モデル　3
　――の精密化　313
脆弱性-ストレス-対処（力量）/レジリエンスモデル 314
脆弱性-ストレスモデル 17, 18, 111, 313

脆弱性と精神病エピソード 18
積極的ケースマネジメント 117, 281
選択的セロトニン再取り込み阻害薬（SSRI） 126, 206
全国精神障害者家族会連合会（全家連）　287
全国精神障害者団体連合会（全精連）　285
全国精神障害者保健福祉会連合会　287
前駆期　2, 28, 33
　――, 早期精神病　306
　――の認知行動療法 251
前駆状態
　――の治療　309
　――の判定　307

そ

ゾテピン　125
素質と状態のリスク因子 308
早期介入のための認知行動療法　251
早期経過　2
早期精神病　306
　――の概念と神経生物学的変化　306
早発痴呆　1

た

ダントロレン　131
多飲, 従来型抗精神病薬の副作用　133
多剤併用の問題　175
大量服薬時の対応　71
大量療法の問題　175

体重増加
　──, 従来型抗精神病薬の
　　副作用　132
　──, 新規抗精神病薬の副
　　作用　168
対人関係スキーマ　257
退院準備プログラム　223
第1世代抗精神病薬　60
第2世代抗精神病薬　60
第二の病　51
脱施設化　273
炭酸リチウム
　〔⇒「リチウム」を見よ〕
胆汁うっ滞型肝障害, 従来
　型抗精神病薬の副作用
　　　　　　　　　　133
短期間欠性精神病的症状
　　　　　　　　　　308
短期休息施設　59
短期経過　35
短期精神病性障害　308

ち

チアプリド　124
チエピン系　125
チミペロン　124
地域ケアへの適用, 社会生
　活技能訓練　223
地域障害者職業センター
　　　　　　　　　　269
地域生活支援センター
　　　　　　　　　　107
地域生活への再参加プログ
　ラム　223
治療
　──の終了　111
　──への導入, 急性期
　　　　　　　　　　　77
治療環境　52
治療計画　5
　──, 包括的な　52
　──の策定　47

　──の立て方　50
治療者-患者関係　315
治療抵抗性(統合失調症)
　　　　　　　　　　203
　──, 新規抗精神病薬によ
　　る治療　158
　──, 二次性の　67
　──に対する電気けいれ
　　ん療法　216
　──の治療アルゴリズム
　　　　　　　　　　　66
　──への認知行動療法
　　　　　　　　234, 247
治療の場の選択
　──, 安定期　98
　──, 回復期　86
　──, 急性期　57
遅発性アカシジア, 従来型
　抗精神病薬の副作用
　　　　　　　　　　130
遅発性ジスキネジア
　──, 従来型抗精神病薬の
　　副作用　128
　──, 新規抗精神病薬の副
　　作用　163
遅発性ジストニア, 従来型
　抗精神病薬の副作用
　　　　　　　　　　129
遅発性錐体外路症状, 従来
　型抗精神病薬の副作用
　　　　　　　　　　128
仲介的ケアマネジメント
　　　　　　　　　　281
長期経過　35
長期転帰の予測, 回復期
　　　　　　　　　　　83
超ハイリスク(状態)　306
　──の概念, 臨床的
　　　　　　　　　　308
　──の治療　309
　──の判定　307
直接切り替え, 抗精神病薬
　　　　　　　　　　177

鎮静, 従来型抗精神病薬の
　副作用　125

つ

通院治療, 安定期　98
通所授産施設　106

て

テキサス薬物アルゴリズム
　プロジェクト抗精神病薬
　アルゴリズム　150
デイケア
　──, 安定期　98, 105
　──, 回復期　86
　──, 急性期　58
　──, 再発防止　118
デイナイトケア, 安定期
　　　　　　　　　　　98
デカン酸ハロペリドール
　　　　　　　　　　138
デカン酸フルフェナジン
　　　　　　　　　　138
デポ剤　137, 155
　──, 再発防止　115
定型抗精神病薬　60
転回期　90
転帰　37
電気けいれん療法
　　　　　　　　71, 214
　──, 急性期　65
　──, 治療抵抗性　67
　──の実際　217
　──の有効性　215
　──を用いる際の推奨事
　　項　217

と

トピラマート　205
トライアル雇用　270

和文索引

トルサード型心室性頻拍,
　従来型抗精神病薬の副作
　用　132
トレーマ　24
ドーパミン仮説　3
ドーパミン受容体部分作動
　薬　146, 149
ドーパミン・セロトニン拮
　抗薬　146
ドーパミン・セロトニン阻
　害薬　199
ドネペジル　208
都市化,危険因子　11
統合失調型障害　4
統合失調感情障害
　　　　　4, 67, 206
統合失調症群　2
統合失調症後抑うつ　126
統合失調症の回復過程と認
　知行動療法　233
糖尿病,新規抗精神病薬の
　副作用　168
糖尿病性ケトアシドーシス,
　オランザピン・クエチア
　ピン　170
突然死,従来型抗精神病薬
　の副作用　132

に

二次性の陰性症状　88
二次性の治療抵抗性　67
入院治療の適応,急性期
　　　　　　　　　58
妊娠出生合併症,危険因子
　　　　　　　　　11
認知機能
　——の評価,安定期　97
　——への介入　222
認知機能改善薬　208
認知機能障害
　——,従来型抗精神病薬の
　　副作用　125

——,新規抗精神病薬によ
　る治療　157
——に対する効果,新規
　抗精神病薬　190
——に配慮した職場環境
　の整備　265
認知機能評価バッテリー
　　　　　　　　　158
認知機能リハビリテーショ
　ン　247
——の効果　227
認知行動変容　247
認知行動療法　109, 246
——,幻聴への　256
——,再発防止　117
——,就労援助のための
　　　　　　　　　223
——,早期介入・発病予防
　のための　251
——,統合失調症の回復過
　程と　233
——,陽性症状に対する
　　　　　　　　　247
——,わが国の　257
——の6つの段階　255
——の効果研究　252
——の適応　251
認知的介入　222
認知的リハビリテーション
　　　　　　　　　109
認知療法　246

ね・の

ネモナプリド　124
年齢,危険因子　10
脳波異常,従来型抗精神病
　薬の副作用　130

は

ハローワーク　269

ハロペリドール　124
——,デカン酸　138
——の筋注　151
バルプロ酸　203
パーキンソニズム,従来型
　抗精神病薬の副作用
　　　　　　　　　127
パラノイア　1
パルス波電気けいれん療法
　　　　　　　　　214
発生率　7, 8
発病危険率　2, 10
発病前期　2, 33
発病抵抗性　313
発病予防のための認知行動
　療法　251
発病率　7
般化　224
般化練習　229

ひ

ピパンペロン　124
ピモジド　124
非定型抗精神病薬　60
被害関係妄想による自殺
　　　　　　　　　293
評価尺度
　——,安定期　96
　——,回復期　84
　——,急性期　55
標準化死亡比,統合失調症
　における　291
病識　316
病名告知　315
　——,安定期　104
病院統計　7

ふ

ファミリーワーク
　　　　　　236, 239

フィードバック，社会生活
　技能訓練　229
フィデリティ基準　267
フェノチアジン系　124
フルフェナジン　124
　――，エナント酸　138
　――，デカン酸　138
ブチロフェノン系　124
ブロナンセリン　70, 198
ブロムペリドール　124
ブロモクリプチン　131
プロクロルペラジン　124
プロペリシアジン　124
不統合症候群（不統合症状）
　　　22, 25
孵卵器仮説　11
服薬アドヒアランス，再発
　防止　116
服薬自己管理モジュール
　　　231
副作用評価
　――，安定期　97
　――，回復期　84
福祉工場　106
福祉ホーム　106

【へ】

ヘルパーセラピー原則
　　　286
ベンザミド系　124
ベンゾジアゼピン系薬物
　　　206
ペルフェナジン　124
ペロスピロン　69, 197
べてるの家　286

【ほ】

ボン大学基底症状評価尺度
　　　84, 97

包括型地域生活支援プログ
　ラム（ACT）　107, 108,
　247, 262, 273, 281
　――，急性期　58
　――，再発防止　117
　――の効果　277
　――の定義と歴史　273
　――の特徴　275
　――の目標　274
包括的ケアマネジメント
　　　281
包括的な再発防止プログラ
　ム　118
包括的な治療計画　52
暴力を伴う精神運動興奮
　　　135
発作性知覚変容発作，従来
　型抗精神病薬の副作用
　　　126

【み】

未治療期間　33, 306
　――，早期精神病　306
水中毒，従来型抗精神病薬
　の副作用　133

【む・め】

無顆粒球症　134
メタボリック・シンドロー
　ム患者の治療　303
目覚め現象　126, 177
命令性幻聴　55
　――による自殺　293

【も】

モサプラミン　125
モジュール　230
　――，課題領域別　229
モデリング（療法）
　　　229, 247

モペロン　124
妄想
　――による自殺　293
　――への認知的介入
　　　222
問題解決法（問題解決技能
　訓練）　229, 242

【や】

薬物・身体療法，心理社会
　的療法の統合　314
薬物選択
　――，安定期　100
　――，急性期　63
薬物療法　121
　――，安定期　100
　――，回復期　87
　――，間欠的な　113
　――，急性期　60
　――，再発防止　114
　――の継続期間　100
　――の中止　112
　――の評価，急性期　61

【ゆ・よ】

有病率　2, 7, 9
予後予測因子　42
陽性症状　3, 19, 25
　――，減衰した　308
　――に対する認知行動療
　　法　247
　――の認知モデル
　　　250, 255
抑うつ症状による自殺
　　　295
抑うつ状態，従来型抗精神
　病薬の副作用　126
抑うつスキーマ　246

り

リカバリー，包括型地域生活支援プログラムにおける 274
リスペリドン 68, **194**
―― のデポ剤 155
リスペリドン内用液 153, 193
リチウム 203
――, 治療抵抗性 67
リハビリテーション，安定期 104

リフレーミングの技法 255
履歴現象 18
罹病率 7
両価性 2
臨界期 34, 90
臨床症状 17
臨床的ケアマネジメント 281
臨床病期 28

る・れ

類型 4

レクリエーション療法
――, 回復期 93
――, 急性期 80
レジリエンス 314
レボメプロマジン 124
連合障害 2

ろ

ロラゼパムの筋注 152
ロールプレイ 229
論理情動行動療法 247

欧文

A

ABC 図式　248
add-on and cross titration and tapering　177
add-on and tapering　177
affektive Verstörung　2
Age, Gender, Beginning, and Course of Schizophrenia (ABC) Study　7
Alcohol Anonymous (AA)　285
Ambivalenz　2
assertive community treatment (ACT)　117, 247, 262, 266, **273**, 281
attenuated positive symptoms　308
attenuated psychotic symptoms　308
Autismus　2
awakenings　126, 177

B

β ブロッカー　208
basic symptoms　308
Blödsinn　1
Bonn Scale for the Assessment of Basic Symptoms (BSABS)　84, 97
breeder hypothesis　11
brief limited intermittent psychotic symptoms　308

Brief Psychiatric Rating Scale (BPRS)　55, 84
bucco-linguo-masticatory (BLM)症候群　128

C

Camberwell Family Interview (CFI)　236
Clinical Antipsychotics Trials of Intervention Effectiveness (CATIE) 研究　115, 160, 188, **190**
clozapine　70, 129, 158
――, 治療抵抗性　66
―― はそれでも必要か　160
cognition enhancers　208
cognitive behavior modification　247
"Cognitive behaviour therapy for schizophrenia", コクラン・ライブラリー　252
cognitive rehabilitation　222
critical period　34
customized employment (CE)　271

D

dementia praecox　1
Determinants of Outcome of Severe Mental Disorder (DOSMeD)　7, 8, 36
direct switching　177
disappearing schizophrenia theory　13

dopamine system stabilizer (DSS)　149, 161
DSM-IV 多軸評価法　50
DSM-IV-TR の統合失調症診断基準　25
duration of untreated illness (DUI)　307
duration of untreated psychosis (DUP)　33, **306**

E

early course　2
early prodromal stage　308
early psychosis　306
electroconvulsive therapy (ECT)　214
employment specialist (ES)　266
Epidemiologic Catchment Area (ECA) Study　7, 9
expressed emotion (EE)　108, 236
extrapyramidal side effects, extrapyramidal symptoms (EPS)　121, 163

F

fast dissociation hypothesis　161, 166
first generation antipsychotics (FGA)　60
first rank symptoms (FRS)　2

G

generalization 224
Global Assessment of
  Functioning(GAF)
    5, 56, 61
glutamatergic agents
    210
Gruppe der
  Schizophrenien 2

H, I

hospital statistics 7
ICD-10 の統合失調症診断
  基準 25
incidence rate 7
individual placement and
  support (IPS)
    262, **268**
individual treatment
  team(ITT) 275
intensive case
  management(ICM)
    117, **281**
Intercontinental
  Schizophrenia
  Outpatient Health
  Outcomes(IC-SOHO)
  試験 188
International
  Classification of
  Functioning, Disability
  and Health(ICF) 315
International
  Collaborative Study on
  Determinants of
  Outcome of Severe
  Mental Disorders
  (DOSMeD) 7, 8, 36
International Pilot Study
  of Schizophrenia(IPSS)
    7

in vivo amplified skills
  training(IVAST) 223

J, L

Job Accommodation
  Network(JAN) 266
lamotrigine 205
late prodromal stage 308
L-dopa 208
lifetime morbid risk 7
lifetime prevalence 8
loose binding 説 166

M

Measurement and
  Treatment Research to
  Improve Cognition
  Schizophrenia
  (MATRICS) 158
Meige 症候群 130
morbidity rate 7

N

National Alliance for
  Mentally Ill(NAMI)
    287
National Comorbidity
  Survey(NCS) 7, 9
National Schizophrenia
  Fellowship(NSF) 287
neuroleptic malignant
  syndrome(NMS) 130
normalizing rationale
    250

P

Patient Outcome
  Research Team
  (PORT) 252

period prevalence 8
Pisa 症候群 130
Place–Train モデル 262
point prevalence 8
polyunsaturated fatty
  acids 210
population morbidity
  survey 7
Positive and Negative
  Syndrome Scale
  (PANSS) 56
postpsychotic depression
  (PPD) 90, 126
Pregnancy and Birth
  Complications(PBCs)
    12
prevalence rate 7
psychotic episode 3

Q

QTc 延長
  ——, 従来型抗精神病薬の
    副作用 132
  ——, 新規抗精神病薬の副
    作用 172
quality of life(QOL) 42
  —— を考慮した治療, 新
    規抗精神病薬 193

R

Rabbit 症候群 127
rapid tranquilization
    135
rational emotive behavior
  therapy 247
recovery 29
register studies 7
Rehabilitation
  Evaluation Hall and
  Baker (REHAB) 84
remission 29

Remission in Schizophrenia Working Group　30
resilience　314
risk factor　10

S

Scale for the Assessment of Negative Symptoms (SANS)　56
Scale for the Assessment of Positive Symptoms (SAPS)　56
Schizophrenie　1
second generation antipsychotics (SGA)　60
second illness　51
sekundäre Paranoia　1
serotonin dopamine antagonist (SDA)　68, 146, 197
sertindole　172
SIADH, 従来型抗精神病薬の副作用　133
Social and Independent Living Skills (SILS)　230

social selection-drift hypothesis　11
Soteria モデル　59
selective serotonin reuptake inhibitor (SSRI)　126, 206
social skills training (SST) 〔⇒「社会生活技能訓練」を見よ〕
standardized mortality ratio (SMR)　291
Störung der Assoziation　2
supported employment　234

T

tardive dyskinesia (TD)　163
Texas Medication Algorithm Project (TMAP)　137
—— Antipsychotic Algorithm for Schizophrenia　150
torsade de pointes
——, 従来型抗精神病薬の副作用　132

——, 新規抗精神病薬の副作用　172
Train–Place モデル　262
trait and state risk factors　308

U, V

ultra high risk　306
vitamin D insufficiency 仮説　12
vulnerability-stress-coping (VSC) model　3, 111, 313
vulnerability-stress model　313

W

We are not alone (WANA)　285
Without us, nothing for us　285

Z

ziprasidone　147, 172